中医古籍珍本集成

◎本书出版得到国家古籍整理出版专项经费资助

◎『十一五』、『十二五』国家重点图书出版规划

◎教育部、科技部、国家中医药管理局重点立项

总策划○王国强
总主编○周仲瑛 于文明
常务副总主编○王旭东

中医古籍珍本集成

【伤寒金匮卷】

伤寒类证活人书

主　编○蔡永敏 徐江雁
副主编○李具双 张保伟 魏小萌
编　者○（按汉语拼音排序）
陈　建 付笑萍 贾成祥 赖谦凯 李　玲 梁润英 林　楠 刘景超 刘　霖 吕翠霞 马作峰
牛宝生 彭青鹤 秦恩甲 宋建平 孙大鹏 王　琳 王旭东 吴修符 谢忠礼 叶　磊 尹笑丹
张大明 张　瑞 张晓莉 张晓艳 张秀传 张薛光 张　影 周鸿飞 周　利

湖南科学技术出版社
岳麓书社

《中医古籍珍本集成》编辑小组

组　长○黄一九

副组长○易言者　徐　为

成　员○李　忠　鲍晓昕　林澧波　易法银

王跃军　周　妍　郭　升　喻　峰

秘　书○王跃军　喻　峰

组织单位○国家中医药管理局

总策划○王国强

编写单位

主编单位○南京中医药大学

编纂单位○（按汉语拼音排序）

安徽中医药大学　河南中医学院　湖南中医药大学　江西中医药大学

南阳理工学院　山东中医药大学　上海中医药大学　浙江中医药大学

顾问委员会

总顾问○裘沛然　张灿玾　马继兴　余瀛鳌　宋立人　钱超尘　王洪图

分卷顾问（按汉语拼音排序）

杜　建　段逸山　干祖望　刘道清　彭怀仁　施　杞　唐汉均　田代华

王霞芳　吴贻谷　许敬生　张奇文

指导委员会

主　任○（按汉语拼音排序）高思华　苏钢强　吴勉华

副主任○（按汉语拼音排序）

范永升　李　昱　李灿东　王新陆　夏祖昌　谢建群　杨龙会　左铮云

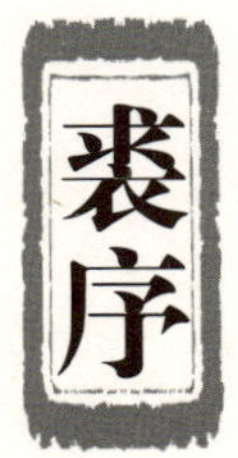

裘序

中医学术，薪火相传，古籍凝聚千年精华；华夏神州，时空更替，文献承载百世医方。珍本扶寿，岂奈束之深闳高阁；秘籍疗伤，不期藏于金匮玉函。古代藏家，视珍本医书为瑰宝；现代规章，纳传世典藏为文物——私藏密封，检阅殊难。祖国医学难以发扬广大，珍本难求，研习无由，亦为阻碍医学进步重要原因之一。

今有国医大师周仲瑛先生、行政主管于文明局长，为现代中医研究和教学能有一手素材，为使当代中医学者能够更多地借鉴秘藏典籍，不辞高龄，携王旭东、沈澍农诸后学百余人，倾力编纂《中医古籍珍本集成》，得到国内学界极大的欢迎和支持。此乃中国医学史上以古籍原貌面世的一部大型丛书，在中医学史上具有重要的学术传承价值。

随着时代的发展，当代中医文献学研究极为世人瞩目，珍贵版本更多地被发现，现代医学发展对中医学理论和技术有了新的要求。因此，取中医著作的最好版本进行加工整理，以当代优秀编辑出版技术印刷发行，使更多的读者欣赏到藏于秘室的各种中医珍本、善本图书的原貌，同时为古籍研究人员提供珍贵版本资料，为教学单位提供中医古籍原貌，为古文化研究提供医学史料。是中医历史上收集善本、珍本最多的医书集成。而编者所做的导读、校勘、训释，则辨章学术，考镜源流，是指导古籍阅读和利用的现代研究成果。故该书是链接历史、展示古代中医文献研究水平的大型医著。集千年珍贵古籍于

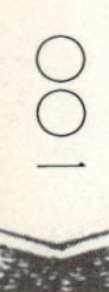

一体，世人将在这部巨大的丛书中得以饱览历史的华彩。

《中医古籍珍本集成》补前贤之遗憾，传文明之大统。这种只有盛世才能完成的伟业，我辈能够担当，实属有幸。前人为民族之昌盛作出了不可磨灭的贡献，为后人留下丰厚的遗产。尽管编纂工作面临着种种困难和艰苦，但是，有仲瑛先生之学识和胆略，辅以后辈之勤勉，勇挑重担，披荆斩棘，定能开拓创新，奋发有为。

中医药事业之所以在海内外享有盛誉，其根本在于它代表着中医药学术的高度和中国人文精神的厚度。作为中医从业者，吾与仲瑛学兄一直在用自己的专业来体现自己对社会、国家和民族的热爱。编者诸君亦志存高远，固本强基，从古籍的保护、传承、传播开始，博采勤求，重视实践，必将为中医学之继承、发扬作出可贵的贡献。

国医大师

上海中医药大学教授

2010年1月

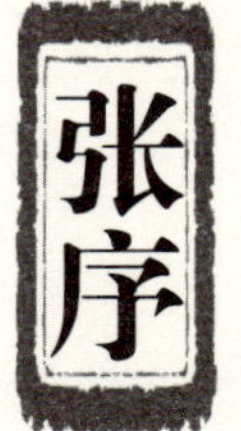

张序

伟哉！医学之道也，肇始于岐黄，繁衍于华夏，会寰宇之精英，铸仁术之宝典，为生生之具，备寿寿之方，历百代而不衰，继千秋而益盛者，赖载道之鸿编，传世之简册也。殆至满清以降，诚可谓汗牛充栋，兰台盈箧。然岁月沧桑，星移斗转，如此国宝佳篇，由于战火屡起，国运不振，藏弃不善，惨遭流散者，损失颇多。仅存种种，或束之高阁，或藏于秘府，世人难得一睹，不胜叹惋之至。

有鉴于此，二十世纪之初，浙省曹炳章先生，约集名贤，汇览群籍，精选其善本、孤本等三百余种，厘定圈点，历三十余载，始成巨著《中国医学大成》，堪为医界之盛举也。然事有未竟，遭逢国难，遂致中止。到二十世纪末，医事复兴，百废待举，岳麓书社及上海科学技术出版社，为适应杏林大业发展之需要，完成曹炳章先生未竟之事，继成《中国医学大成》续编及续集二书，亦颇为学界称道。

今逢盛世，中医药事业蓬勃发展，中医文献备受关注。尘封于馆阁之古籍善本时有新的发现，古籍善本书的运用常有新的要求，古籍影印技术不断的提高。为了向中医药临床、科研、教学提供可靠的图书善本和原始数据，今有国医大师周仲瑛教授，携王旭东、沈澍农等百余人，在中医主政者王国强部长、于文明局长策划襄助下，广泛收集善本、珍本约三百余种，秉『辨章学术，考镜源流』之原则，进一步整理研究，续成曹炳章先生未竟之业，目之曰《中医古籍珍本集成》，历时数载，今将问世矣。

该书收国内现存宋、元、明、清等珍善本中医古籍三百六十余种，计有医经、伤寒金匮、温病、诊

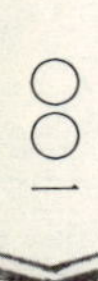

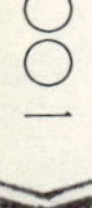

断、本草、方书、内科、外科、妇科、儿科、五官、针灸、养生、医案医话医论、综合等诸多门类，可谓详而备矣。每一种图书，均是在珍贵善本原样影印的基础上，复予校勘、注释、解读、研究。这既是一个宏大的善本再造工程，又是一个整理研究工程。而尤为重要的是，此项工程，不仅使诸多稀有珍善本古医籍得到了广泛的应用，而且又有利于珍善本的保存，诚可谓一举多得。将为中医药学术的继承发扬，为中医药事业的开拓发展，产生重大的影响。

此项工程如此宏大，其工作之辛劳，任务之繁重，不言而喻。然仲瑛兄具此学识与胆略，辅以编写诸君之勤勉精神，身置书山，足踏荆棘，奋勇有为，终克有成，吾谨为之一谢。

吾与仲瑛兄交谊甚厚，兄承杏林大业，弟虽不才，亦当一助，嘱为书序，谨遵是命，遂不计工拙，聊为此文，以赞以颂。

春风得意花千树，秋实荣登惠万家。

己丑冬至后十日于山左历下琴石书屋

齐东野老　張燦玾　谨序

（张灿玾先生为我国第一批国医大师）

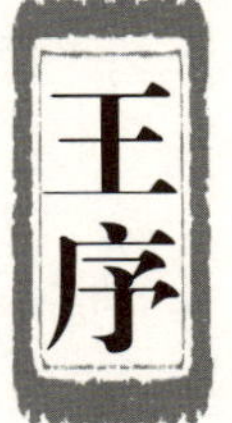

王序

中国传统文化的精华在中医，中医的精华在文献。中医古籍是我国古籍文献的重要组成部分，是中医药学传承数千年绵延至今的知识载体，是现代中医药科技创新和学术进步的源头和根基，是我国最具原创性知识产权的智慧宝库。

我国政府对古籍保护和抢救发掘工作一向高度重视。1981年7月，陈云同志对古籍整理做了重要批示，同年9月，中共中央发布《关于整理我国古籍的指示》，强调『整理古籍，把祖国宝贵的文化遗产继承下来，是一项十分重要的、关系到子孙后代的工作』。2007年，国务院办公厅下发了《关于进一步加强古籍保护工作的意见》(国办发〔2007〕6号)，对全国性古籍保护工作作出了整体部署。2009年国务院发布《关于扶持和促进中医药事业发展的若干意见》(国办发〔2009〕22号)，明确提出『要开展中医药古籍普查登记，建立综合信息数据库和珍贵古籍名录，加强整理、出版、研究和利用』，突出强调了要加强对中医古籍的普查、抢救、整理、研究、出版和利用工作。

由南京中医药大学牵头组织，新闻出版总署、教育部、国家中医药管理局立项的大型中医古籍整理研究项目《中医古籍珍本集成》正式出版发行了，值得庆贺！这是落实国务院《关于扶持和促进中医药事业发展的若干意见》的具体行动，标志着国家重视中医事业发展，行业注重强基固本，从学术源头出发振兴中医，具有重要意义。

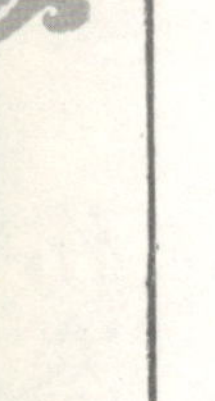

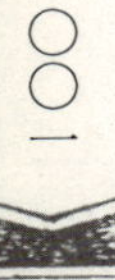

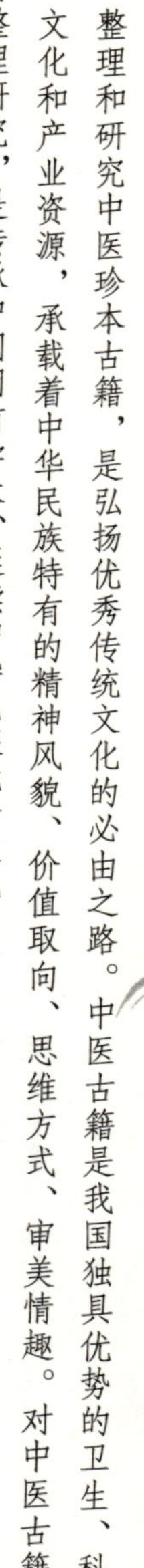

整理和研究中医珍本古籍，是弘扬优秀传统文化的必由之路。中医古籍是我国独具优势的卫生、科技、文化和产业资源，承载着中华民族特有的精神风貌、价值取向、思维方式、审美情趣。对中医古籍进行整理研究，是传承中国固有学术、延续中华民族优秀文化的专门之学和必由之路。

整理和研究中医珍本古籍，是造福子孙后代的千秋大计。中医古籍是中医世代传承发展的见证，是不可再生的珍贵知识资源。历代大规模的古籍整理都是在政府的主持下开展的，中医古籍珍本整理研究，将为中医可持续发展奠定坚实的基础。

整理和研究中医珍本古籍，是保持发挥中医特色优势，提高临床疗效的重要措施。中医学术体系是历代医家发皇古义，融会新知，与时俱进，不断创新而形成的。中医古籍中蕴含着大量防病治病的理论与经验，是临床防治工作取之不尽、用之不竭的宝库。整理和研究中医古籍，充分发挥其中蕴藏的巨大能量，为中医传承发展，保持和发挥中医特色与优势、提高临床疗效提供动力与资源。

整理和研究中医珍本古籍，有强大的政策导向和示范作用。国家对中医文献学科的重视，体现了国家和地方政府重视基础学科，重视学术积淀的高瞻远瞩，对中医药学界有强烈的激励作用。文献学科的研究成果，可以激励类似学科的建设发展。

整理和研究中医珍本古籍，可以更好地为中医教育、科研、产业、文化服务。除了临床医疗、养生保健功效之外，中医古籍还将为现代科学研究提供丰富的线索和素材，为教育、产业、文化提供系统的参考资料，促进中医医疗、保健、教育、科研、产业、文化事业『六位一体』全面、健康、协调发展。

随着时代的发展，当代中医文献学研究有了长足的进步，珍贵版本更多地被发现，现代医学发展也对中医学理论和技术有了新的要求。用中医著作的最好版本进行加工整理，以当代优秀编辑出版技术印刷发行，使更多的读者欣赏到各种藏于深闺的中医珍本、善本图书的原貌，同时为古籍研究人员提供珍贵版本资料，为教学单位提供中医古籍原貌，为传统文化研究提供医学史料。《中医古籍珍本集成》将是中医历史上收集善本、珍本最多的医书集成。而编者所做的导读、校勘、训释，则是辨章学术，考镜源流，指导古籍的阅读和利用的现代研究成果。

南京中医药大学医史文献学科是我国中医古籍文献研究的重要高地，编著出版过《中医学概论》和首版全套中医药教材、《中药大辞典》、《中医方剂大辞典》、《中华本草》等大型中医文献和中医药工具书，学术功底深厚，治学态度严谨，甘于寂寞，乐于奉献。国医大师周仲瑛领衔挂帅，在两百多名学者的全力襄助下，目标鲜明，队伍强大，士气勃发，《中医古籍珍本集成》有望超越前人，为振兴中医奠定坚实的文献基础。

中华人民共和国卫生部副部长
国家中医药管理局局长
王国强

2010年1月

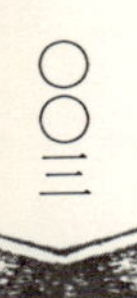

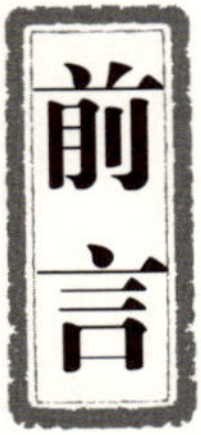

『龙欲飞腾，先阶尺木』，中医古籍历来被视作巨人的肩膀，成就了历代名医大家。我国医籍浩如烟海，其数量之多、影响之大、贡献之巨，堪称中国传统文化之瑰宝。但是，在历史长河中，大量古医籍或散落失传，或囊侵蛀蚀，或风黄霉变，或战火焚毁，或盗窃丢弃，存世医书已不是原貌，给准确理解和传承中医学术带来了很大困难。因此，历代医家莫不以阅读古籍原著为夙愿。

《中医古籍珍本集成》以原版影印的形式以保存原貌，以校注批点的方式帮助阅读，以期完整保护中医文化遗产，力求真实反映中医古籍的初始面貌。在新闻出版总署、教育部、国家中医药管理局以及社会各界的关心、资助下，南京中医药大学医史文献学科精心组织，团结国内古籍整理专家，精诚合作，共同编纂这部重要的医学文献。

一、版本：本丛书的核心是中医古籍中的珍本，入编古籍版本的选取原则是在古籍善本、珍本标准的基础上，兼顾可读性。凡漫漶不清，缺损过度，影响阅读者，概不收取。

二、版权：鉴于古籍属于公共资源，是古人创造的知识财产，法理上没有权利主体，故不存在私有知识产权问题。对于古籍收藏单位提供的复印、扫描、摄影服务，除已经给付的费用外，在此再次表示深切感谢。

三、风格：本丛书采用原文影印的方式出版，保留古籍原貌，是为继承；在影印图像的底本上加

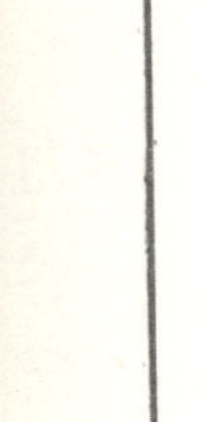

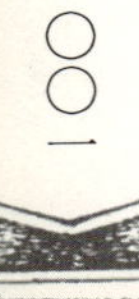

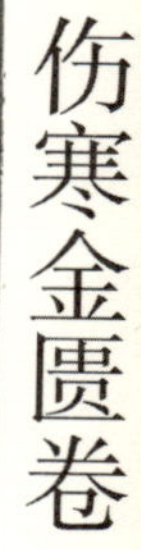

以简略校勘、训诂、点评，是为创新。

四、分类：按中医传统学科分类，从书设十五卷，分别为：医经卷、伤寒金匮卷、温病卷、诊断卷、本草卷、方书卷、内科卷、外科卷、妇科卷、儿科卷、五官科卷、针灸卷、养生卷、医案医话医论卷、综合卷。

五、绪论：各卷分置『绪论』，介绍该学科概况、学术源流、古籍存量以及该卷选取书目及版本的理由，通论全卷概貌。

六、导读：每种古籍的整理研究者，对该古籍的背景、作者生平、学术背景、学术思想、学术经验和特色、历史贡献、临床价值和史料价值、版本源流和递嬗演变关系以及选择该版本的理由等进行论述，以钩玄提要，萃取精华，突出『法』、『术』，以达『审问』、『慎思』、『明辩』、『笃行』之效。

七、校勘：比照不同版本间的文字出入，加以标记，判别正误，提示取舍，在不改变底本原貌的前提下使读者正确理解古籍。

八、训诂：对古籍中疑难字词的音义进行简单训释，注音采用拼音加直音法；义训直接写出，不出书证，以节约篇幅。难认之草字、变形字，直接用现代汉字标注。

九、点评：点评形式多样，篇幅较长者，纳入导读内容；言简意赅者，出注说明。

十、序号：出注的校勘、训诂、点评，标注序号，放置于每面天头，个别冗长者转续各卷末。

十一、补阙：整页缺失者，选取相近版本的相同内容补出，在导读中说明；重要句段或字词缺失者，在校注中予以说明。

我们希望通过对中医经典著作珍贵版本的整理研究，为现代读者提供原文资料和阅读引导，为传承

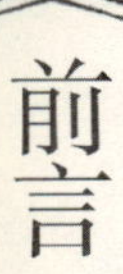

中医药珍贵遗产，弘扬中华传统文化，提高中医药从业者理论水平和临床技能，强化中医学子专业素质，挖掘中医药史料中的方药资源，研究中医前辈的学术思想，展示古代书法风采和雕版技术作出贡献，从而加强中医文献整理对现代科研、临床、教学的现实指导价值，促进中医药事业的快速发展。

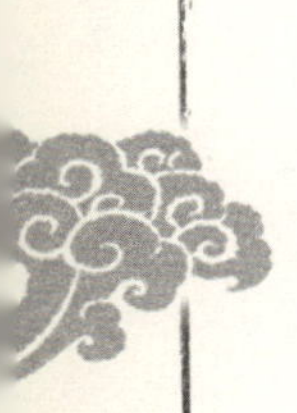

总主编：周仲瑛　于文明

2010年2月

绪论

《伤寒金匮卷》收录了《伤寒论》和《金匮要略方论》(简称《金匮要略》)及其注释、发挥类著作三十五种。《伤寒论》和《金匮要略》的原著《伤寒杂病论》是我国现存最早的一部理论联系实际，理法方药皆备的临床实用医著，由东汉张仲景所撰。由于张氏生活在兵火战乱的东汉末期，其著作可能在成书后随即散佚，后经晋太医令王叔和整理与编次，将其著作分为《伤寒论》和《金匮要略方论》两部分。《黄帝内经》奠定了中医的基础理论，《伤寒杂病论》则把医学理论和临床经验有机地结合起来，融理法方药为一体，从而确立了辨证论治的理论体系，为临床医学的发展奠定了基础，为中国人民的医疗健康做出了不可磨灭的贡献，是学习中医理论与临床的必读经典著作。

一、《伤寒论》和《金匮要略》的版本流传

(一)《伤寒论》的版本流传

《伤寒论》是《伤寒杂病论》的伤寒部分，原著可能在作者去世后很快就散佚，后经晋太医令王叔和整理编次才得以流传，但也时隐时现。《隋书·经籍志》载《张仲景方》十五卷，《旧唐书·经籍志》载有《张仲景药方》十五卷，王叔和撰。至《新唐书·艺文志》不仅有王叔和《张仲景药方》十五卷，还有《伤寒卒病论》十卷。但到宋林亿等校正《伤寒论》，已罕见史志记载这些书籍的流传。甚至唐初著名医

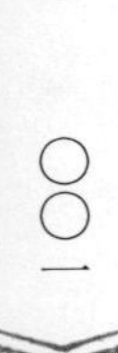
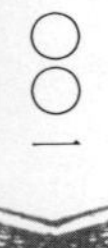

家孙思邈在编纂《千金要方》时，也未能一睹《伤寒论》全貌。故林亿《校正千金翼方后序》云：『孙氏撰《千金方》，其中风疮痈，可谓至精，而伤寒一门，皆以汤散膏丸类聚成篇，疑未得其详矣。』思邈自己也慨叹：『江南诸师，秘《仲景要方》不传！』（《备急千金要方》卷第九）三十年后其编纂《千金翼方》时，方见到较为完整的《伤寒论》并收入其著作中。自唐至宋，经过朝代的更替，大量的医学著作在流传过程中产生了许多脱漏错讹，《伤寒论》更是若隐若现，不为广大医家所知。北宋治平二年（1065），高保衡、林亿、孙兆等人奉旨校正完毕《伤寒论》，并呈报朝廷『本圣旨镂版施行』。从此结束了自王叔和以后八百余年《伤寒论》版本歧出的混乱局面。林亿等此次校勘选用的底本，序文中指出：『开宝中，节度使高继冲，曾编录进上，其文理舛错，未尝考正，历代虽藏之书府，亦阙于雠校，是使治病之流，举天下无或知者。国家诏儒臣校正医书，臣奇续被其选。以为百病之急，无急于伤寒。今先校定张仲景《伤寒论》十卷，总二十二篇，证外合三百九十七法，除复重，定有一百一十二方。今请颁行。』从序中可以推知，林亿校正本所用底本当为高继冲进献本。但该本文理舛错，未尝考释校正，结构为十卷之数，内含二十二篇。钱超尘先生《伤寒论文献通考》更进一步考证高继冲所献的本子，上承南朝阮孝绪《七录》之《张仲景辨伤寒》十卷及刘宋陈延之《小品方》之《张仲景辨伤寒》九卷之书，可资参考。《伤寒论》校勘完毕后，治平二年（1065）北宋朝廷分别以大小字本刊行，林校本《伤寒论》遂成为定型本、标准本、统一本、流行本。但由于宋、元、辽、金民族战争频繁，社会动荡不稳，宋本《伤寒论》也因之散佚，民间几乎不见。明万历二十七年（1599），赵开美在刊刻《仲景全书》时，书已刻已，发现了宋本《伤寒论》，遂将其收入书中。由于宋本原刻已佚，故也称赵开美本为『宋本』。赵本今存世仅五部，分别藏于中国中医研究院图书馆、沈阳医学院图书馆、中山医学院图书馆、日本国立公文图书馆内阁文库，台湾故宫博物院文献馆。

宋本《伤寒论》在宋代以后复刻的版本很少，究其原因，一是宋金时期社会动荡不稳，一是林亿等校本《伤寒论》自身的特点。林亿等在校正《伤寒论》时虽然广搜校本，但对《伤寒论》所出校语甚少，注释也不多，对于初学及临床应用颇多不便，很快被1144年金代成无己撰写的《注解伤寒论》所取代。成无己《注解伤寒论》是北宋以后《伤寒论》广泛流行的主要传本，也是最早的全文注释本。

（二）《金匮要略》的版本流传

《金匮要略》是《伤寒杂病论》中的杂病部分。据现有文献考察，《金匮要略》在宋代王洙发现以前，仅有孙思邈、王焘将有关方论载入《千金要方》和《外台秘要》中。王叔和《脉经》、葛宏《肘后备急方》虽然偶有引述，但并未提及《金匮要略》之名。《金匮要略》的书名被正史所记，最早是元代编纂的《宋史·艺文志》，其中有『《金匮要略方》三卷，张仲景撰，王叔和集』。后世《金匮要略方论》的基本情况及其与《伤寒杂病论》的来龙去脉，因北宋校正医书局林亿等的序文而成定说，即：『张仲景为《伤寒杂病论》，合十六卷，今世但传《伤寒论》十卷，杂病未见其书，或于诸家方中载其一二矣。翰林学士王洙在馆阁日，于蠹简中得仲景《金匮玉函要略方》三卷：上则辨伤寒，中则论杂病，下则载其方，并疗妇人。』北宋林亿等此次整理所采用的底本，系王洙于蠹简中发现的《金匮玉函要略方》三卷，因上卷伤寒部分已据高继冲进献本进行了校订并刊行，且王洙本『伤寒文多节略，故断自杂病以下，终于饮食禁忌』，而将伤寒部分删除。王洙发现的《金匮要略方论》不仅有节略、脱漏、虫蠹，而且处方与主治条文混乱，『或有证而无方，或有方而无证，救疾治病，其有未备』。因而林亿等做了删重复，补缺漏的工作，将全书厘定为上、中、下三卷，二十五篇，二百六十二方。其补漏的方法是收集诸医书中

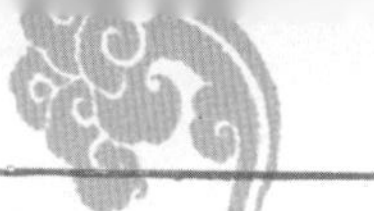

仲景的佚文加以添补，或引诸书中相近方作为附方。从今传本的小字看，林亿等是从《肘后备急方》、《崔氏方》、《近效方》、《古今录验方》、《备急千金要方》、《千金翼方》、《外台秘要》等魏晋隋唐医书中进行补缺。

经林亿等辑佚、再编、校正后的《金匮要略方论》面世流传后，成为后世的定本及今所见的各种版本的祖本。但该书刊印于局势动荡的宋金之际，原刊本可能很快就散佚了，现存的主要是元以后刊本。主要有：元至元六年（1340）邓珍刊本；明无名氏仿宋本；约明嘉靖年间（1522—1566）俞桥作序刊行，1929年收入《四部丛刊》的俞桥本；明万历十三年（1585）徐镕校，万历二十九年（1601）吴勉学刊印王肯堂编入《古今医统正脉全书》本；明万历二十七年（1599），赵开美编入所刊行《仲景全书》本。

二、张仲景学术流派

（一）伤寒学派

自林亿等将《伤寒论》校正刊刻之后，使《伤寒论》得以广泛流传，让更多医家能够学习和研究《伤寒论》的理论体系。虽然宋本由于其自身特点后世罕见流传，但金成无己以林亿校正本为底本，穷其一生精力所做的《注解伤寒论》，则是北宋以后广泛流传的一个版本，其间数百年来众多医家研究切磋，使伤寒之学成为显学。他们研究、阐发张仲景《伤寒论》的理法方药，卓然形成一大医学流派，曰伤寒学派。

伤寒学派发展的历史，也是张仲景《伤寒杂病论》一书所蕴含的辨证论治理论由隐到显，由分散到

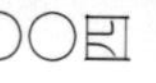

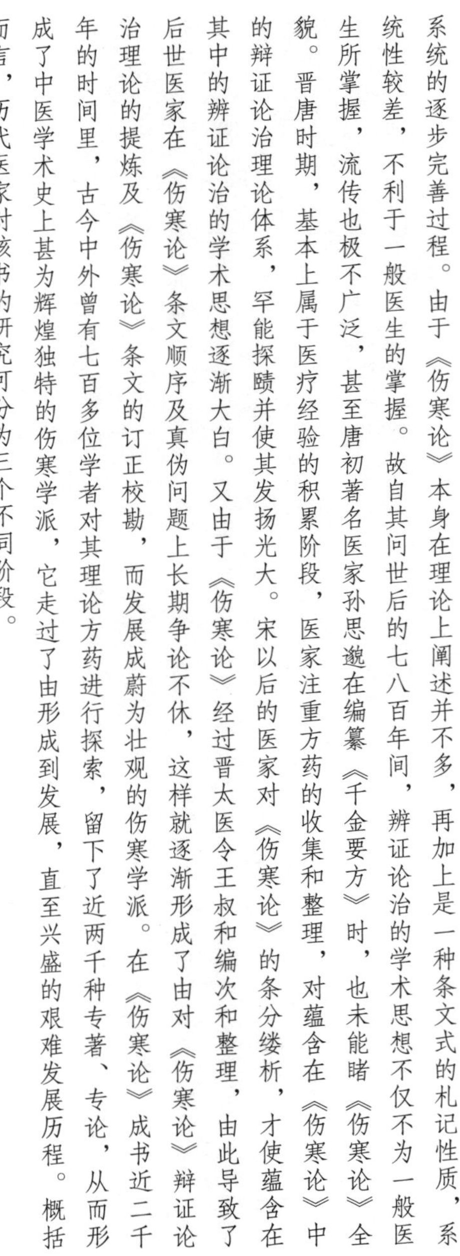

系统的逐步完善过程。由于《伤寒论》本身在理论上阐述并不多，再加上是一种条文式的札记性质，系统性较差，不利于一般医生的掌握。故自其问世后的七八百年间，辨证论治的学术思想不仅不为一般医生所掌握，流传也极不广泛，甚至唐初著名医家孙思邈在编纂《千金要方》时，也未能睹《伤寒论》全貌。晋唐时期，基本上属于医疗经验的积累阶段，医家注重方药的收集和整理，对蕴含在《伤寒论》中的辩证论治理论体系，罕能探赜并使其发扬光大。宋以后的医家对《伤寒论》的条分缕析，才使蕴含在其中的辨证论治的学术思想逐渐大白。又由于《伤寒论》经过晋太医令王叔和编次和整理，由此导致了后世医家在《伤寒论》条文顺序及真伪问题上长期争论不休，这样就逐渐形成了由对《伤寒论》辩证论治理论的提炼及《伤寒论》条文的订正校勘，而发展成蔚为壮观的伤寒学派。在《伤寒论》成书近二千年的时间里，古今中外曾有七百多位学者对其理论方药进行探索，留下了近两千种专著、专论，从而形成了中医学术史上甚为辉煌独特的伤寒学派，它走过了由形成到发展，直至兴盛的艰难发展历程。概括而言，历代医家对该书的研究可分为三个不同阶段。

1. 晋唐时期——搜采、整理阶段

此期以晋代王叔和为代表。王氏对已散失的《伤寒杂病论》条文方证进行广泛的搜集、整理与编排，将伤寒部分重新编次成书，名《伤寒论》，现存《脉经》卷七中，保留了《伤寒论》的大部分原文，被称为《脉经》本《伤寒论》。他自称：『今搜采仲景旧论，录其证候、诊脉、声色，对病真方有神验者，以防世急也。』(成无已《注解伤寒论·伤寒例》)，从脉、证、方、治入手，按照仲景辨证论治精神进行整理、编排。唐代孙思邈直到八十岁以后撰著《千金翼方》时，才见到《伤寒论》全书，并将其载于卷九卷十之中，为《伤寒论》最早之版本。孙氏在收载《伤寒论》时只收录原文，不作一字注释，不作

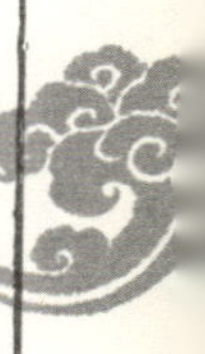

义理发明；采取『方证同条，比类相附』的研究方法，将《伤寒论》条文分别按方证比类相附，给后世如柯琴、徐大椿等医学大家从方证角度探索《伤寒论》作了先导。

2. 宋金时期——深入研究与学派形成阶段

北宋政府大量校勘雕印古医书，不仅扩大了古医书的传播，也为医学理论的研究创造了条件。唐宋时期方书盛行，现传医方由汉魏时期的数百到两宋时期的数以万计，往往让习医者望方兴叹，不少有识医家逐渐体会到方不可恃，古方今病不相能，医贵在明理，转而注重医理，重视《伤寒论》的理论研究。北宋庞安时、初虞世、朱肱、韩祗和等人首先开始对《伤寒论》的理论研究，南宋许叔微、郭庸、杨士瀛、金代成无己等起而应之，一时研究《伤寒论》蔚然成风。如韩祗和《伤寒微旨论》侧重脉证分析而以脉为先；庞安常《伤寒总病论》注重病因、发病方面的阐发，倡寒毒、异气之说；朱肱著《南阳活人书》提出三阴三阳本质问题的讨论，倡导经络学说；许叔微著《伤寒九十论》结合临床实践研究《伤寒论》；郭雍著《伤寒补亡论》，搜采世说补入书中，丰富了伤寒学说的内容。此阶段最为重要的《伤寒论》研究大家当推成无己，他第一次全面注解《伤寒论》，用以经解经、以经解方，经论结合的方法，阐明学理，使《伤寒论》第一次获得了理论上的证明；同时，他还对《伤寒论》中常见症状作了条分缕析，对它们的发生机理、表现特点、形证异同作了精辟阐述和辨别。成氏开创了用注解、释义方法研究《伤寒论》的先河，在他的影响下，《伤寒论》的研究得以蔚然成风，最终促成了伤寒学派的形成。

3. 明清时期——发展、兴盛阶段

进入明清，随着对《伤寒论》整理编排、研究方法、六经本质等问题的研究深入，相互展开了激烈的争论，形成了不同的流派，促进了伤寒理论与实践的发展，使《伤寒论》研究走向兴旺、鼎盛。肇始人是明代方有执，他提出错简重订之说，在反复细绎《伤寒论》后，深虑《伤寒论》因代远年湮而失仲景之旧，认为西晋王叔和编次，已有错简，后又经金代成无已注释多有更改，早已失仲景之旧，遂竭尽二十年精力，潜心考据，寻求端绪，大胆重新编次，著成《伤寒论条辨》。他以宋本《伤寒论》和《注解伤寒论》为蓝本，进行了『削』、『移』、『改』、『调』。认为『伤寒例』一篇，非仲景之作，后虽经成无已注释，亦非《伤寒论》原文，因而主张削去，并在其书中专列『削伤寒例』一文，以备后照。认为『辨脉法』、『平脉法』及『汗吐下可与不可』诸篇，均属叔和『述仲景之言，附已意以为赞经之辞』，脉法二篇尚可羽翼仲景原文，故可保留，但不能列于卷首，应移置卷末。认为《伤寒论》以六经为纲，而六经则以太阳为纲。故对太阳篇大加改订，分为『卫中风』、『营伤寒』、『营卫俱中伤风寒』三篇。后有喻嘉言著《尚论篇》，对方氏的考订大加赞尝，认为其『改叔和之旧，以风寒之伤营卫者分属，卓识超越前人。』并将风寒中伤营卫之论概括为『三足鼎立』学说，受其影响，后更有张璐著《伤寒缵论》、程郊倩著《伤寒论后条辨直解》、章虚谷著《伤寒论本旨》、周扬俊著《伤寒论三注》、黄坤载著《伤寒悬解》等，无不以错简为说，指王叔和之非，议成无已之误，成为伤寒研究领域里的一个重要学派，丰富发展了《伤寒论》的学术理论。与之相反，也有认为叔和的编次，仍为长沙之旧，没必要迁条移文，而成氏之注，不仅未曲解仲景之说，且引经析义，实为诸家所不胜。持此种观点的医家，如张子卿、张志聪、张锡驹、陈修园等，其中以陈氏观点最为典型，他在《伤寒论浅注》里说：『叔和编次《伤寒论》有功千古，增入诸篇，不书其名，王安道惜之。然自《辨太阳病脉证篇》至《劳复》止，皆仲景原文，其章节起止照应，王肯堂谓如神龙出没，首尾相顾，鳞甲森然。兹刻不敢增减一字，移换一节。』他们对六经病机的解释，持六气气化学说。两说之中，前者谓之错简重订派，后者称之维护旧论派。与上二派不

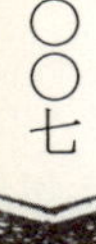

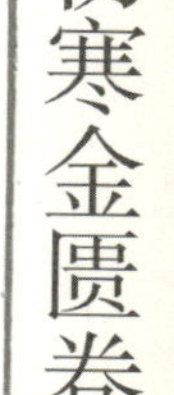

同的另一派认为，《伤寒论》的精神实质是辨证论治，无论是仲景旧论，还是叔和纂集，只要有利于辨证论治的运用，其错简及真伪皆非关键问题。他们尊承孙思邈『方证同条，比类相附』的研究方法，归类编次仲景条文，从不同的角度充分揭示了《伤寒论》的辨证论治规律，大大丰富发展了仲景学说。后世根据他们归类方法的不同，又分为：按方类证，以柯韵伯《伤寒来苏集》为代表；按法类证，以尤在泾《伤寒贯珠集》为代表；按症类证，以沈金鳌《伤寒论纲目》为代表；按因类证，以钱潢《伤寒溯源集》为代表；分经审证，以陈修园《伤寒医诀串解》为代表。

近代《伤寒论》研究亦不乏名家，如江阴曹颖甫，西安黄竹斋，既『赞王尊成』，又兼收众家之长，可称近世新『旧论派』的代表。日人山田正珍则步了错简派的后辙。四川左季云《伤寒论类方汇参》又是近代上述二派的折中者。至于武进恽铁樵，上海陆渊雷等都在某一方面有所发挥和推阐。

解放以后，《伤寒论》的专著及专题研究论文更是层出不穷，对《伤寒论》病因病机、脉证方治及其认识论方法论等都进行了空前规模的、全面深入的探讨。

（二）《金匮要略》的学术地位

《金匮要略》是我国现存最早的一部诊治杂病的专书。由于本书在理论和临床实践上都具有较高的指导意义和实用价值，对后世临床医学的发展有着重大的贡献和深远的影响，被古今医家赞誉为方书之祖，医方之经，治疗杂病的典范，亦学习中医必读的经典医籍。《金匮要略》首创以病为纲、病证结合、辨证施治的杂病诊疗体系，在明确病名诊断的基础上，将脏腑经络辨证作为杂病辨证的核心。《金匮要略》共收经方二百零五首，这些处方配伍严谨，用药精当，化裁灵活，功效卓著，至今广泛运用于临床，尤其是内伤杂病的治疗。

三、伤寒金匮类专著概况

《伤寒杂病论》自刊行后，受到历代医家的重视，无不奉为圭臬，研究、注释者不乏名家。据《联目》所载录，1949 年以前存世的伤寒金匮类著作有七百三十种，其中 1911 年以前的古籍有六百零九种。现择其要者，概而述之。

（一）《伤寒论》文献

《伤寒论》自问世以后，引起历代医家的高度重视，自晋以后，研究整理者不下六百余家，治伤寒之学，成为显学。类而分之，主要有考注整理和专题研究两大类。

1. 考注整理类文献

对《伤寒论》的整理始于晋太医令王叔和，他将散佚的《伤寒杂病论》编次整理，分而为二。对《伤寒论》进行全面注释整理始于宋代以后，这些著作大致又可分为原文注释、考证注释和分类注释三类。

（1）原文注释类　所谓原文注释《伤寒论》，是指依照王叔和整理，北宋林亿等校正本原有编次，对原文不作大的改动而对其条文进行注释的一类著作，这类著作的代表之作当推成书于金皇统四年成无己撰著的《注解伤寒论》。该书是我国现传最早的一部全文注释《伤寒论》的专著，其最大特点是在注释中，始终引据《内经》、《难经》之理，并旁涉众家之论，以阐发仲景原文的微言大义，张孝忠跋成公书云：『成公博极研精，深造自得，本《难》《素》《灵枢》诸书，以发明其奥，因仲景方论，以辩析其理，极表里虚实阴阳死生之说，究药病轻重去取加减之意，毫发了无遗恨，诚仲景之忠臣，医家之

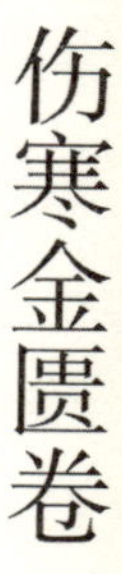
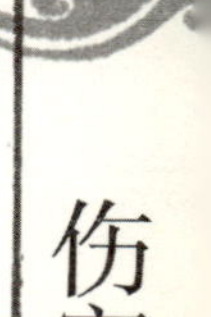

大法也。』实不诬。至明，张遂辰撰《张卿子伤寒论》，他在成无己注文的基础上，选取朱肱、许叔微、张洁古、庞安常、李杲等诸家之说，间附己见以发挥之。至清一代，乾嘉学风波及医界，注释考证《伤寒论》的著作大增，其中较为重要者有张志聪的《伤寒论集注》六卷，成书于康熙二十二年（1683）；张锡驹《伤寒论直解》六卷，成书于康熙五十一年（1712）；陈念祖《伤寒论浅注》六卷，初刊于嘉庆二年（1797）等。

（2）考证注释类　考证注释类系指先对《伤寒论》原文进行考证，重新编次，然后再进行注释的一种方式。如明方有执成书于万历十七年（1589）的《伤寒论条辨》，认为王叔和编次，宋代校正医书局校订的《伤寒论》已简编错乱，全失仲景条文之旧，削、移、改、调，立六经为纲，经过重新编排之后，然后进行注释。该书首创错简说，经过重新排列成编，确实加强了原书的系统性和条理性，同时分类明确，重点突出，对初学者较易入门。但倡己意而力排王叔和，成无己，不免落文人窠臼。《四库全书总目提要·伤寒论注提要》指出：『明方有执作《伤寒论条辨》，则诋叔和所编与无己所注，多所改易窜乱，并以《序例》一篇为叔和伪托而删之。国朝喻昌作《尚论篇》，于叔和编次之外，序例之谬，及无己所注，林亿等所校之失，攻击尤详，皆重为考定，自谓「复长沙之旧本」。其书盛行于世，而王氏、成氏之书遂微。然叔和为一代名医，又去古未远，其学当有所受。无已于斯一帙，研究终身，亦必深有所得，似未可概从屏斥，尽以为非。』其后，清喻昌撰《尚论篇》，分前、后两篇。前篇初刻于顺治五年（1648），原为八卷（即原《尚论篇》），后乾隆二十八年（1763）经江西陈氏重刻并为四卷，且别刻喻昌《尚论后篇》四卷，与原书合成《尚论篇》八卷（即今流传本），该书法遵方有执而在内容上有所补益；清张璐撰《伤寒缵论》、《伤寒绪论》，刊于康熙四年，共四卷（缵论二卷，绪论二卷）。其『缵论』取喻昌编次之序，采各家之注参以己见，为之注释发明。程应旄撰《伤寒论后条辨》，成书于康熙九年（1670），共分礼、乐、射、御、书、数六集十五卷；周扬俊撰《伤寒论三注》，成书于康熙十六年（1677），共十六卷，书以方有执《伤寒论条辨》、喻昌《尚论篇》对《伤寒论》的注释为基础，抒以己见，逐条注释，故名『三注』。其后沈明宗于康熙三十二年（1693）著成《伤寒六经辨证治法》八卷，舒诏于乾隆四年（1739）著成《舒氏伤寒集注》十卷，黄元御于乾隆十三年（1748）著成《伤寒悬解》十四卷等，皆能在前人的基础上更上一层。

（3）分类注释类　该类系将《伤寒论》原文按方剂、治法、症状等对病症重新分类，然后加以注释。这种方法的优点是避开了有关错简的争执，从辨证论治角度阐发《伤寒论》原旨，其中有按方分类者，有按法分类者，有按症分类者。按方分类的代表是清柯琴，其《伤寒来苏集》凡八卷，成书于康熙十三年（1674），为《伤寒论注》、《伤寒论翼》、《伤寒附翼》三部著作的合集。《伤寒论注》四卷是《伤寒论》的注释。柯氏认为不必孜孜于考订仲景旧论的编次，最重要的是把仲景辨证的心法阐发出来，把《伤寒论》的理论运用于临床。柯氏等受孙思邈以方类证研究方法的影响，证以方名，方随证附，以方证为主，汇集六经诸论，各以类从。清徐大椿撰《伤寒论类方》，初刊于乾隆二十四年（1759），书凡四卷。他在《序》中指出：『此书非仲景依经立方之书，乃救误之书也。其自序云：伤夭横之莫救，所以寻求古训，博采众方。盖因误治之后，变症错杂，必无循经现症之理。当时著书，亦不过随症立方，本无一定之次序也。余始亦疑其有错乱，乃探求三十年，而后悟其所以然之故，于是不类经而类方。』他采用以方类证，证不分经，将《伤寒论》一百一十三方分别归于十二类主方之项下。按法类证的代表作是成书于康熙四十七年（1708），清钱潢撰的《伤寒溯源集》十卷。钱氏以法类证统方，认为方中有法，法内有方，而不必拘泥于三百九十七法，而注重六经病证的立法施治。成书于雍正七年（1729），清尤怡所撰《伤寒贯珠集》八卷，是这一分类法的又一力著。按症分类的代表著是清沈金鳌撰，成书于乾隆三十八年（1774）的《伤寒论纲目》十六卷。该书选取《伤寒论》一百多个主症作为分类标准，将相关条文会列于主症之下，然后选辑各家精论，参以己见，加以比较分析。其次，清陈念祖《伤寒医诀串解》、清汪琥《伤寒论辨证广注》、《中寒论辨证广注》也采用分类法对《伤寒论》进行注释分析。

2. 专题研究类文献

该类著作对《伤寒论》不采取逐篇注释的形式，而是对《伤寒论》全书或书中的部分内容，采取分析、归纳、辩解、发挥、提要、解疑等方式进行整理研究。此类著作众多，较有名的有：宋韩祗和撰《伤寒微旨论》，成书于元佑元年（1086），书凡二卷。宋庞安时撰《伤寒总病论》，约成书于元符三年（1100），书凡六卷。宋朱肱撰《伤寒类证活人书》，成书于大观元年（1107），凡二十二卷。南宋许叔微《伤寒发微论》、《伤寒九十论》，均成书于绍兴二年（1132）。《伤寒发微论》为作者研究《伤寒论》的心得集录，共载论文二十二篇。南宋郭雍《伤寒补亡论》，约成书于淳熙八年（1181），共二十卷。南宋李柽《伤寒要旨药方》二卷。金成无己《伤寒明理论》，成书于正隆元年（1156），共四卷。金刘完素撰《伤寒标本心法类萃》、《伤寒直格》，二书约成于大定二十六年（1186）。明陶华《伤寒六书》六卷，明童养学《伤寒活人指掌补注辨疑》三卷、清吕震名《伤寒寻源》三卷等。

（二）《金匮要略》文献

《金匮要略》自宋林亿等校正刊行到元末明初赵以德《金匮要略衍义》问世，其间三百年间，宋代朱肱、陈无择，金元的刘守真、张洁古、李东垣、王海藏、朱丹溪都曾对《金匮要略》方推崇备至，称

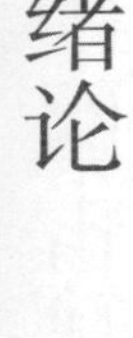

之为『万世医门之规矩准绳』，『引例推类可谓无穷之应用』（《局方发挥》），但研究和注释者远不及《伤寒论》多，直至清代，《金匮要略》注本才逐渐从仅有到较多问世。

清代是研究《金匮要略》的鼎盛时朗，其内容精湛、流传于世的注本有十多家。这些注本或简而述要，或详而博采，各有特色，皆当浏览。现仅就影较大、享有盛誉的注本及注家做简要介绍。

元末明初的赵以德，师承丹溪之学，第一家为《金匮要略》作注，名为《金匮方论衍义》。约成书于至正二十八年（1368），书凡三卷。起氏衍义《金匮》，以经释经，特别注重用《内经》、《难经》脏腑经络病机学说剖析杂病脉象，阐发病因病机，辨析证候治法，并博涉诸病，继承金元各家之学，发皇仲景奥义。其注有依据，释有渊源，说理透彻，严谨精当，深得仲景三味。该书原无刻本，经清代周扬俊补注，以《金医玉函经二注》刊行于世。

《金匮要略论注》，清徐彬撰注，成书于康熙十年（1671），凡二十四卷。徐彬师承喻昌，对仲景学说尤有造诣。《论注》按明代徐熔本之次序进行注释，以阐发精当、深广、详实而著称，其辨疑剖析，引经析义，切于临床。

《金匮要略直解》，清程林撰，成书于康熙十二年（1673），书凡三卷。程氏出生于名医众多的新安，精通《内经》、《太素》，其著《金匮》，多以《内经》、《难经》之理阐发之，融会前人精华，并参以个人心得。其注释直截简要，分析清晰，义理详明，为《金匮》注本中的善本之一。

《金匮要略广注》，清李彣著，刊刻于康熙二十一年（1682），书凡三卷。李氏少时多病，百药备尝，遂留心医药，师从张卿子、潘邓林门下，得二师所授仲景心法，遂穷年力索，一以贯之，几易寒暑，著成是书。注释源本《内》《难》，又博采金元及明代诸家之说，阐发原文重在理、法。如书中征引徐之才、

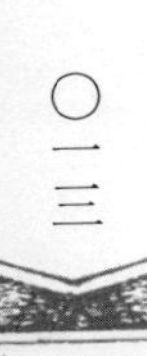

朱肱、许叔微、张子和、朱丹溪、王履、赵养葵、楼全善、喻嘉言以及妇科武之望，本草之陈藏器、李时珍等著述外，旁及《周易》、《尚书》等非医学著作，注文贴切，论析精辟，说理深入浅出，文字优美流畅，治学态度严谨求实，给后世注家以很大影响。

《金匮玉函经二注》，系明赵以德所《金匮方论衍义》及清周扬俊《补注》的合注本，成书于清康熙二十六年（1687）。赵以德所著《衍义》惜未付梓，抄本亦鲜为人知。明末清初，周扬俊苦心搜求二十余载，仅获一残抄本，周氏借之，因而为其补注，合为《金匮玉函经二注》刊行于世。

《金匮要略编注》，清沈明宗撰，成书于康熙三十一年（1692），书凡二十四卷。沈氏潜心于《伤寒》、《金匮》之学，善谈错简。认为世传的《金匮要略》刊本『编次失序』，与张仲景原著有所出入，非仲景原义，遂遵照『从来著书立言，必先纲领，次及条目』的观点，将《金匮》条文重新整理编次。同时沈氏注文翔实，深得仲景精义，对研究和学习仲景之学有一定参考价值。

《金匮要略方论本义》，清魏荔彤撰，成书于康熙五十九年（1720），书凡三卷。魏氏早年习儒，博学多识，通天文历算，精通医术，其注《金匮》，别具特色，文中议论风生，叙理清晰。其对疾病病机和治法，更是层层细辨，发挥颇多。

《金匮要略心典》，清尤怡编撰，成书于雍正七年（1729），书凡三卷。尤氏初非有意注此书，只是平日研习时，随心所得，笔之于书，十年之间，积久成帙，所以名之曰『心典』。尤氏之注，既不费辞，颇能深入浅出，徐大椿对尤氏《心典》的评价说：『条理通达，指归明显。辞不必烦而意尽，语不必深而旨已传。虽此书奥妙不可穷际，而由此以进入，虽入仲景之室无难也。』可谓切中肯綮。尤氏尚有《金匮翼》八卷，系补充羽翼《心典》之作。

《订正仲景全书金匮要略注》，清吴谦等撰，成书于乾隆七年（1742），简称《订正金匮要略注》，书凡八卷。吴氏安徽歙县人，曾任清太医院判，对《伤寒》、《金匮》等有深入研究，乾隆四年奉敕编《医宗金鉴》，为总修官。《金匮要略注》八卷，是《医宗金鉴》的一部分。吴谦认为，旧本《金匮》伪错颇多，其注也多随文附会，难以为凭，遂参照赵以德《衍义》、徐彬《论注》、李彣《广注》、尤怡《心典》等十余家善本，亲自进行删订整理。书中对《金匮》原条文详加注释，并集各家之说分列于注释之后，便于学者掌握。

《金匮悬解》，清黄元御撰，成书于乾隆十三年（1748），书凡二十二卷。黄氏坤载乃雍正、乾隆年间名医。是书将《金匮》篇序进行部分调整，然后逐条拴释。注释上仿成无己注《伤寒论》例，『以经解论』，每注必以《内经》、《难经》为据；在体例上也是别具一格，每卷之首先述概说，以示本篇大意，以下各条均分章论述。黄氏深得仲景精义，其注释严谨精当，特别是对病证的诊法、鉴别、病机之论述注释精详。

《金匮要略浅注》，清陈念祖撰，成书于嘉庆八年（1803），书凡十卷。陈念祖注疏的特点是博采众长，由博返约，深入浅出。他认为《金匮》文字古奥，义理深邃，往往意存文字之外，若无明晰浅显的注解，很难理解其精神实质，因而别创体例，用浅显的注解小字衬加于《金匮》原文之中，使之深入浅出，明白晓畅。同时，是书集赵以德、胡引年、程云来、沈目南、喻嘉言、徐忠可、魏念庭、尤在泾等注述《金匮》之精华，取其立论平正，『能发挥本文之旨旨，重订而收录之。至于……前后不相贯通处，不得不为之改正，然改正处，以《素问》、《灵枢》为主，以《难经》为辅，以《千金》、《外台》等书而推广之，以各家诸刻而互参之，必求其与仲师本草本节上下节有阐发无滞疑者，然后注之』。

四、《中医古籍珍本集成·伤寒金匮卷》选取书目说明

本卷选取伤寒金匮类著作三十六种，其中伤寒类二十八种，金匮类七种。选取原则为临床实用或文献价值较大，且有较佳版本者。伤寒类所选二十八种，除宋林亿等校正刊行的《伤寒论》和《金匮玉函经》外，多为各类有代表性的著作。原文注释类有金成无已《注解伤寒论》，清陈念祖《伤寒论浅注》等；考证注释类有明方有执《伤寒论条辨》，清喻昌《尚论篇》和《尚论后篇》、黄元御《伤寒悬解》等；分类注释类有清柯琴《伤寒论注》、《伤寒论翼》、《伤寒附翼》三书以及钱潢撰《伤寒溯源集》、尤怡《伤寒贯珠集》、沈金鳌《伤寒论纲目》等；专题研究类有北宋庞安时《伤寒总病论》、朱肱《伤寒类证活人书》以及许叔微《伤寒发微论》、《伤寒九十论》和《注解伤寒百证歌》三书，南宋郭雍《伤寒补亡论》、李梴《伤寒要旨药方》，金成无已《伤寒明理论》、刘完素《伤寒标本心法类萃》和《伤寒直格》，明陶华《伤寒六书》、童养学《伤寒活人指掌补注辨疑》，清张倬《伤寒兼证析义》、吕震名《伤寒寻源》等。金匮类所选七种，其中有宋林亿等校正刊行的《金匮要略方论》，元朱丹溪的《金匮钩玄》，以及清代对《金匮要略》的代表性注本如徐彬《金匮要略论注》、周扬俊等《金匮玉函经二注》、尤怡《金匮要略心典》和《金匮翼》、陈念祖《金匮要略浅注》等。另有一些临床实用或文献价值较大的书目，如周学海《伤寒补例》（1910年刊行）等，由于书目年代较近，暂未收录。

本丛书是在原版影印的基础上进行校勘、注释、研究、解读的，具体内容及其方法详见各书导读。

中医古籍是中医理论与临床经验的载体，是中医学术传承和发展的基础。伤寒金匮类古籍为中医古

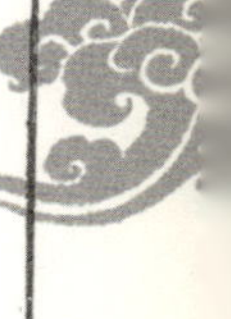

籍的重要组成部分，伤寒金匮类古籍的整理出版，对张仲景学说乃至中医学术的发展具有重要意义。

本卷的作者来自全国五个省的中医药院校和科研院所，多为长期从事中医文献或临床及临床基础研究的专家、教授和科研人员。本着严谨、负责的态度，作者对承担的书目进行了认真的研究、考证、校勘、注释。有的作者为了考证一个问题，到多家图书馆调研，走访请教多名相关专家，付出了辛勤的劳动。本卷的审稿工作由本卷顾问、主编、副主编负责，从版本的选取到格式内容的审查，对每部著作均进行了严格把关，有的书目数易其稿。尽管如此，由于时间仓促，学识所限，其中难免存在疏漏，敬请读者不吝指正。

本卷书目是在本套丛书编纂委员会提供的书目基础上，由本卷的顾问和主编结合本卷的特点补充、调整确定的，在书目调整过程中，梁华龙教授提出了宝贵建议；本卷书目版本的选取得到了全国各中医药院校、科研院所以及综合图书馆的大力支持；丛书编纂委员会沈澍农教授等以及湖南科学技术出版社的相关专家、编辑，为本卷的定稿、编辑、出版付出了大量工作。在此，对所有为本卷的编纂、出版提供支持和帮助的相关专家与单位表示诚挚的谢意。

蔡永敏　李具双

2010年3月29日

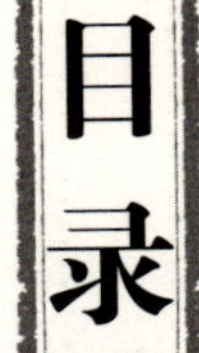

目录

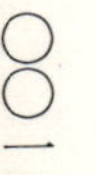

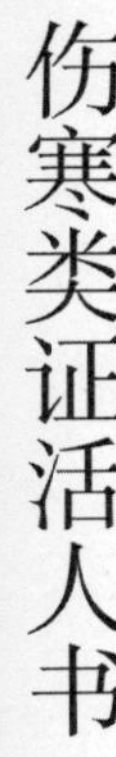

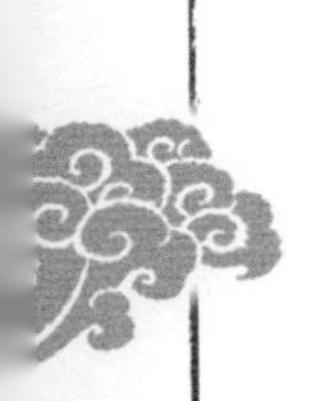

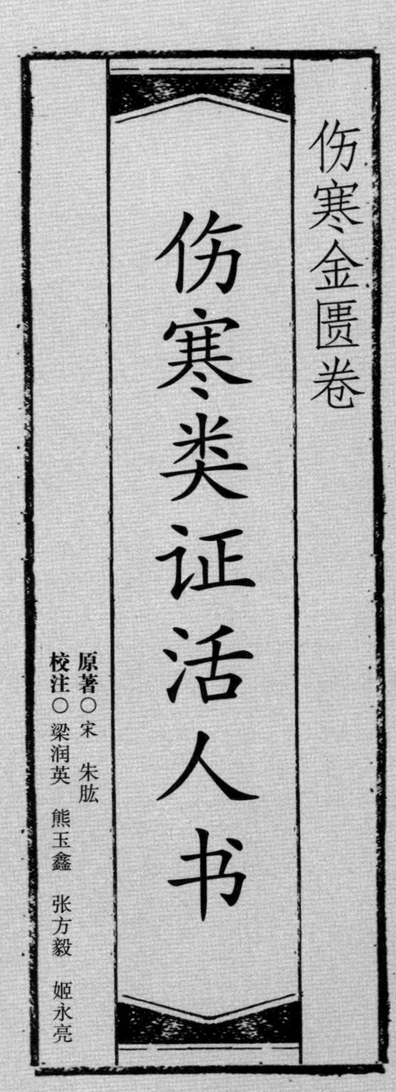

伤寒金匮卷

伤寒类证活人书

原著〇宋　朱肱
校注〇梁润英　熊玉鑫　张方毅　姬永亮

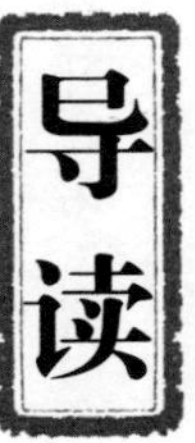

导读

《伤寒类证活人书》又名《南阳活人书》，北宋医家朱肱著。该书是整理研究仲景《伤寒论》较早的著作之一，是『伤寒学』中一本里程碑式的著作，他系统总结了北宋以前有关《伤寒论》的诸多研究成果，以类证、类方的形式综述伤寒证治。创立了全新的《伤寒论》研究方法，提升了《伤寒论》的临床应用价值。而朱氏本人也因此成为一位有创建、有成就、不墨守成规的著名医家。

诚如朱氏自己所言：『伤寒有证异而病同一经，药同而或治两证，类而分之，参而伍之，审知某证者某经之病，某汤者某证之药，然后用之万全矣。』这不仅是朱氏研究《伤寒论》一书的心得体会，也是他著述本书的主要指导思想之一。总之，《伤寒类证活人书》既系统详备，又精简赅要，它不同于成无己对仲景原文的注释演绎，而在于综合分析，充实发展，贴近临床实用，为后人探索《伤寒论》的奥秘增添了门径。

一、著者生平

朱肱，字翼中（一作亦中），自号无求子，又号大隐先生。北宋乌程人（今浙江吴兴）。朱肱出身于一个官宦世家，其祖父朱承逸曾任地方州官；其父朱临，官至大理寺丞；其兄朱服，熙宁二年（1069）登进士，元丰年间擢升监察御史里行，绍圣年间又官拜礼部侍郎，并与苏轼相友善，有名于当时。朱肱生长在这样的家庭，从小就发愤学习，博览群书。于宋元祐三年（1088）考取进士，历任雄州（今属河北）防御推官知邓州（今河南邓州市）录事参军、奉议郎直秘阁，故后人多称其为朱奉议。

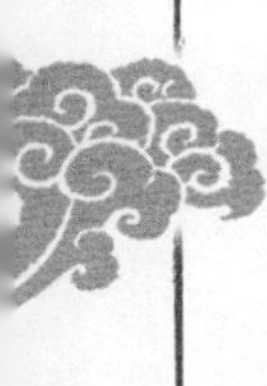

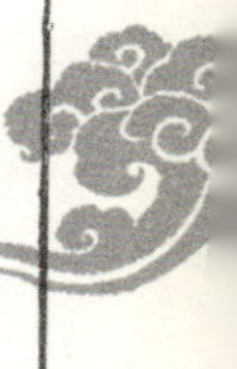

朱肱为官正直，终因直言时事，触犯党禁，被贬谪达州（今四川达县）茶场，朱肱却不以为意，归隐于杭州大隐坊。朱肱精于医学，特别留心于《伤寒论》的注释，经过二十年的努力，将《伤寒论》各证分类，设为百问加以解答，终于在大观二年（1108）写成《伤寒百问》一书。政和四年（1114）北宋王朝提倡医学，朱氏被起用为医学博士。至政和八年（1118）朱氏将《伤寒百问》重加校正，并加附方，刻为《南阳活人书》二十卷，流传后世，发挥和补充了伤寒学说。该书是注释《伤寒论》较早且具有较大价值的一本著作，在当时即已流行，天下风传。朱肱与成无己一样，均为历史上注解《伤寒论》的最早人物，其治病先须识经络及识脉辨证等学术思想，对后世伤寒学研究产生了深刻影响。

朱氏不仅精医，还特别嗜酒，著有《北山酒经》，详细记述了酿酒的历史及工艺流程，后被收入清代《四库全书》，是中国科技史上的一部佳作。

徐镕，明万历年间应天人（今江苏南京），字春沂，里居、卒年、生平皆未详。据明万历四十四年（1616）徐氏重校刻本《活人书》自跋，可知其亦为医学世家，至徐镕止，已传五代，可见徐氏也是一位学养深厚的名医。

二、著作内容、学术成就与影响

朱氏的学术思想以《内经》和仲景的《伤寒论》为宗，但又不拘泥于古人之言，在医学理论和临床实践方面提出了许多新的观点。该书打破《伤寒论》原文次序，按照类证、类方分类方式重新编排，集仲景原文，以类相从，从横的方面进行综合归类，条分缕析，所以又有《类证活人书》之称。本书共分二十卷，其第一卷至第十一卷，设为一百零一问，以阐发仲景奥义。第十二卷至第十五卷，纂桂枝汤等一百一十三方。第十六卷至第十八卷，自升麻汤至麦门冬汤止，共一百二十六方。此外采《外台》、

《千金》、《圣惠》等方，以补仲景之未备。最后第十九、第二十卷，论妇人伤寒及小儿痘疹。

学术上，朱氏根据《伤寒论》的经络说提出三阴三阳六经病机说，认为只有识得经络，熟知各经的生理特性，方可明其传变规律，正确地立法处方。并且提出辨识六经为病的证候指证，补充了六经脉候，打开了后世医家研究伤寒学的思路，并对后世立六经提纲证开辟先路。朱氏在分经辨证的同时，十分强调脉证合参、以脉辨证，并提出了七表阳、八里阴的脉象分类，『苟知浮、芤、滑、实、弦、紧、洪属于表，迟、缓、微、涩、沉、伏、濡、弱属于里，表里内外，阴阳消息，以经处之，亦过半矣』。这种分类成为后世论脉象分类的先驱与基础。朱氏在《伤寒类证活人书》中亦大力提倡辨病、辨证相结合的理论，认为『伤寒之名，种种不同……不得其名，妄加治疗，往往中暑乃作热病治之……名实混淆，是非纷乱』（《类证活人书·卷第六》），认为：『因名识病，因病识证，如暗得明，胸中晓然，无复疑虑，而处病不差矣。』通过辨病而辨证，区分寒温异旨，对后世颇有启发。另外，朱氏主张以方类证，遣方用药应方证相合，将药合病，灵活加减，不可执方疗病，这又是一个创见。『仲景证多而方少』，因此朱氏采辑《外台》、《千金》、《圣惠方》等书，以证合方，以方合病，加以合并归类，共列一百二十六方，使《伤寒论》更加具体全面。同时注意妇人、小儿体质特点，提出遣方用药应特别慎重，这对研究体质学说是有很大参考价值的。

综上所述，朱氏对伤寒的研究是有所发挥和创建的，在一定程度上推动了伤寒学的研究成果和伤寒学术发展。诚如南宋《活人指南》作者许叔微曰：『谓伤寒惟《活人书》最要、最备、易晓，最合于古典，余平日所酷爱。』后世元王好古《活人节要歌括》、元赵嗣真《活人释疑》皆祖述朱氏之说，可见当世及后世对朱氏所著之《伤寒类证活人书》的推崇。毋庸讳言，《伤寒类证活人书》一书虽然建树诸

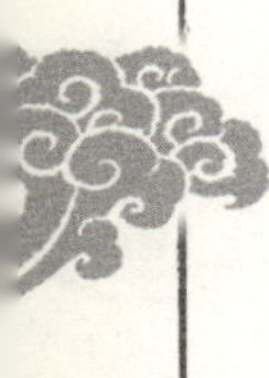

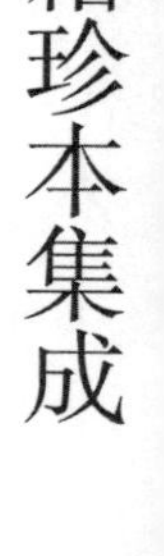
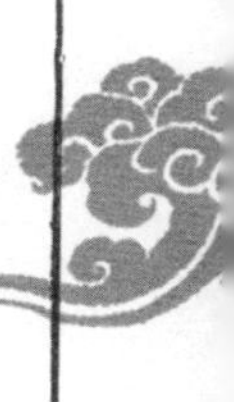

多，但也并不是白玉无瑕，我们在给予肯定的同时，也应以历史唯物主义态度来评价古人。在学术上要批判地继承其学术观点，汲取其精华而扬弃其糟粕，是即『审而慎择之则善矣』。

三、版本流传

朱氏此书作于1089年，成于1108年。成书时名为《无求子伤寒百问》，以后朱氏续有增补，于北宋政和元年（1111）由武夷张藏作序后，更名为《南阳活人书》。北宋政和元年（1111），朱肱之子遗直将《南阳活人书》献给朝廷，诏准由国子监刊行，是为宋刻之第一本，也是《南阳活人书》最早的祖本。国子监本刊成之后不久，成都、湖南、福建、两浙等地相继镂版印行，朱氏著作风行海内。到了北宋政和六年（1116），朱肱鉴于当时各地刊刻版本繁多、版本质量参差不齐，遂取善本重为参详，于政和八年（1118），在杭州大隐坊重新镂版刊刻，是为宋刻第二本。南宋时，四明（今浙江宁波）王作肃又以朱氏《南阳活人书》为底本，博取前代诸书数十家，采摘要义，作为附注，参入各条之下，题名《增释南阳活人书》，此本可谓朱著的第一个增补本。可惜的是，这三个宋刻本现在均已失传，宋刻本的原貌我们也只能从后世翻刻本窥见一二了。

据明初《文渊阁书目》记载推测，元代流传的《伤寒类证活人书》版本也应是宋刻本的翻刻本。而到了明代，朱著《伤寒类证活人书》流传渐稀，知者甚少。万历十九年（1591），应天（今江苏南京）徐镕有鉴于此，重觅旧本，细加校刊，这是已知明代现存最早的刊刻本。其后，万历四十四年（1616）徐氏又重新校订刊刻，使朱著渐趋完善。另外，现存明万历年间，王肯堂、吴勉学所刻《古今医统正脉全书》中，也收入了朱著，并加校勘，但书首改题《增注类证活人书》。

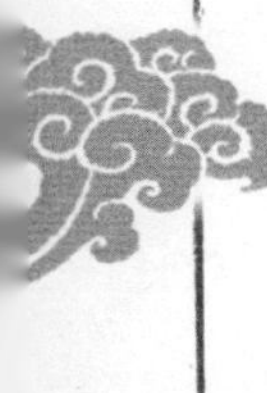

清代以后，朱氏《伤寒类证活人书》版本逐渐增多，但大多是据前代刻本的翻刻本，其版本有：清乾隆五十一年丙午（1786）至五十二年丁未（1787）浙江问梅居士手抄本、清光绪十二年丙戌（1886）广东刻本、光绪二十三年丁酉（1897）儒林堂重刻本、光绪二十三年丁酉（1897）广州拾芥园重刻本。民国年间则有：1919年上海文瑞楼石印本、1939年商务印书馆据《古今医统正脉全书》本排印本。新中国成立后有：1955—1957年上海商务印书馆用1939年纸型重印本、人民卫生出版社1993年出版的万友生先生等点校之《伤寒类证活人书》。

四、校注说明

（一）本次校注经多方收集，反复比较，最后确定以清光绪二十三年丁酉（1897）儒林堂重刻本为底本，以明万历四十四年丙辰（1616）徐鎔重校刻本为主校本，以明吴勉学《古今医统正脉全书》本为参校本。其中清儒林堂本简称『清本』，万历本简称『徐本』，吴勉学本简称『吴本』。另外，我们还参考了1993年人民卫生出版社出版万友生先生等点校的刊本。点校中以对校为主，本校、他校为辅，慎用理校。

（二）由于本书为原本影印出版，为保持该书原貌，故所有校勘均以校注形式标出，原文不作任何改动。原书明显错误者，在校注中加以说明。原书旧有眉批，多为标注字音或校订《伤寒论》原文，因底本原文模糊，所以不再加以重录。底本所录《伤寒论》原文，以明赵开美辑刻《仲景全书》覆宋本《伤寒论》及成无己注《注解伤寒论》重新出校。覆宋本简称『宋本』，成无己《注解伤寒论》简称『成无己本』。凡引文中有省改、节略，然不悖医理者，不出校记。

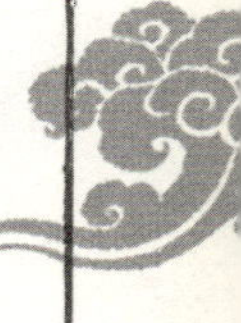

（三）底本与校本文字错误，若底本正确而校本有误，保留底本原貌，不出校注；若两者文字不同，可两存其义者，或疑底本有误者，原文不动，出校注说明；若底本有误、脱、衍、倒或底本文义劣于校本者，一并在校注中说明。

（四）由于古今计量单位的不同，原方剂量不再详加校注，读者可根据现代药物用量，酌情运用；服用方法，亦应参考现代用法。原文药序，若诸本互异，但不碍方意者，均不再出校。

（五）原书中相关异体字、通假字及避讳字，随文校出，于注中说明；生僻字词，适当加以解释，以方便读者更好地理解原文；生僻字词的注音，则一律采用汉语拼音进行注音。

（六）需要校注的同一词语在同一篇中反复出现者，只在第一次出现时出注，并标明『下同』。

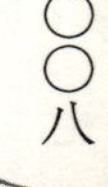

朱肱老夫子鑒定

南陽活人書

儒林堂藏板

南陽活人書敘

自朱紫陽訓醫為小道儒者率卑瑣置之而不設不設則不習〻醫而獲名稱者皆業儒不成者也然一旦病疾則延素所耳璪者不惜捐厚貲托生命

一

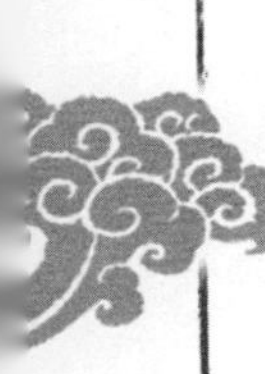

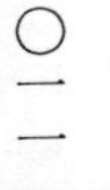

以尊禮之夫術乎於託生命則醫托小道矣惟夫緩急卒不可倚於是舉世咸厭謂我命自天而藥餌真屬乎有乎無之物即取而用之不過曰謂其能療疾苦耳若然則以為小道亦

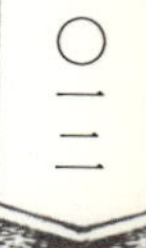

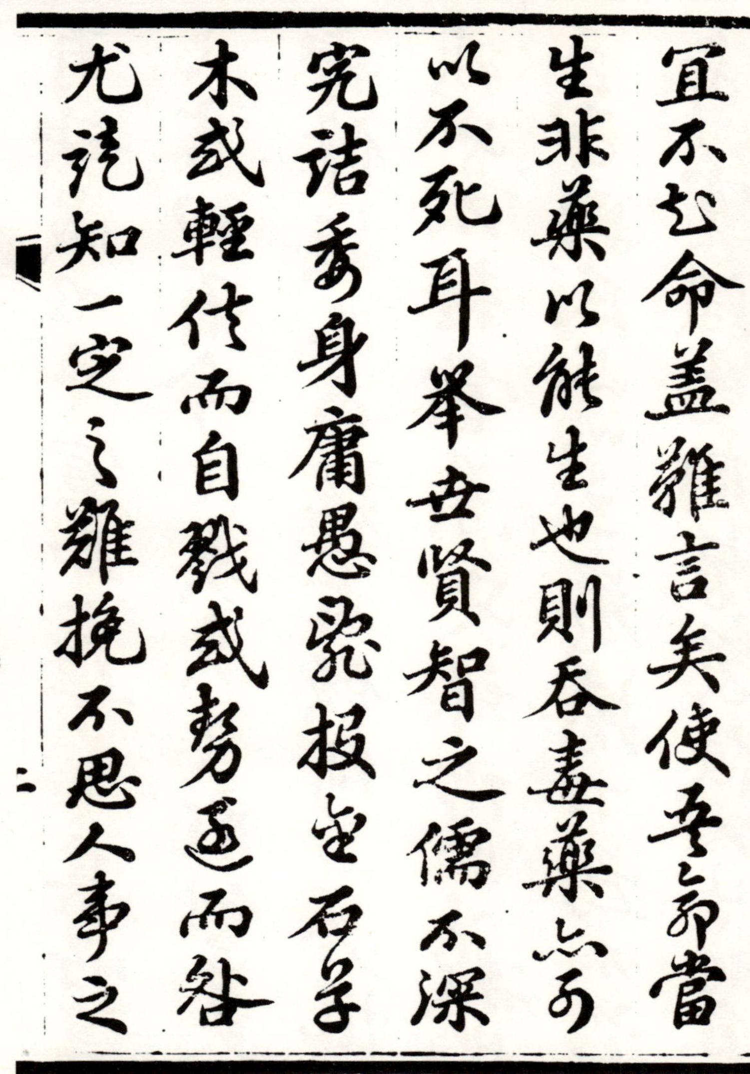

宜不乞命蓋難言矣使吾子當生非藥以能生也則吞毒藥亦可以不死耳舉世賢智之儒不深究詰委身庸愚亂投金石草木或輕信而自戕或務速而咎尤誰知一定之難挽不思人事之

有缺咸以垂宣聖準之其所導
之言曰有命之矣夫之謂何乎天
壽脩短不可强者頗何以必慎
疾也不輕嘗藥也殊許心以戕也
至子輿氏亦以立巖墻下爲不
知宜後先同旨蓋使人生世自

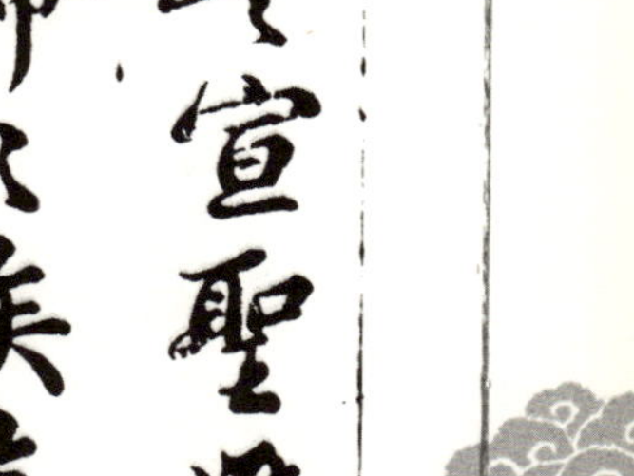

徒急之蒼茫而毫不能移於疾
亦必慎而藥可湯嘗矣將止孝而
巖牆下可立矣由是於軒岐誕
矣神農藥矣伊尹箕仲鑿矣識
砭刀圭湯液碟砭之事一切可廢
矣何以古今相活必設也藥矣但

取療疾苦之士亦不經見天地間六淫七情之所發動輕則疾苦重則危殆能以治法與治之先時危殆化而為疾苦不得其治法與治之後時疾苦轉而為危殆豈有二哉不修素不服藥

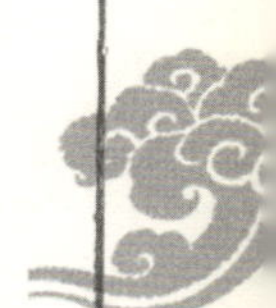

醫為方技近与吾鄉朱陽伯氏接
談聆其論議先得我心之同然及
覩評校諸醫籍合數十部而此
書其一其文曰世間真醫難能
校讎醫籍者等雖正之業儒
者當不諳醫也陽伯所推許千

百載醫不數人物之不後於內難者為是南陽之仲景閔內難者也有宋之奉儀閔南陽者也內難之體具俟南陽而用彰南陽之義精得奉議而理暢偶是書不出即當彙緝綴之以理與夫

河間劉人洪者俱無所因襲矣繇近代種種剽竊之偽者孚能似南陽軒岐之胄①奉儀南陽之功臣學者循此真派以見古人面目而篇中一二少悖之微疵自可發而通之矣南陽伯今通籍宦途

頗厭雜此邑余慎其久而佚也
謀於鄉紳慨然同將遂醵貲
付梓以廣其傳乃陌伯則自己
意且大者無俟此為名高也
萬曆丙辰歲陽月之吉
勑封文林郎前

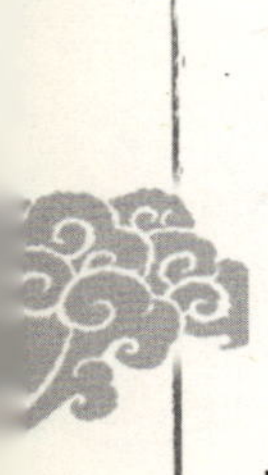

欽差巡按浙江等處貴州道

候補江西道監察御史閩中

張惟任譔

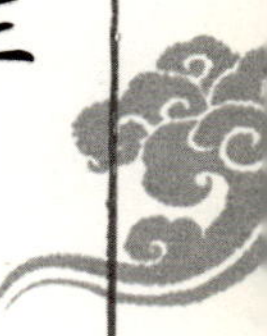
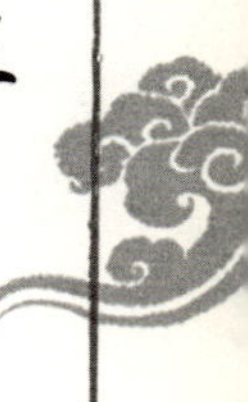

校注

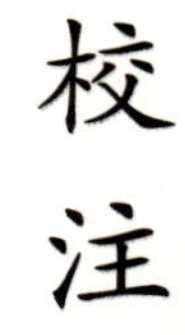

①曾孟：指儒家孔子的继承人曾子和孟子。

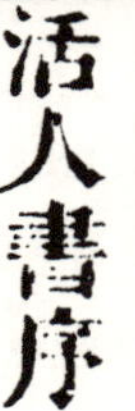

活人書序

武夷張藏

余頃在三茅見無求子傷寒百問披而讀之不知無求子何人也愛其書想其人非居幽而志廣形愁而思遠者不能作也惠民憂國不見施設游戲藝文以閱歲月者之所作乎逃世匿跡抗心絕慮灌園荒丘賣藥都市者之所作乎顛倒五行推移八卦積功累行以就丹竈者之所作乎不然則窮理博物觸類多能東方朔者耶浩歌散髮採掇方技皇甫謐者耶周

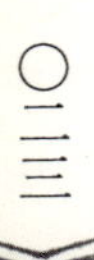

流人間衛生救物封君達者耶前非古人後無作者則所謂無求子者余不得而知也三茅三年挾册抵掌未嘗停手所藉以全活者不知其幾人也惜其論證多而説脉少治男子祥①而婦人略銖兩訛舛升斜②不明標目混淆語云不通俗往往閭閻③有不能曉者此余之所以夙夕歎然者也今秋遊武林邂逅致政朱奉議泛家入境相遇於西湖之叢林因論方士奉議公乃稱賈誼云古之人不在朝廷之上必居醫卜之中故嚴君平隱於卜韓伯休隱於醫然卜占吉凶

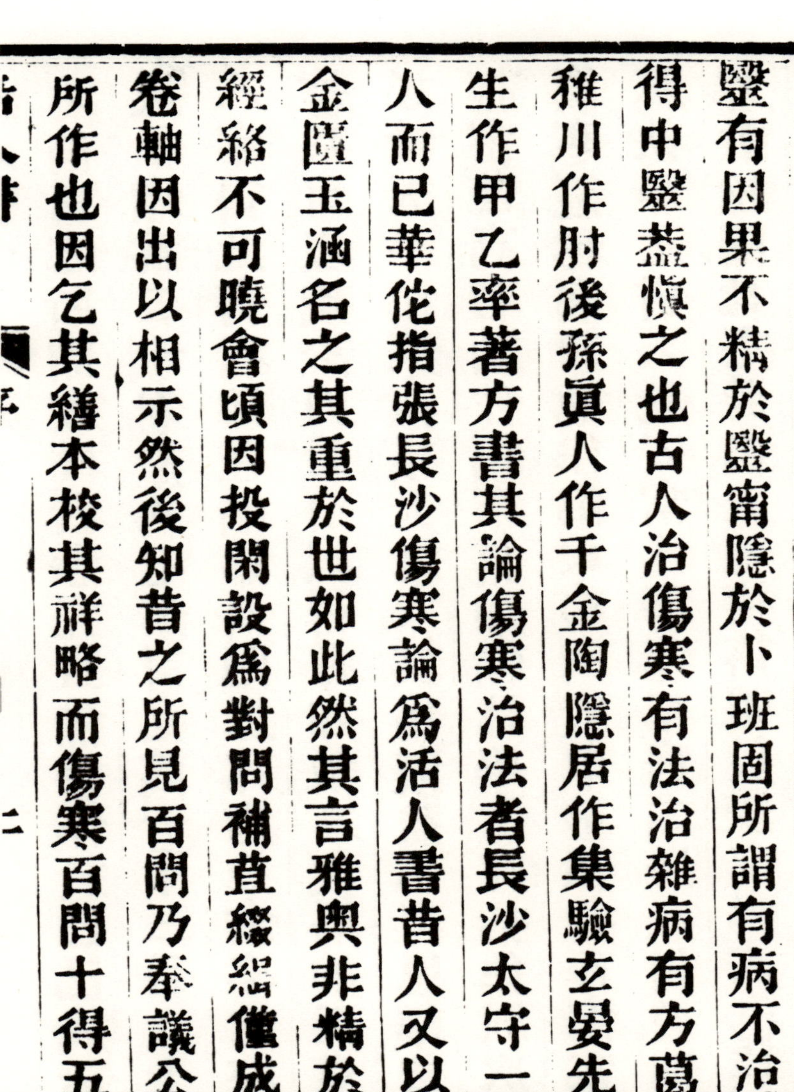
醫有因果不精於醫寧隱於卜班固所謂有病不治得中醫蓋慎之也古人治傷寒有法治雜病有方葛稚川作肘後孫眞人作千金陶隱居作集驗玄晏先生作甲乙卒著方書其論傷寒治法者長沙太守一人而已華佗指張長沙傷寒論爲活人書昔人又以金匱玉涵名之其重於世如此然其言雅奥非精於經絡不可曉會頃因投閑設爲對問補苴綴緝僅成卷軸因出以相示然後知昔之所見百問乃奉議公所作也因乞其繕本校其詳略而傷寒百問十得五

六前日之所謂歉然者悉完且備書作於巳巳成於戊子增爲二十卷釐爲七册計九萬一千三百六十八字得此書者雖在崎嶇僻陋之邦道途倉卒之際據病可以識證因證可以得方如執左契易如反掌遂使天下傷寒無横夭之人其爲饒益不可思議昔樞密使高若訥作傷寒纂類翰林學士沈括作别次傷寒直秘閣胡勉作傷寒類例殿中丞孫兆作傷寒脉訣蘄水道人龐安常作傷寒卒病論雖互相發明難於檢閲比之此書天地遼落張長沙南陽人也其

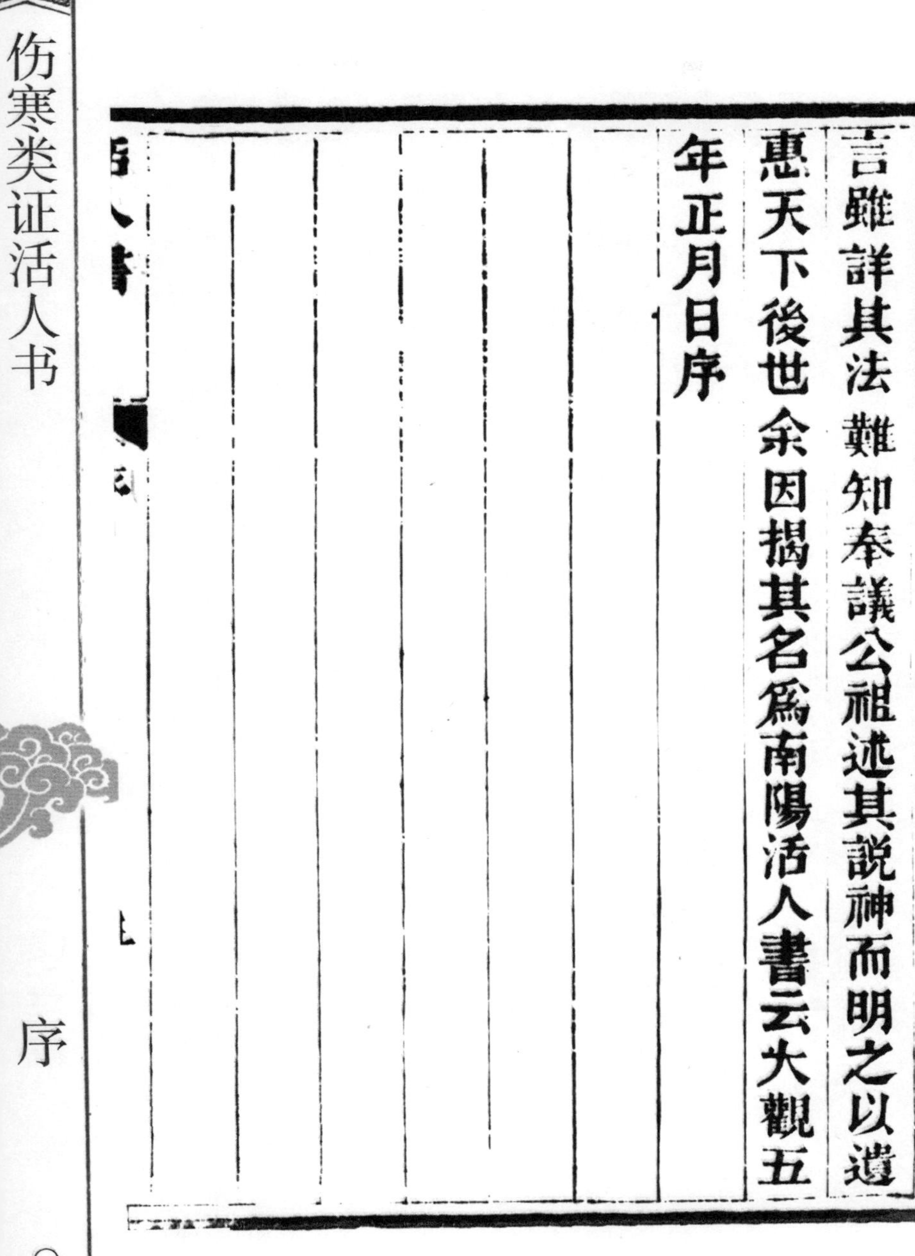

言雖詳其法難知奉議公祖述其說神而明之以遺
惠天下後世余因揭其名爲南陽活人書云大觀五
年正月日序

青詞

竊以神農嘗藥伊尹論方證順陰陽雖克求於民瘼④時無疫癘蓋有賴於神明瞻彼昊穹⑤哀此黎庶伏念臣浪遊東土空閱流光簽聞經國之謀端議濟人之術冥冥長夜憐橫死之無辜斷斷窮年矧餘生之多病自朝及夕考古驗今首尾殘二十一年前後僅九萬餘字焦心皓首絕筆青編原其微功實自潛祐屬或書之將上爰奏牘以先天恭即蘭場肆陳醮席冀九清之降鑒祈萬寓於康甯仰獲證明庶傳永久臣

無任懇禱之至

進表

臣

聞鍾山非矯幽人躡屩於深林衡岳雖遙志士獻⑥書於北闕葢行藏之有數非狂狷所能知中謝伏念

臣

出自蔀屋之微嘗奉大廷之對昔爲冗吏今作閑人乃因三餘著成百問上稽伊尹湯液之論下述長沙經絡之文詮次無差搜羅殆盡從微至著葢不可加自古及今實未曾有載在簡册圖之丹青思欲膠口而不傳大懼利已而無益恐先朝露虛棄寸陰學

古人官旣於裨於國論博施濟衆庶或廣於仁風伏
惟
皇帝陛下經緯之文出自天縱紀綱之治成於日躋
疆宇開拓於版圖弦歌洋溢乎天下棲神内景屬意
生民收拾人材凡片善寸長皆有所用勤卹民隱雖
沉痾垂老各安其居玉燭亘天以流離朱草填廷而
委積湛恩滂沱渥詔丁甯致玆丘園一介之愚亦効
涓埃萬分之助藏明大道敷奏彌文揚雄所懷以旣
章蔡澤没齒而無憾重惟道途修阻巾笈護持未免

客嘲焉令鬼泣顧因果之有在茲俯仰而不慚儻合
宸衷自讋輿議特覊縻於丹竈徒景仰乎公車謹遣
男遺直齎臣所撰書一函八册共二十卷躬詣檢院
投進以聞委有覩采伏乞宣付國子監印造頒行如
臣學植淺陋違戾於經即乞委官參詳然後布之天
下以福羣生　臣無任干天冒聖激切屏營之至政和
元年正月一日奉議郎致仕　臣　朱肱謹上

謝表

命渙絲綸恩加田里撫躬無狀媿汗交流中謝竊以

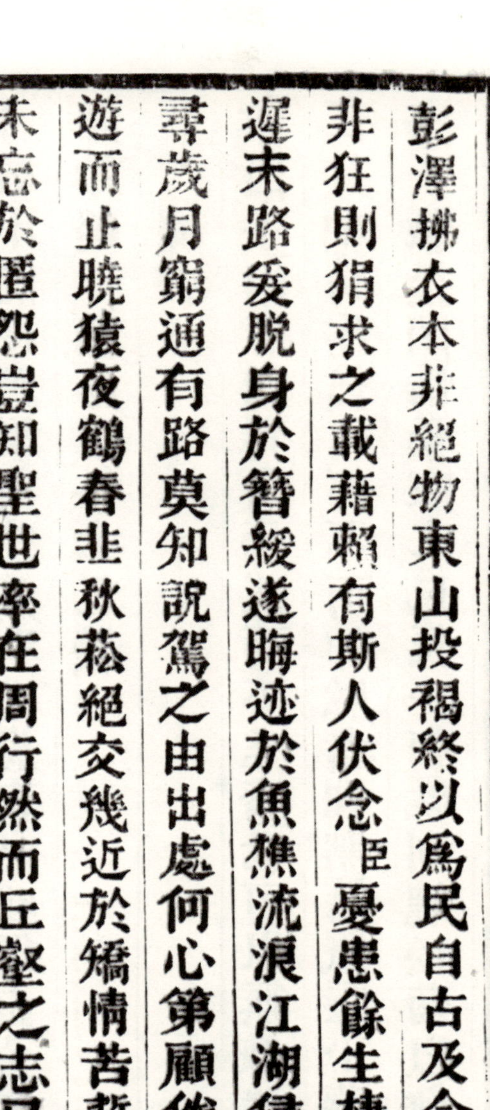
彭澤拂衣本非絕物東山投褐終以爲民自古及今非狂則狷求之載藉賴有斯人伏念臣憂患餘生棲遲末路爰脫身於簪紱遂晦迹於魚樵流浪江湖侵尋歲月窮通有路莫知說駕之由出處何心第顧倦遊而止曉猿夜鶴春悲秋蕊絕交幾近於矯情苦晢未忘於匿怨豈知聖世率在周行然而丘壑之志已堅桑榆之光無幾辭華衰落素無翰墨之稱趨操濶踈誰借齒牙之論偶緣著述誤被選掄特起於五湖寂寞之濱置之在三墳討論之地未知一可先閱兩

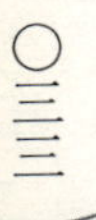

官不期投老以偷安乃復彈冠而再仕此蓋伏遇
皇帝陛下發明道術游戲藝文欲稽上古之書⑦覃及
衛生之士肇新學校爰擇師儒豈容幽入而在此選
臣敢不隨緣應世與物爲春消息有時雖佩山公之
語始終一節難逃俗士之譏

謝啓

命出于中恩歸有自藝成而下唯濟世可以無嫌祿
在其中苟爲貧有何不可如肱者⑧瞿聃遮眼鹽卜藏
身十載投閑憐桑麻之已長一朝就列媿松菊以難

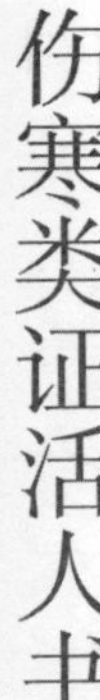

存方將穿　墨池以灌園安丹竈而息火掃除伎倆陶汰因緣不虞湯液之言偶合春秋之法道俗交慶魚鳥亦驚龍光祇荷於殊恩陶冶實資於大化此葢伏遇太師相公無心造物有意爲民以人物升沉爲深憂以世諦俯仰爲可媿苟有一得不問其他致兹流落之餘亦　任使令之數敢不激昂晚節箠策下愚稽首傾心豈　特平日之師仰斷臂抉目葢將投老以依歸

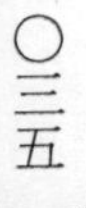

校注

①祥：当为『詳』。
②匊（jū）：量词，两升为一匊。
③閭（lǘ）閻（yán）：里巷里的大门。在此借指平民。
④瘼（mò）：病，疾苦。
⑤昊穹：指天空。
⑥屩（jué）：草鞋。
⑦覃（tán）：延长。
⑧瞿聃：此指佛道。『瞿聃遮眠』即潜心佛道之意。

後序

傷寒諸家方論不一獨伊尹仲景之書猶六經也其餘諸子百家時有一得要之不可爲法又況①邪說妄意世業名家規利雖厚因果歷然特以伊尹湯液仲景經絡常人難曉士大夫又以藝成而下恥而不讀往往倉卒之際束手待盡卒歸之於命而已世人知讀此書者亦鮮縱欲讀之又不曉其義況又有好用涼藥者如附子硫黃則笑而不喜用雖隆冬使人飲冷服三黃圓②之類有好用熱藥者加大黃芒硝則畏

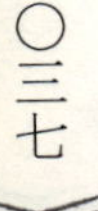

而不敢使雖盛暑勸人灸煆服金液丹之類非不知罪福恣偏見曲説所趣者然也陽根於陰陰本於陽無陰則陽無以生無陽則陰無以化是故春時氣温當將理以涼夏月盛熱當食以寒君子扶陰氣以養陽之時也世人以為陰氣在内反抑以熱藥而成瘧痢脱血者多矣秋時氣涼當將息以温冬時嚴寒當食以熱君子扶陽氣以養陰之時也世人以為陽氣在内乃抑以涼藥而成吐利腹痛者多矣伐本逆根豈知天地之剛柔陰陽之逆順求其不夭横也難矣

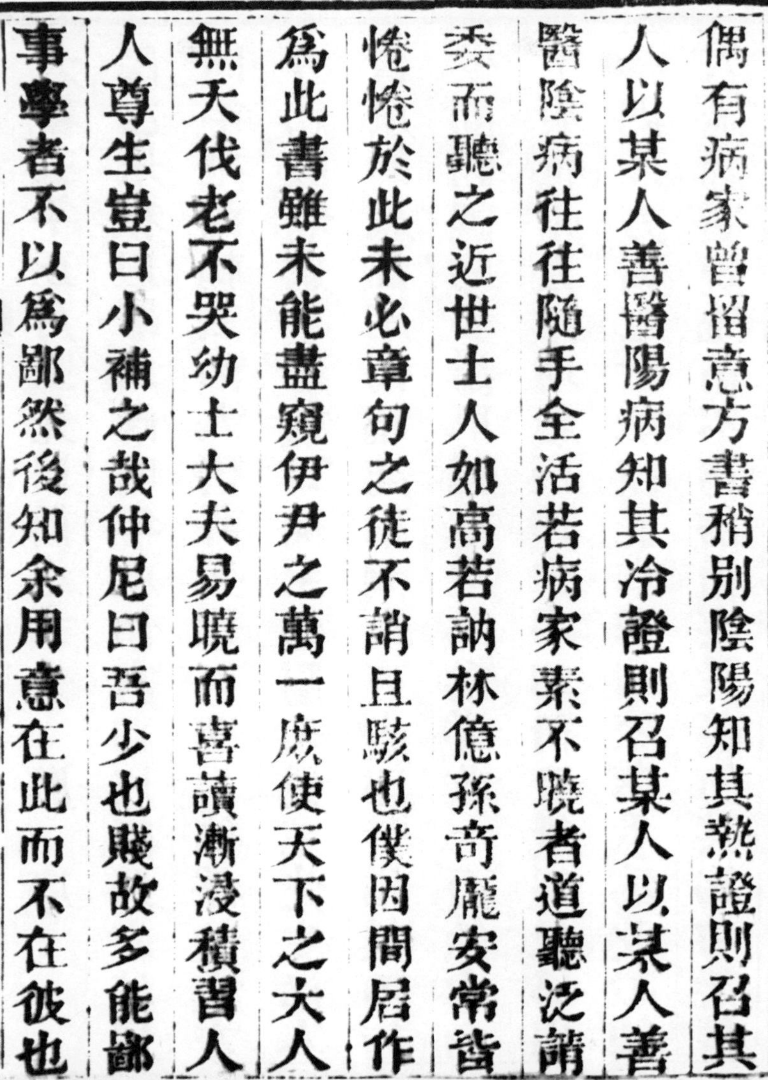

偶有病家曾留意方書稍別陰陽知其熱證則召其人以某人善醫陽病知其冷證則召某人以某人善醫陰病往往隨手全活若病家素不曉者道聽泛請委而聽之近世士人如高若訥林億孫奇龐安常皆惓惓於此未必章句之徒不詣且駭也僕因閒居作爲此書雖未能盡窺伊尹之萬一庶使天下之大人無夭伐老不哭幼士大夫易曉而喜讀漸浸積習人人尊生豈曰小補之哉仲尼曰吾少也賤故多能鄙事學者不以爲鄙然後知余用意在此而不在彼也

大觀五年正月上元日前進士朱　肱　序

僕乙未秋以罪去國明年就領宮祠以歸過方城見同年范内翰云活人書詳矣比百問十倍然證與方分爲數卷倉卒難檢耳及至濉陽又見王先生活人書京師成都湖南福建兩淛凡五處印行惜其不行
③
校勘錯誤頗多遂取繕本重爲參詳改一百餘處命工於杭州太隱坊鏤板作中字印行庶幾緩急易以檢閱然方術之士能以此本游諸聚落悉爲改證使人讀誦廣說流布不爲俗醫妄投藥餌其爲功德獲

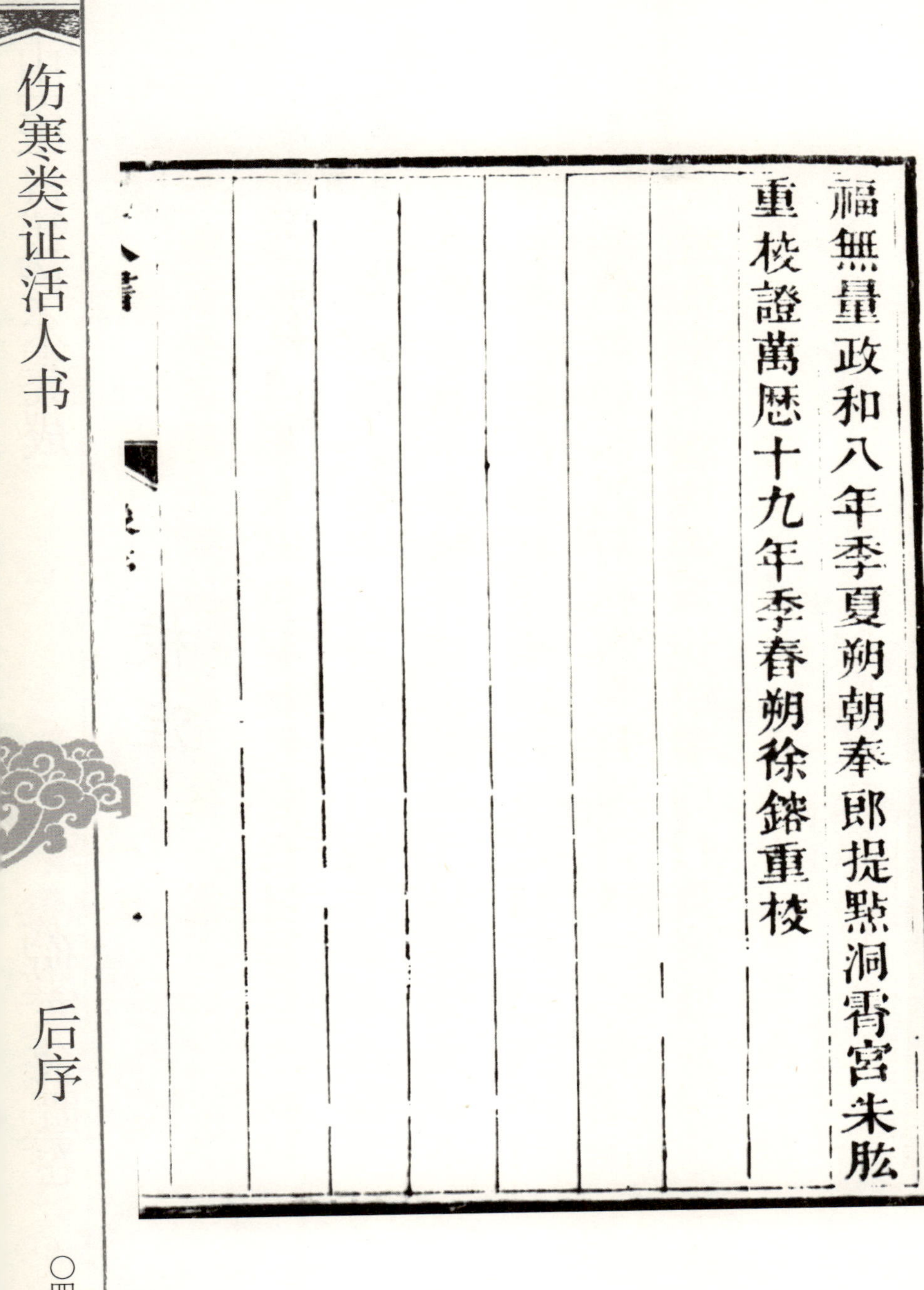

福無量政和八年季夏朔朝奉郎提點洞霄宫朱肱

重校證萬歷十九年季春朔徐鎔重校

校注

①況：“况”的异体字。下同。
②圓：即“丸”。下同。
③淛（zhè）：江名，“浙”的异体字。

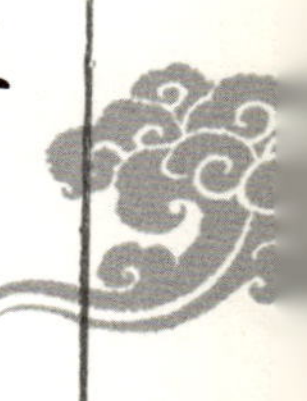

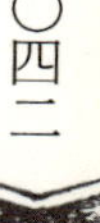

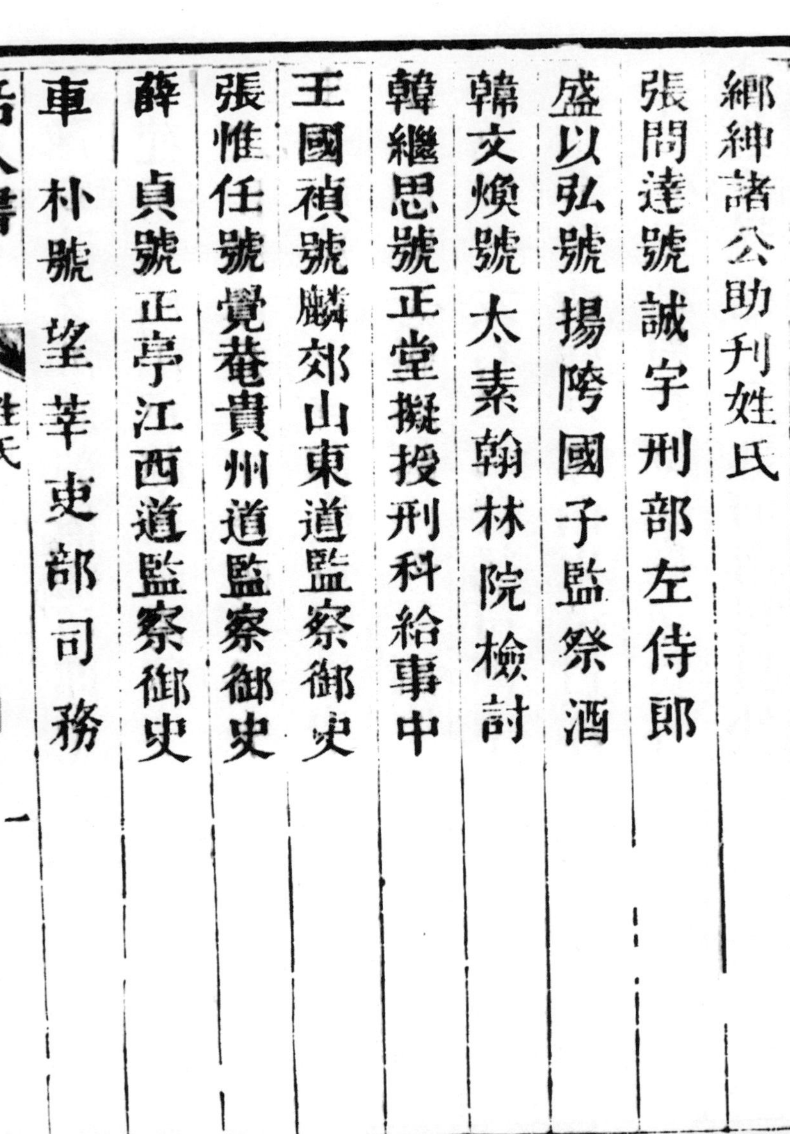

縉紳諸公助刊姓氏

張問達號誠宇刑部左侍郎

盛以弘號揚陔國子監祭酒

韓文煥號太素翰林院檢討

韓繼思號正堂擬授刑科給事中

王國禎號麟郊山東道監察御史

張惟任號覺菴貴州道監察御史

薛貞號正亭江西道監察御史

車朴號望莘吏部司務

王豫立號玄洲禮部精繕司郎中
王建屏號時山戸部貴州司郎中
王之臣號仕吾戸部河南司郎中
來于庭號五雲戸部廣東司郎中
侯　國號念崗刑部山西司郎中
米萬鍾號友石工部營繕司郎中
李聯芳號蘭如戸部山東司員外
李　采號質軒戸部湖廣司員外
常道立號還一戸部河南司員外

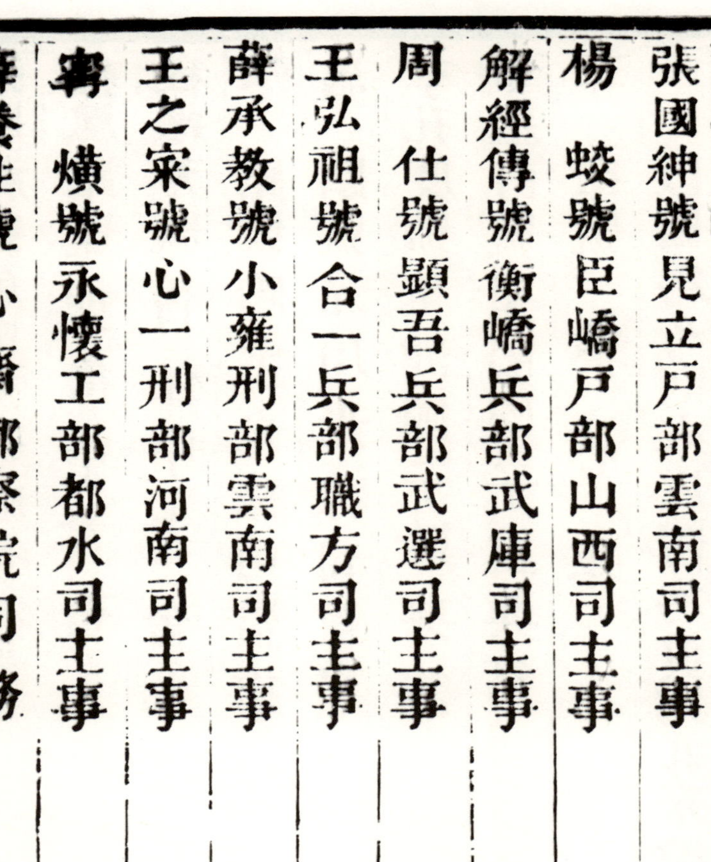
張國紳號見立戶部雲南司主事
楊　蛟號臣嶠戶部山西司主事
解經傳號衡嶠兵部武庫司主事
周　仕號顯吾兵部武選司主事
王弘祖號合一兵部職方司主事
薛承教號小雍刑部雲南司主事
王之寀號心一刑部河南司主事
寧　熿號永懷工部都水司主事
薛養性號心齋都察院司務

張國祥號居白擬授禮科給事中

張鳳躍號聖徵中書舍人

杜繼芳號肖任中書舍人

張　銘號陶宇光祿司監事

馬　鵾號光川光祿司監事

李孔度號生洲國子監典簿

董繼舒號崑陽國子監典籍

王　徵號　葵心舉人

以醫爲名則末以醫爲眞則非末醫止爲一人

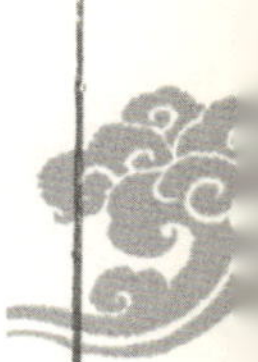

之身用則小以之爲天下人用則非小余不佞非知醫者顧常謂百家之技惟此近眞擴而大大之可以免天泠①之患家居題其藥室云以義皇之心手運堯舜之事功誰窮誰達將孔孟之乾坤躋羨期之壽命何已何人十餘年託志如此茲以往功蹶矣亦不復言此道矣所批校諸方書頗多半爲人索去丙辰入都偶携數種以備査稽活人書其一也侍御張覺菴先生民部王任吾先生見而嘉賞之遂約同鄉諸薦紳先

生見住長安者各捐金命工不數月告成此書行而仲景之心法明即內難之奧旨明窮鄉鄙邑按條檢方詳方治病傷寒雜證一以貫之其有補于世道既偉且久矣海內人士倘讀此有得以之治療獲驗倘其念諸薦紳先生之功是編經徐方沂鎔與不佞復攷纂又共社友胡含素廷器粱君晉希淵君圡應圻家弟馭仲臨校正庶幾無大訛謬觀者鑒其苦心

關中來復陽伯甫謹識

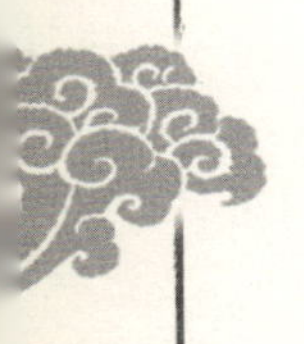

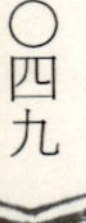

校注

①沴（lì）：灾气，恶气。

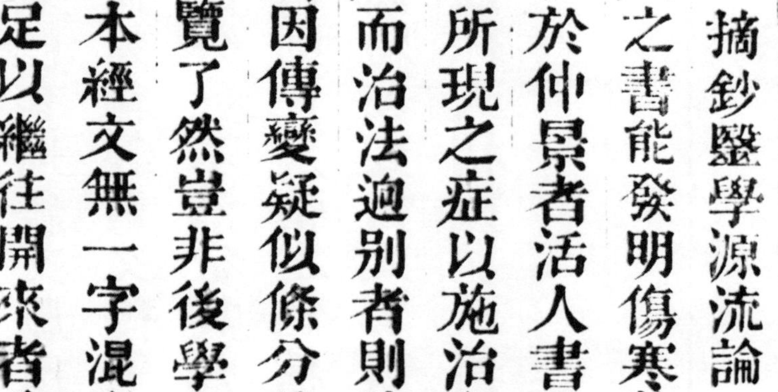

摘鈔醫學源流論

宋人之書能發明傷寒論使人有所執持而易曉大有功於仲景者活人書為第一蓋傷寒論不過隨舉六經所現之症以施治有一症而六經皆現者並有一症而治法迥別者則讀者茫無把握矣此書以經絡病因傳變疑似條分縷晰而後附以諸方治法使人一覽了然豈非後學之津梁乎其書獨出機杼又能全本經文無一字混入己意豈非好學深思述而不作足以繼往開來者乎後世之述傷寒論者唐宋

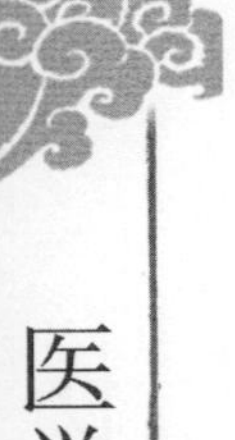

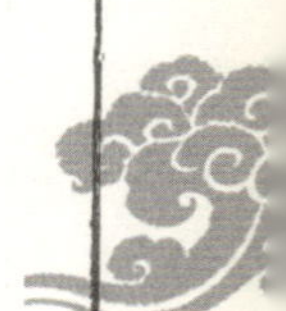

治人書論

以來已有將經文刪改移易不明不貫至近代前條辨尚論編等書又復顛倒錯亂各逞意見互相辨駁總由分症不清欲其強合所以日就支離若能探究此書則任病情之錯綜反覆而治法仍歸一定何必聚訟紛紜致古人之書愈講而愈晦也

吳江徐大椿靈胎氏著

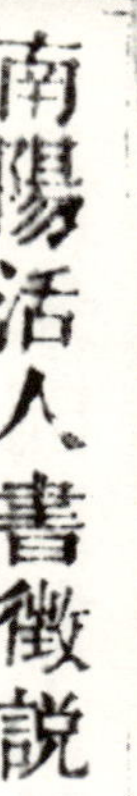

南陽活人書徵說

春沂徐鏴之父集

文獻通考

晁氏曰南陽活人書二十卷宋朝朱肱撰序謂張長沙傷寒論其言雅奧非精於經絡者不能曉會頃因投閑設其對問補苴綴緝僅成卷軸

陳氏曰肱以仲景傷寒方論多以類聚爲之問荅本號無求子傷寒百問有武夷張藏作序易此名仲景南陽人而活人書者本華佗語肱吳興人秘丞

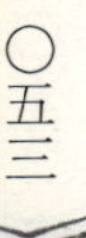

臨之子中書舍人服之弟登第仕至朝奉郎直秘閣

齊東埜語①

朱承逸居霅之城東門爲本州孔目官樂善好施嘗五鼓趨郡過駱駝橋聞橋下哭聲甚哀使僕視之有男子携妻及小兒在焉扣所以云負勢家錢三百千計息以數倍督索無以償將併命於此朱惻然遣僕護其歸且往其家正見債家悍僕羣坐於門朱因以好言諭之曰汝主以三百千故將使四

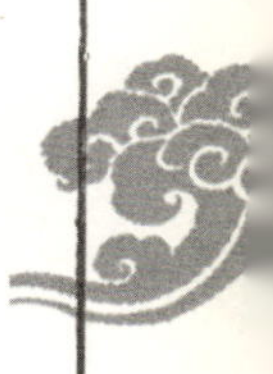

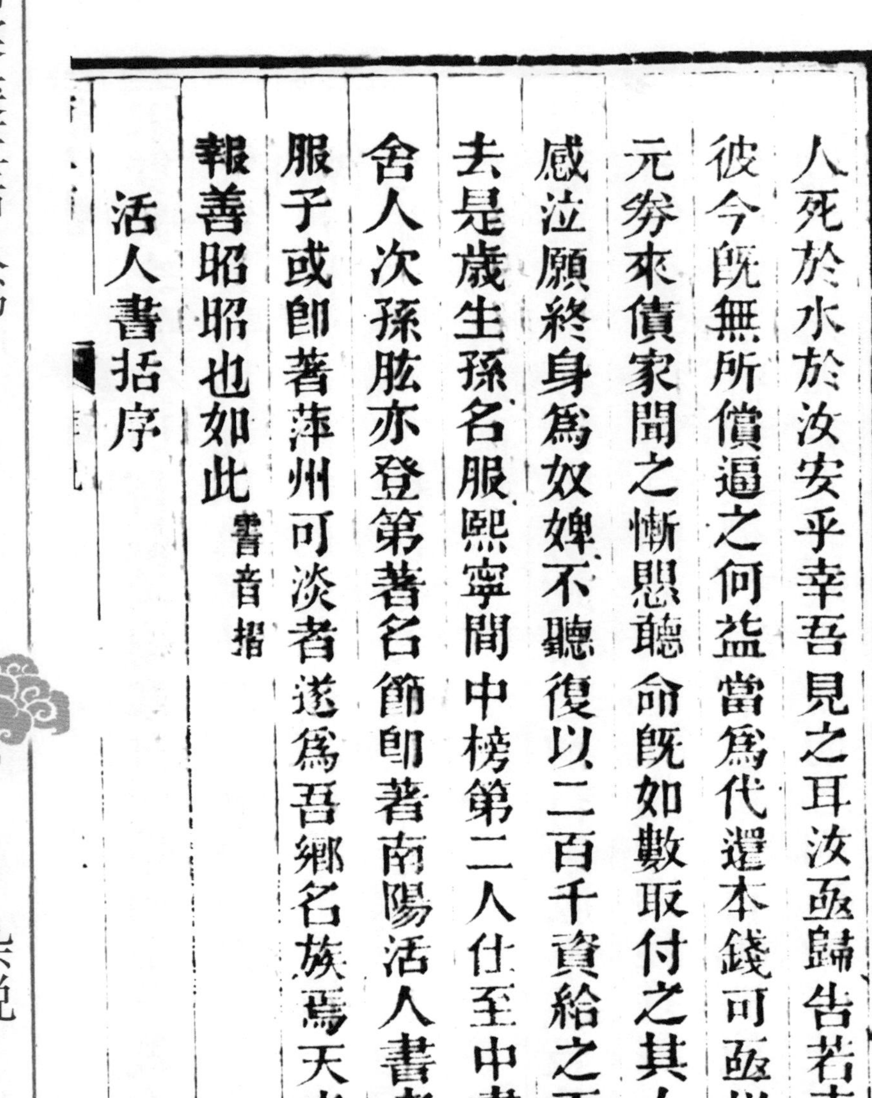

人死於水於汝安乎幸吾見之耳汝亟歸告若主彼今既無所償逼之何益當爲代還本錢可亟以元券來債家聞之惻然聽命既如數取付之其人感泣願終身爲奴婢不聽復以二百千資給之而去是歲生孫名服熙寧間中榜第二人仕至中書舍人次孫肱亦登第著名節即著南陽活人書者服子彧即著萍州可淡者遂爲吾鄉名族焉天之報善昭昭也如此書音指

活人書括序

宋雙鍾李知先曰嘗觀論傷寒自仲景而下凡幾百家集其書則卷帙繁挐味其言則旨意微深最至當者惟活人書而已又曰豈不以無求子眞一世之雄朱奉議肱長沙公乃百川之宗長沙太守張公仲景

傷寒解惑論序

宋龍溪湯尹才曰本朝政和之初有朱肱奉議致仕將仲景書析爲百問該載諸說詣　闕投進被旨令國子監鏤板頒行天下寖寖千百年間使仲景之書大備於　我宋神而明之固有所待使君

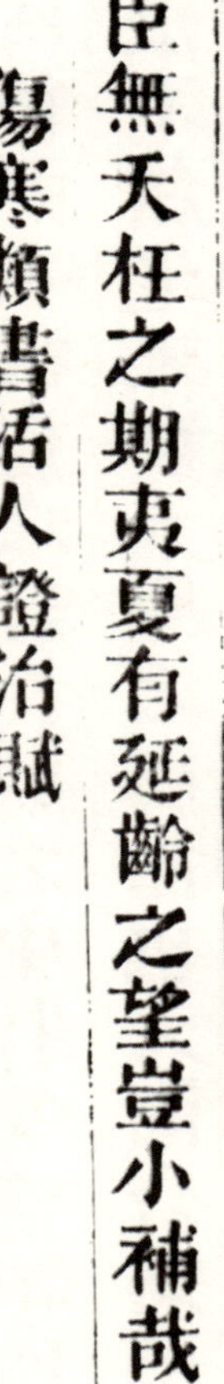

臣無天枉之期夷夏有延齡之望豈小補哉

傷寒類書活人證治賦

宋仁齋楊士瀛曰傷寒格法張長沙開其源朱奉議導其流前哲後賢發明秘妙吾儒之孔孟矣世有謂傷寒論其辭艱深亦有以問荅繁多增益意度議活人書者多尹②其不知量也活人宗師張朱作古是篇刋布不敢名稱使學者稽爲驗爲決以遡③古人之用心皆知起敬

醫壘元戎

元海藏王好古曰金匱玉函要略傷寒論并雜療諸方皆張仲景祖神農法伊尹體箕子而作也唐宋以來如孫思邈葛稚川朱奉議王朝奉輩其餘名醫雖多皆不出仲景書

湯液本草序

海藏曰成無已明理方例云自古諸方歴歳浸遠難可考評仲景方最爲衆方之祖是仲景本伊尹之法伊尹本神農之經醫帙之中特爲縝細參合古法不越毫末實大聖之所作也文潞公藥準云惟

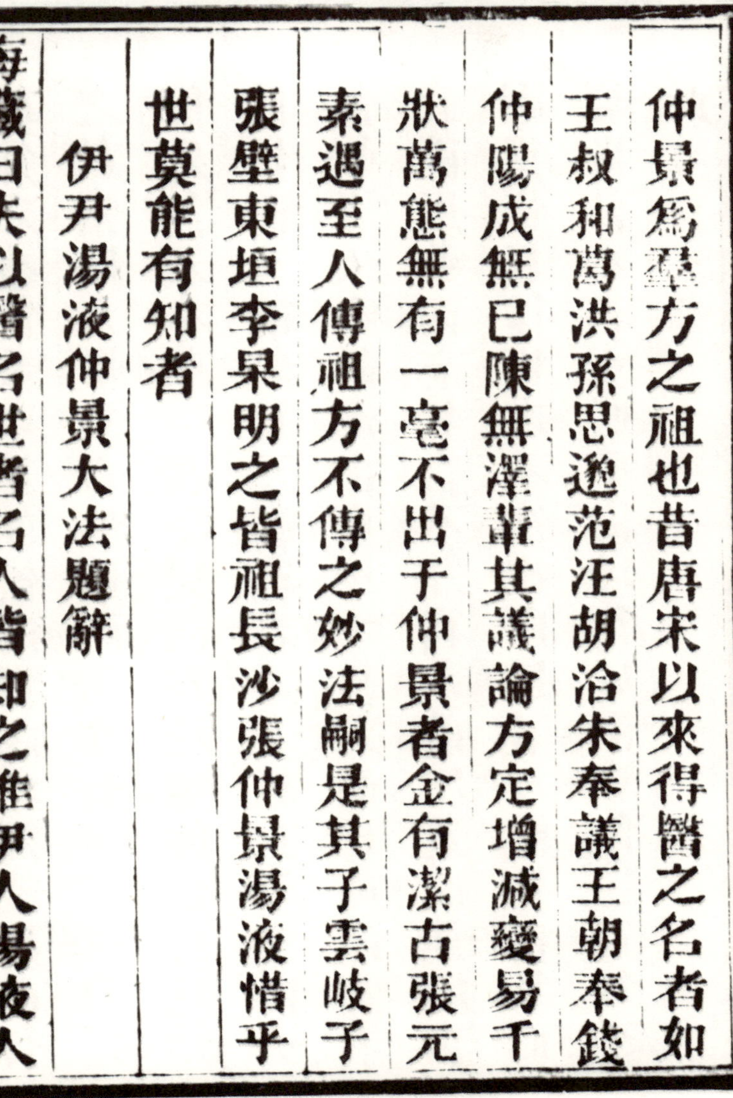

仲景爲羣方之祖也昔唐宋以來得醫之名者如王叔和葛洪孫思邈范汪胡洽朱奉議王朝奉錢仲陽成無已陳無擇輩其議論方定增減變易千狀萬態無有一毫不出于仲景者金有潔古張元素遇至人傳祖方不傳之妙法嗣是其子雲岐子張壁東垣李杲明之皆祖長沙張仲景湯液惜乎世莫能有知者

伊尹湯液仲景大法題辭

海藏曰夫以醫名世者名人皆知之惟伊人湯液人

莫知之也何哉以其仲景命世之才獨能廣而行之於當時人惟知有仲景而不知有伊尹也但見傷寒論及本草所載雜見諸方凡稱仲景皆是知仲景而又能歸其元書嘗言之者啟玄子文潞公許學士朱奉議潔古東垣十數人而已或能知者止能用藥而忘其言不知者不能用藥而無所言則無怪其後世之不知也由是尋方檢論者多而從源注本者少嗟乎游魂行屍酒甕飯囊豈知乎此

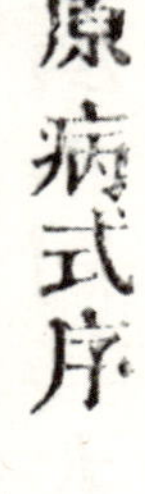

原病式序

金河間劉完素曰自黃帝内經之後二千五百有餘年有仲景方論一十六卷使後之學者有可依據文亦玄奥以致今之學者尚爲難焉故今人所習皆近代方論而已但究其末而不求其本惟近世朱奉議多得其意遂以本仲景之論而兼諸書之說編集作活人書二十卷其門多其方衆其言直其類辨使後學者易爲尋檢施行故今之用者多矣然而其間亦有未合聖人之意者往往但相肖

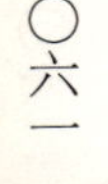

而已

傷寒發明

太明永樂時柯山張兼善曰朱奉議之學始崇仲景爲不能深造其理未免有疑故以己見自成一家之說比之他書尤爲近理但中間失枝脱節處歷歷可數由是不容④鍼默遂爲之辨悉是非盡傷寒一百一十三方苟知其妙用之有不能盡者朱肱以爲不足復廣其方然亦皆仲景之意也雖小有增廣不同其大體不出乎規矩準繩之外故譬⑤較

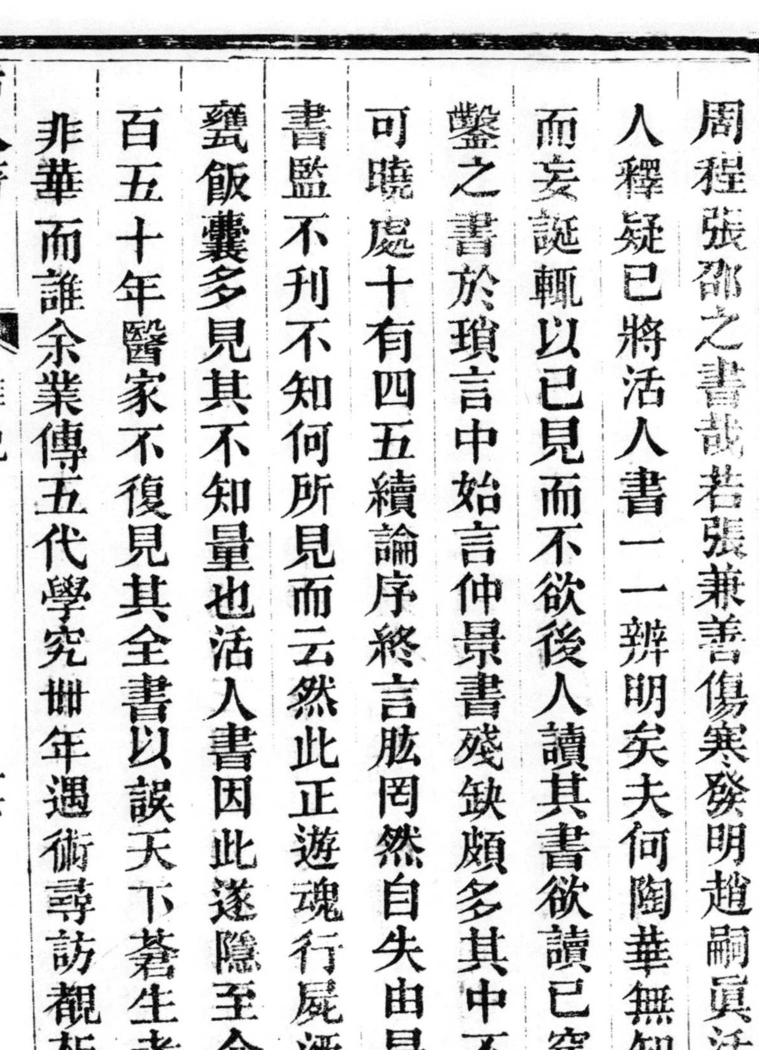
周程張邵之書哉若張兼善傷寒發明趙嗣眞活人釋疑已將活人書一一辨明矣夫何陶華無知而妄誕輒以已見而不欲後人讀其書欲讀已穿鑿之書於瑣言中始言仲景書殘缺頗多其中不可曉處十有四五續論序終言肱罔然自失由是書監不刊不知何所見而云然此正遊魂行屍酒甕飯囊多見其不知量也活人書因此遂隱至今百五十年醫家不復見其全書以誤天下蒼生者非華而誰余業傳五代學究卅年遇術尋訪覩板

四樣湊之止得刻本十一卷餘九卷係四樣抄本其正方四卷有仲景方法雖校應無差譌若雜方及婦人小兒瘡疹五卷間有三同者因附的字於其下至歲甲辰西入秦中三原來星海陽伯甫宅因覩正德十四年甯夏刻本九卷一册因去了的字若九卷抄本及刻本魚魯亥豕無從對閲則仍其舊云因此不合序言九萬一千三百六十八字也始於辛卯季春完於壬辰孟夏春沂徐鎔謹識

卌四十年也

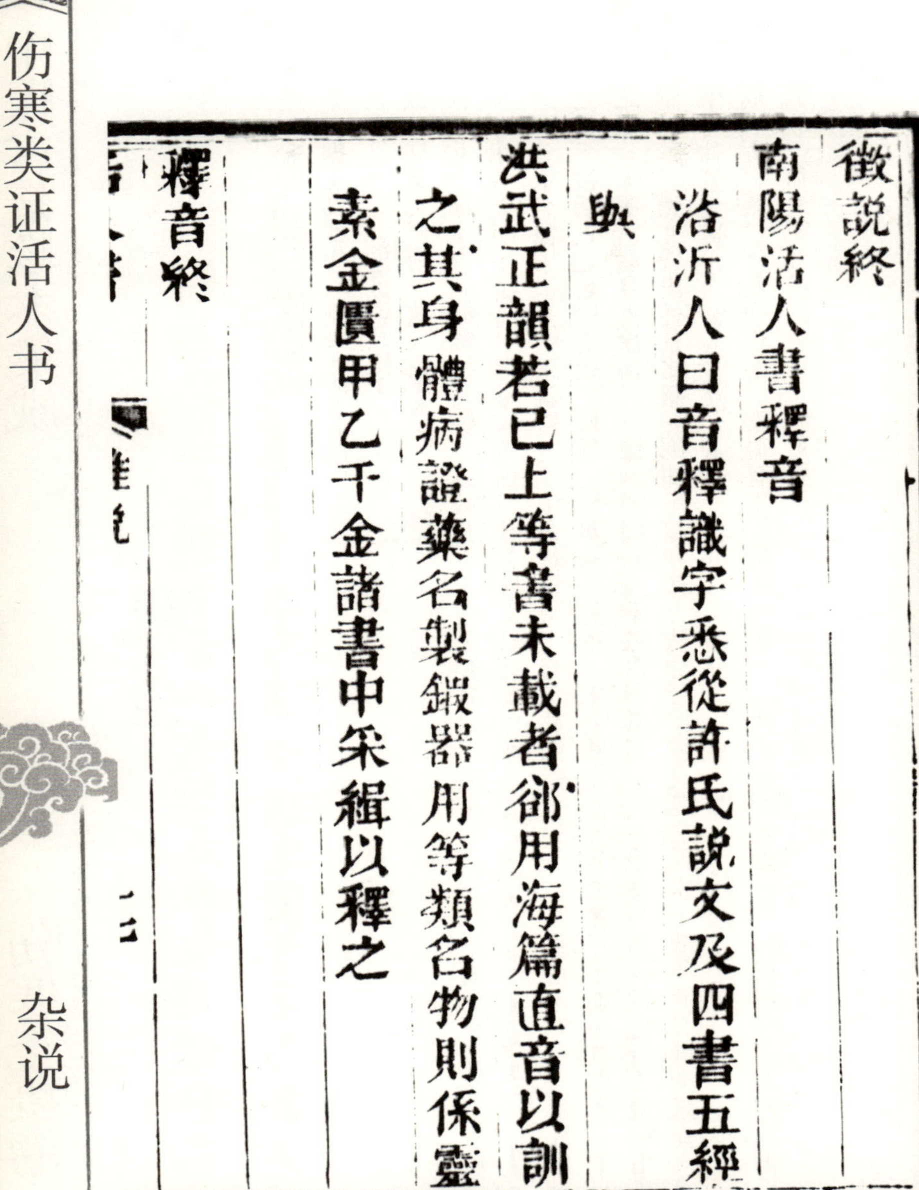

徵說終

南陽活人書釋音

洛沂人曰音釋識字悉從許氏說文及四書五經與洪武正韻若已上等音未載者卻用海篇直音以訓之其身體病證藥名製鍛器用等類名物則係靈素金匱甲乙千金諸書中采緝以釋之

釋音終

校注

①埜（yě）：『野』的异体字。

②尹：据文义疑作『見』，徐本亦作『尹』。

③遡（sù）：『溯』的异体字。

④鍼：据文义当为『緘』，徐本亦作『鍼』。

⑤較：此下徐本有『故讎校其弊，以救其失，使後知其過，而不蹈其非，庶幾免乎差謬之患矣。《明理緒論》序：大明正統時，節菴陶華曰：昔朱肱奉議著《傷寒百問》，書成經進，授醫博士，其書付監刊行。道遇豫章名醫宋道方，因就質之，宋爲指駁數十條，肱罔然自失，由是書監不利。吾鄉先輩例以爲活人之書，按活人之名所由始，仲景《傷寒論》是也。朱公雖知有仲景之書，不能臻其閫奥，未足以充活人之名。大明萬曆春沂徐鎔曰：據劉河間云：奉議多得其意，使後學者易爲尋檢施行。張柯山云：奉議始崇仲景，然亦皆出仲景之議。則知王叔和次方法之後，歷晉延唐及宋千餘年間，惟奉議壹人，使並並類聚得仲景之旨也。若無《活人書》，豈得有成聊攝之注解。譬如《四書五經》，夫子没而微言絕。若無周、程、張、邵發明于前，安得有朱子集注於後。《活人書》雖微有失枝脱節處，即如通書易傳，正蒙觀物，微有不和於經書者，儒家豈肯以朱子之辨正而遂廢』，当从。

活人書目錄

大明應天匿迹自隱逸人徐鎔鎔之父重校正

關中來復陽伯甫校批

卷之一

〇經絡圖

太陽經圖　陽明經圖　少陽經圖

太陰經圖　少陰經圖　厥陰經圖

㊀問傷寒一二日發熱惡寒頭項痛腰脊强

尺寸脉俱浮

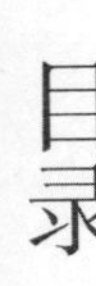

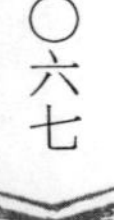

㊁問傷寒二三日身熱目疼鼻乾不得卧其脉尺寸俱長○十二經皆一而陽明有三○三陽有合病有併病

㊂問傷寒三四日脅脇痛而耳聾或口苦舌乾或往來寒熱而嘔其尺寸脉俱弦

㊃問傷寒四五日腹滿咽乾手足自溫或自利不渴或腹滿時痛尺寸脉俱沉細○古人以四日太陰證病在胷膈可吐而愈

㊄問傷寒五六日尺寸脉俱沉或口燥舌乾而渴或口中和而惡寒

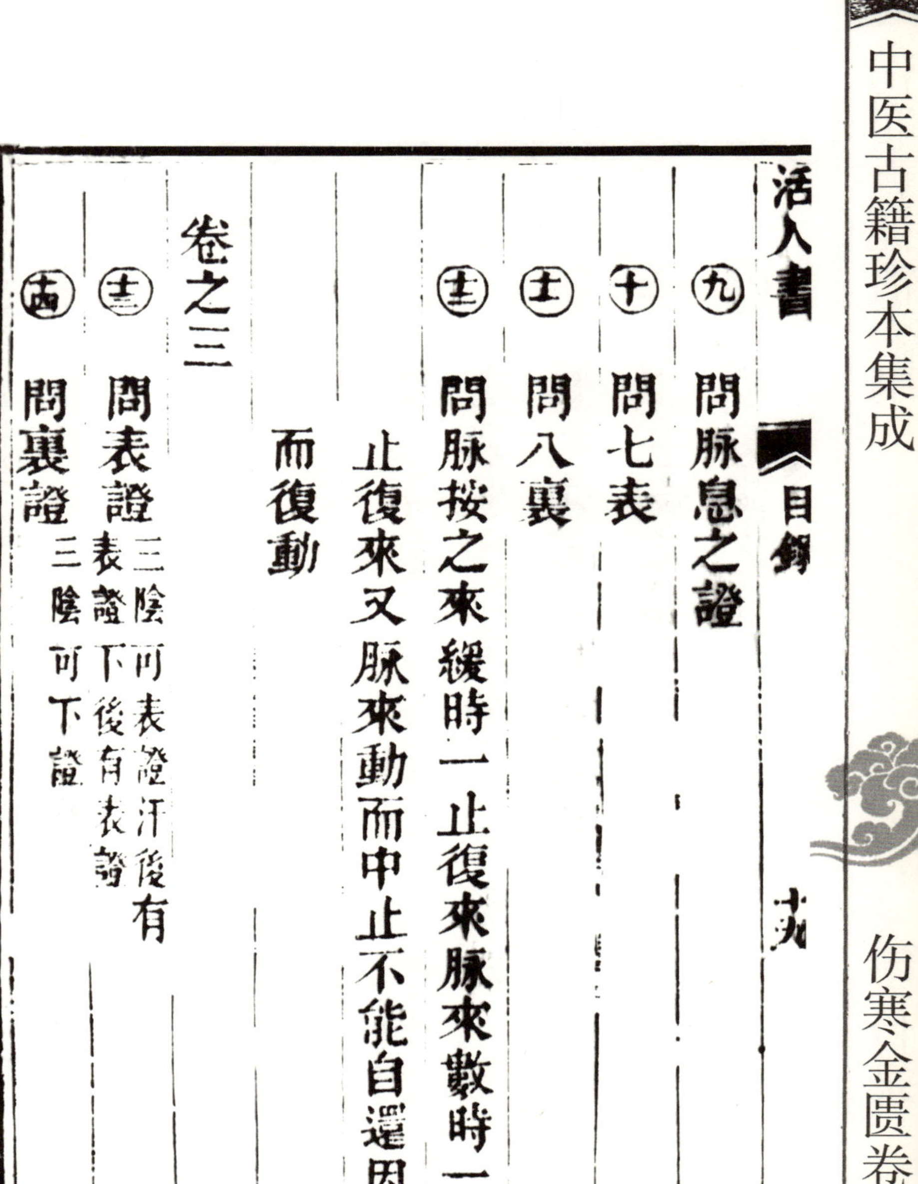

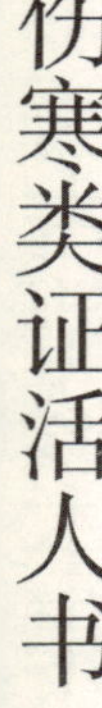

三十一　問發躁狂走妄言面赤咽痛身斑斑若錦文或下利赤黃而脉洪實

三十二　問病人潮熱獨語如見鬼狀發則不識人尋衣撮空直視微喘

三十三　問胷膈不快䐜滿閉塞唇青手足冷脉沉細少情緒或腹痛○萬一飲食不節胷膈不快寒中陰經何法治之

三十四　問脉微細欲吐不吐心煩但欲寐五六日自利而渴

(二五) 問身微熱煩躁面赤脉沉而微

(二六) 問手足逆冷而大便秘小便赤或大便黑色脉沉而滑

(二七) 問身冷脉細沉疾煩躁而不飲水

(二八) 問手足逆冷○仲景少陰四逆湯又有四逆散○四逆湯用附子乾薑而四逆散只用柴胡枳實其義不同

(二九) 問吐長蟲

(三十) 問身體重少氣陰腫入裏腹內絞痛熱上衝胸頭重不欲舉眼中生花婦人則裏

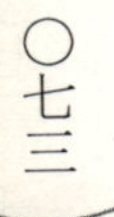

急腰膀連腹內痛

卷之五

(三十一) 問冬謂之傷寒春謂之溫病夏謂之熱病

(三十二) 問三日已前當汗三日已後當下

(三十三) 問陽虛陰盛汗之則愈下之則死陽盛陰虛汗之則死下之則愈

(三十四) 問仲景有發汗者有和解之者

(三十五) 問仲景有宜下之者有微和其胃氣者 〇補藥執緊

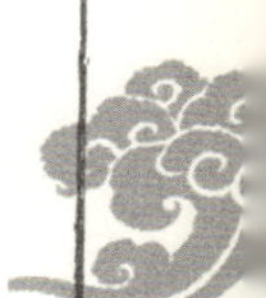
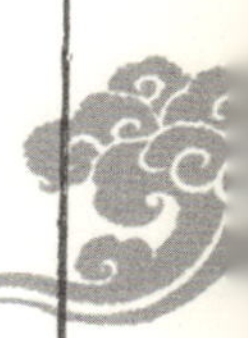

惡風熱多寒少其面光而不慘煩躁手足不冷〇傷寒與傷風何以別之

(四十)問有發熱惡寒煩躁手足溫而脉反浮緊者有寒多熱少不煩躁手足微冷而脉反浮緩者

(四十一)問夏月發熱惡寒頭疼身體支節痛重其脉洪盛者〇夏至後皆可行白虎湯耶

(四十二)問夏月自汗惡寒身熱而渴其脉微弱者〇中暑何故洒洒然毛聳惡寒

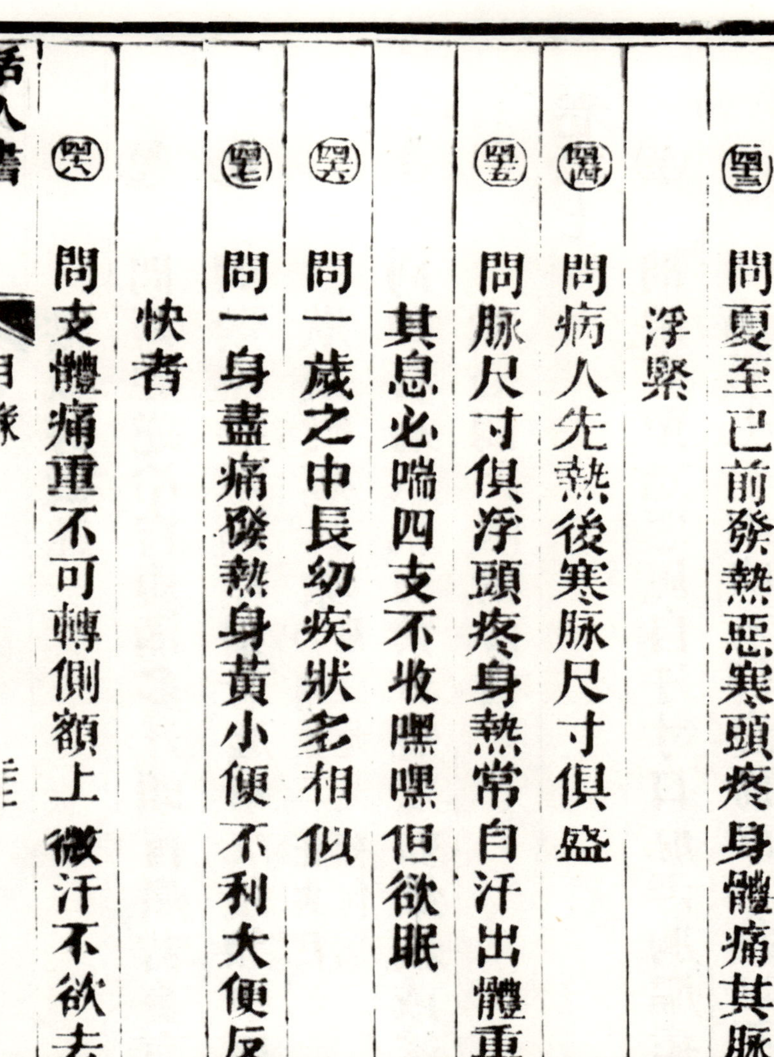

(四十三) 問夏至已前發熱惡寒頭疼身體痛其脉浮緊

(四十四) 問病人先熱後寒脉尺寸俱盛

(四十五) 問脉尺寸俱浮頭疼身熱常自汗出體重其息必喘四支不收嘿嘿但欲眠

(四十六) 問一歲之中長幼疾狀多相似

(四十七) 問一身盡痛發熱身黄小便不利大便反快者

(四十八) 問支體痛重不可轉側額上微汗不欲去

被或身微腫

(49) 問兩脛逆冷胸腹滿多汗頭目痛苦妄言

(50) 問發熱惡寒頸項强急腰身反張如中風狀或瘈瘲口噤○剛柔二痓與陰陽二痓是如何

(51) 問初春病人肌肉發班癮疹如錦紋或咳嗽心悶但嘔清汁者

卷之七

(52) 問惡寒發熱惡風自汗寸口脉浮胸膈痞滿氣上衝咽喉不得息而頭不疼項不

強

(五十三) 問頭疼脉數發熱惡寒而身不痛左手脉平和

(五十四) 問不惡寒身不痛頭不疼脉不緊數但煩熱者

(五十五) 問傷寒頭疼身熱支節痛大便秘或嘔逆而脚屈弱者

卷之八

(五十六) 問發熱 陰證有發熱

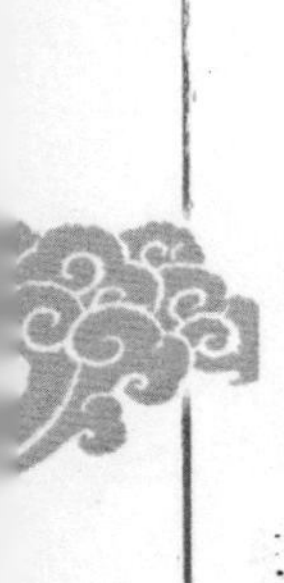

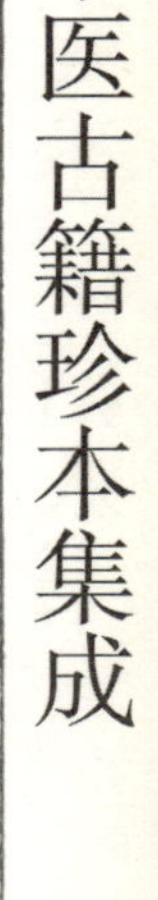
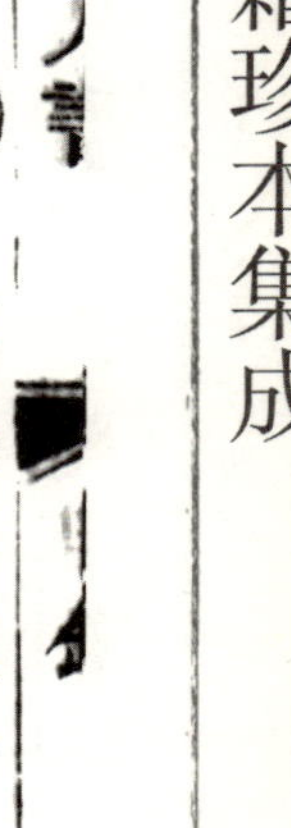
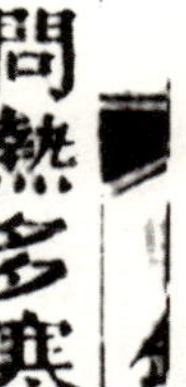
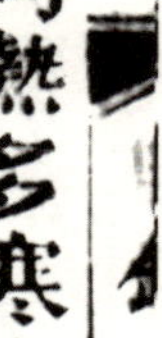
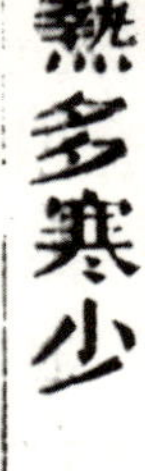
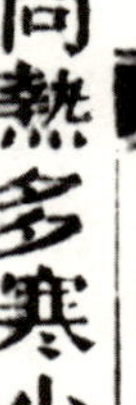
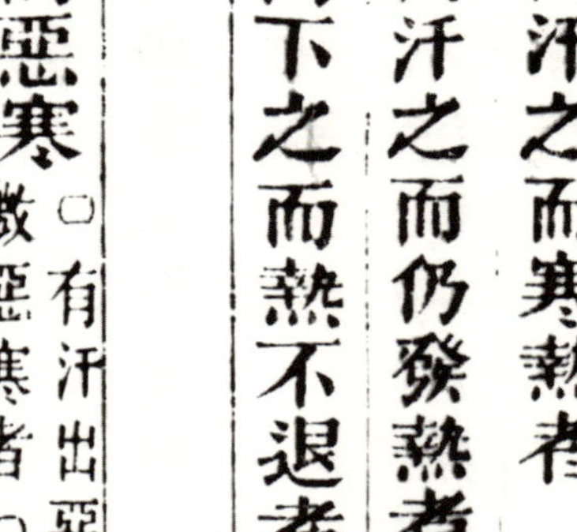
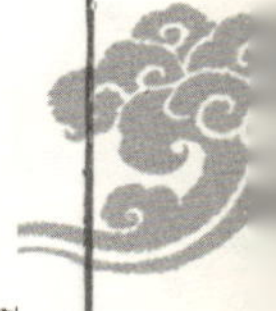

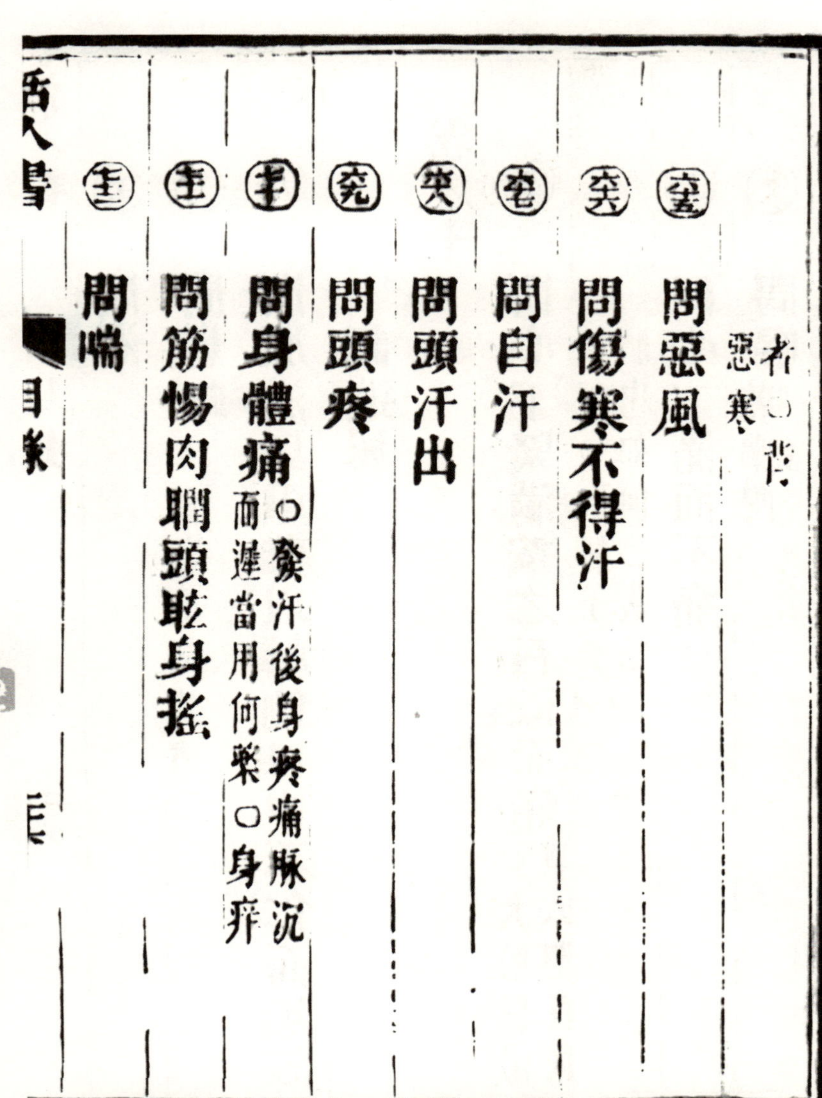

卅三 問渴

卅四 問鼻衄○陰證有衄血者

卅五 問腹滿身重難以轉側口中不仁面垢讝語遺尿

卷之十

卅六 問心下緊滿按之石硬而痛○大陷胸湯與大陷胸圓如何○聖餅子灸臟中如何○藏結

卅七 問心下滿而不痛

卅八 問嘔乾嘔附

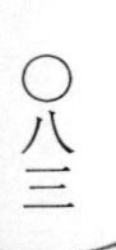

卷之十一

(八十八)〇問咳逆

(八十九)問發黄〇白虎證亦身發熱煩渴引飲小便不利何以不發黄〇太陽病一身盡痛發熱身如熏黄〇病人脉弦浮大而短氣腹都滿脇下及心痛久按之氣不通鼻乾不得汗嗜卧一身及目悉黄小便難有潮熱時時咳噦者

(九十)問發狂

(九十一)問發斑

(九十二)問讝語 上女監切

(九十三)問吐血

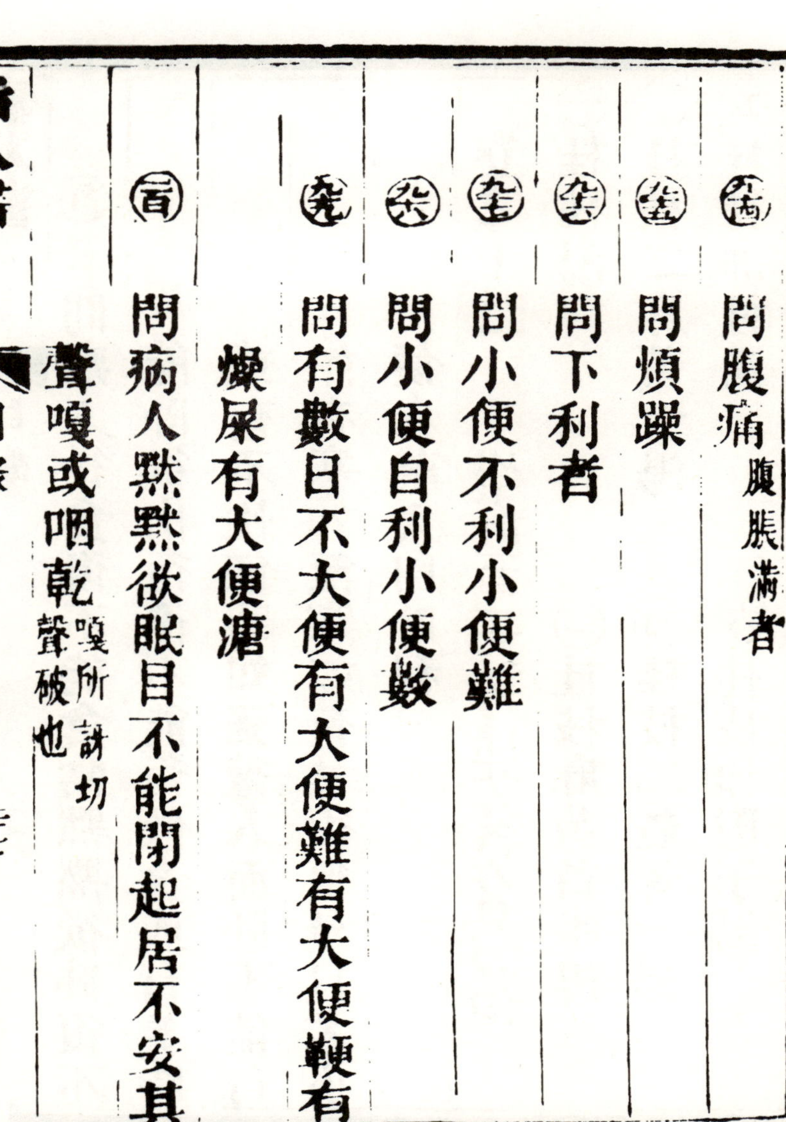

（六十四）問腹痛腹脹滿者

（六十五）問煩躁

（六十六）問下利者

（六十七）問小便不利小便難

（六十八）問小便自利小便數

（六十九）問有數日不大便有大便難有大便鞕有燥屎有大便溏

（七十）問病人默默欲眠目不能閉起居不安其聲嗄或咽乾嗄所訝切聲破也

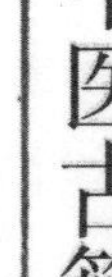

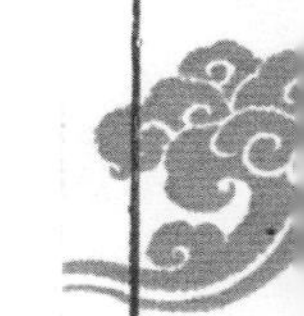

(百)問病人欲食復不能食常默默欲卧復不能卧欲出行復不能行飲食或有美時或有不忺飯時如强健人而卧不能行如有寒如無寒如有熱復無熱口苦小便赤藥入即吐利

卷之十二　以下計一百一十三方係正方各方具證治

(一)桂枝湯　(二)桂枝麻黄各半湯

(三)桂枝二麻黄一湯　(四)桂枝二越婢一湯

(五)桂枝加桂湯　(六)桂枝加附子湯

卷之十三

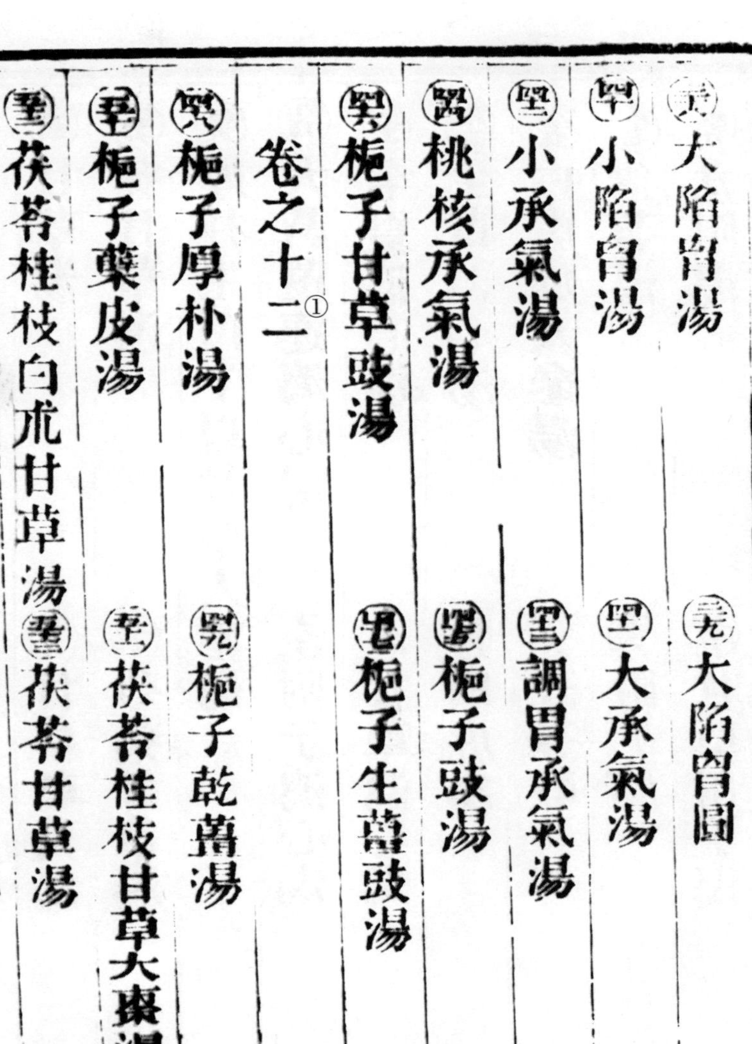

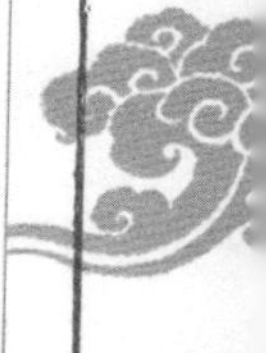

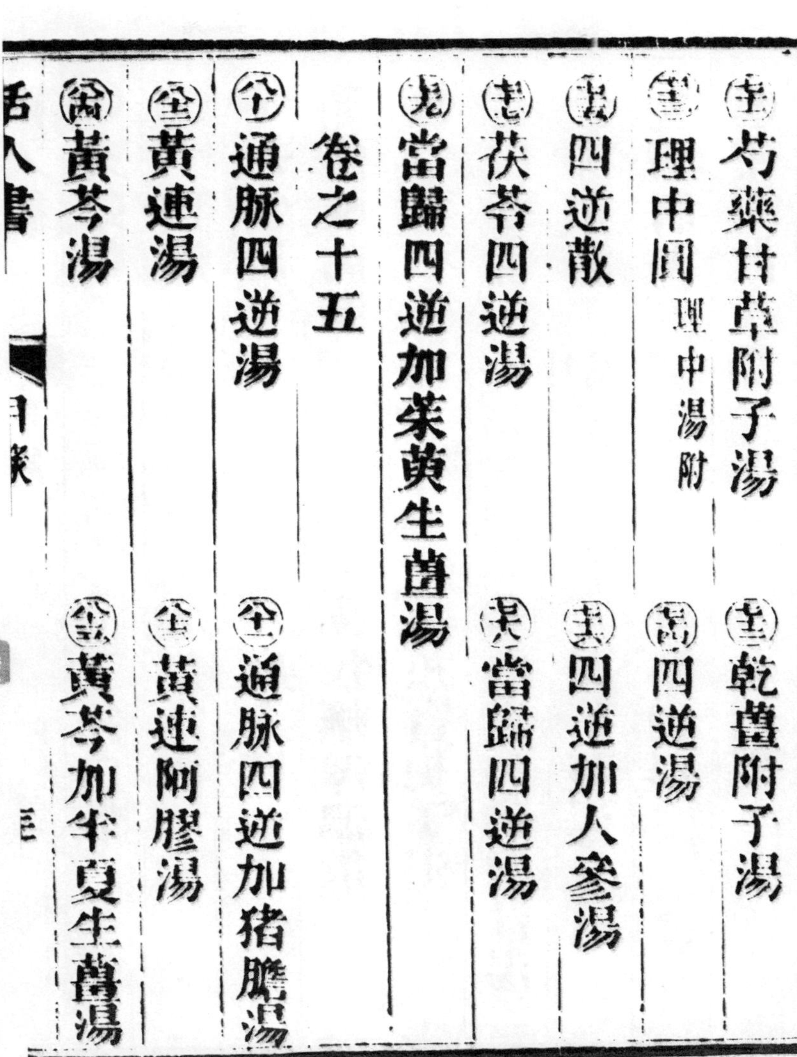

卷之十五

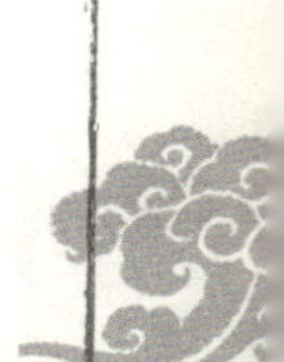

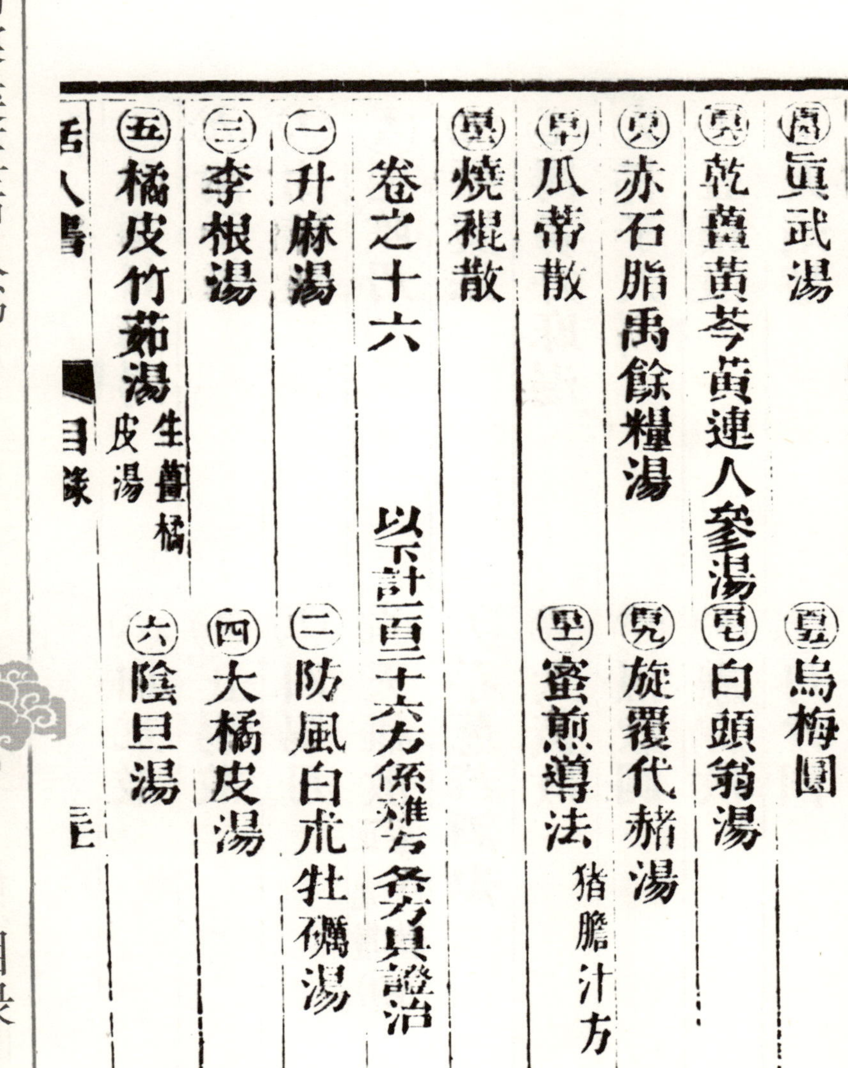

卷之十六　以下計一百二十六方係雜方各有其證治

(七)陰毒甘草湯　(八)白朮散

(九)附子散　(十)正陽散

(十一)肉桂散　(十二)回陽丹

(十三)返陰丹　(十四)天雄散　正元散　退陰散(附)

(十五)葱熨法　(十六)葶藶苦酒湯

(十七)陽毒升麻湯　(十八)大黄散

(十九)梔子人湯　(二十)黒奴圓

(二十一)五積散　(二十二)霹靂散

(二十三)火焰散　(二十四)丹砂圓

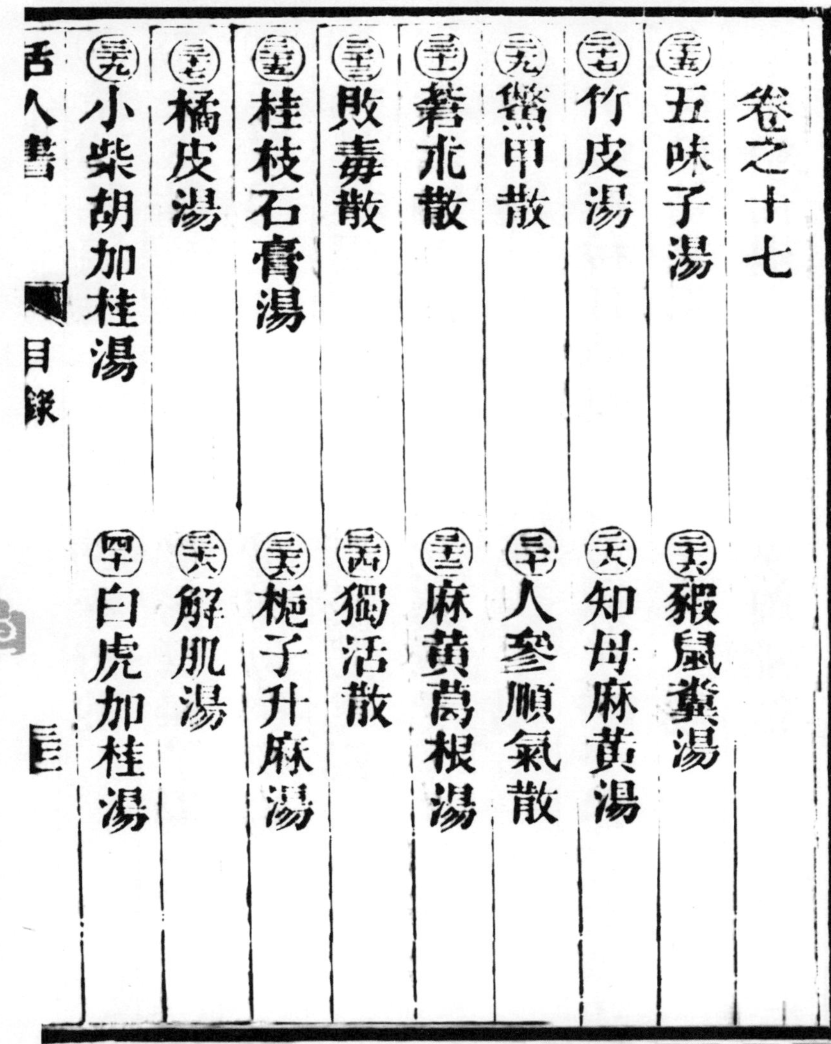

卷之十七

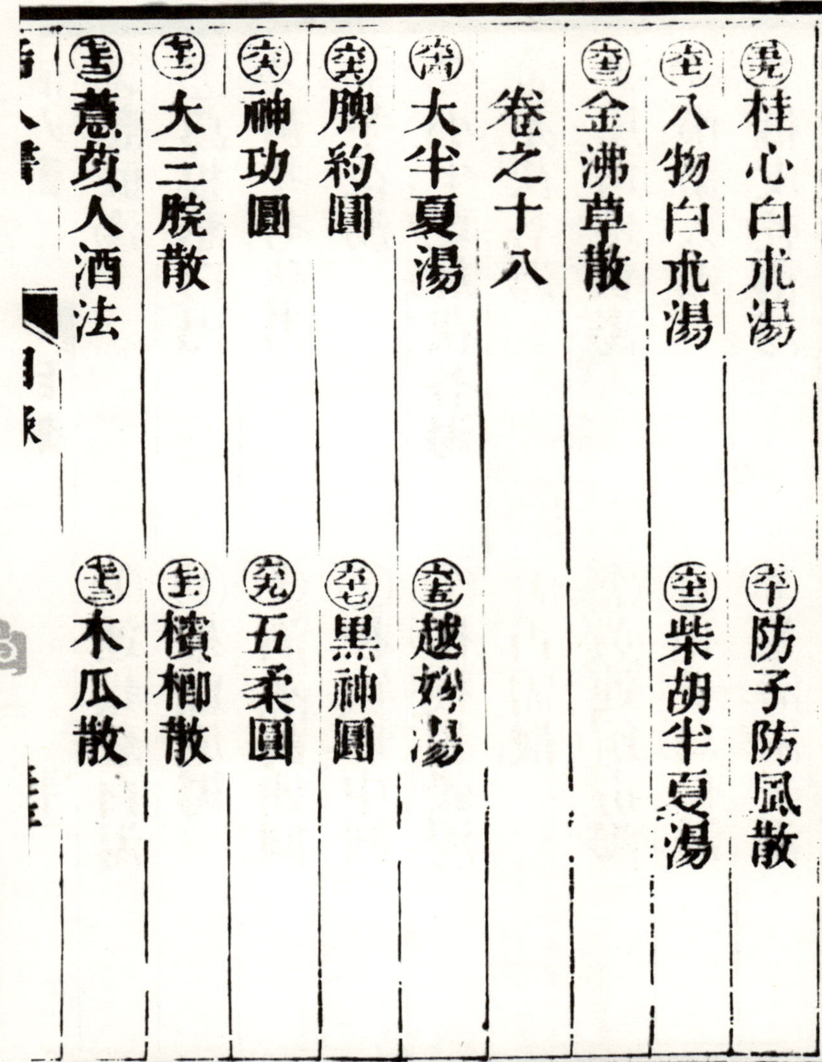

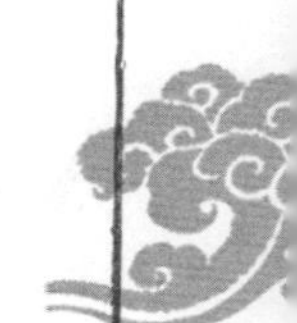

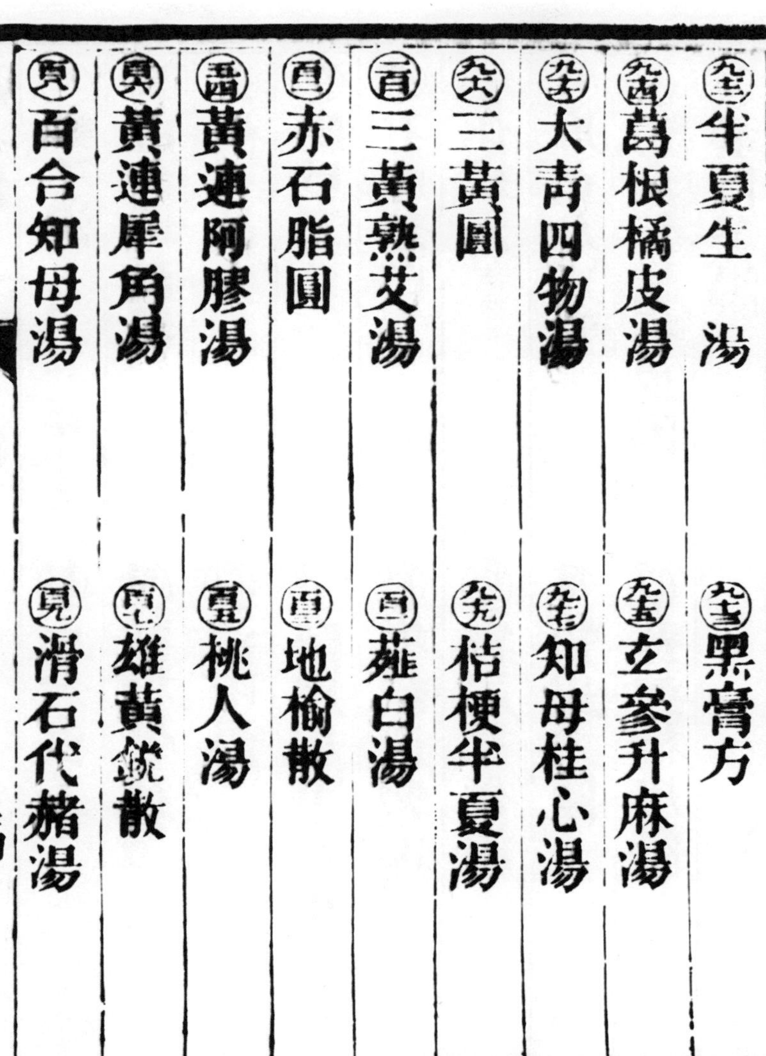

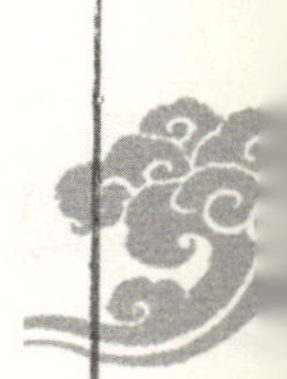
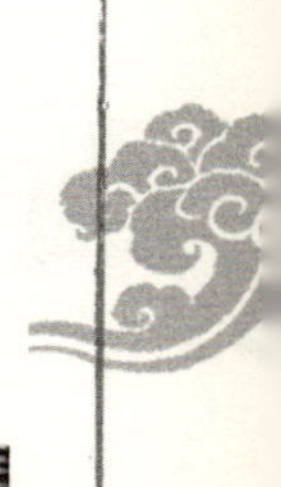

卷之十九　以下計四十一方係五方各方具證治

婦人并姙婦傷寒藥方

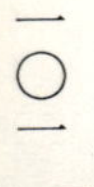

卷之二十　以上計三十三方係正方各方具證治

小兒傷寒

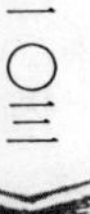

活人書

小兒瘡疹

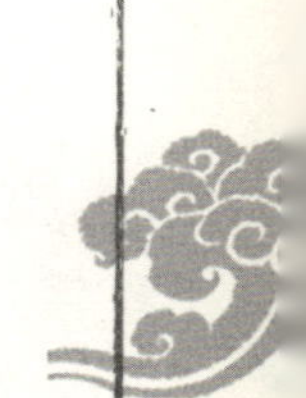

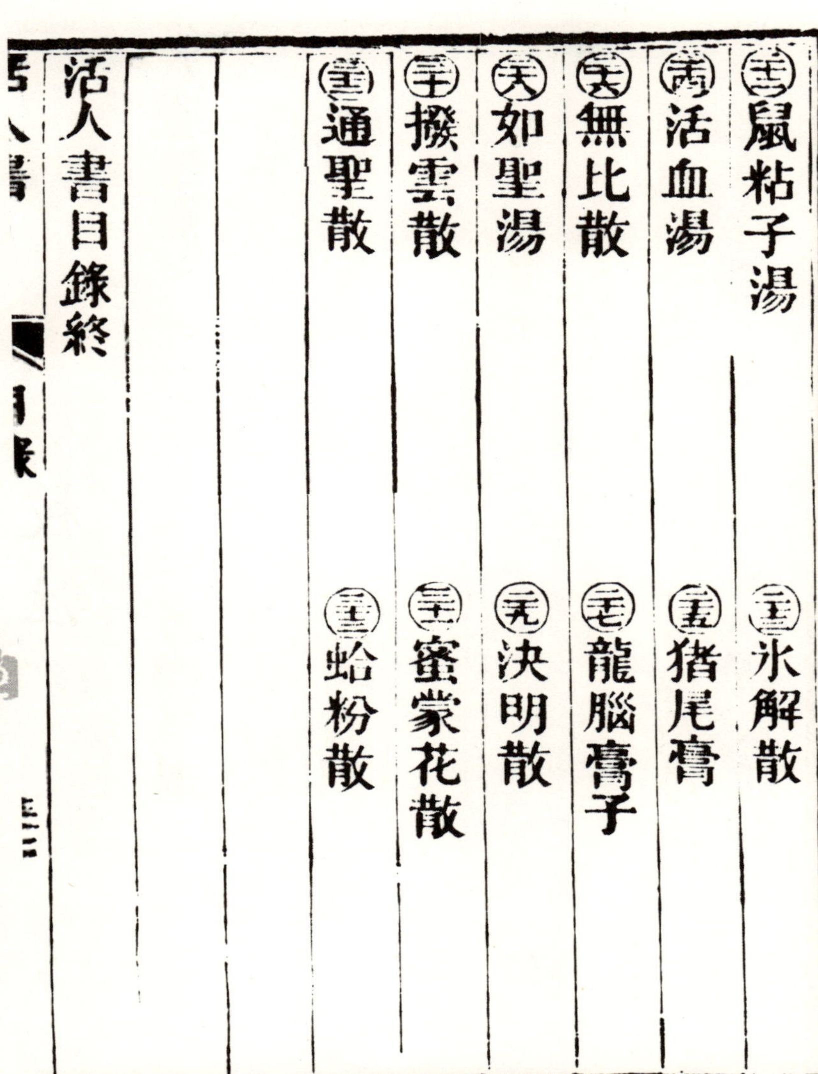

活人書目錄終

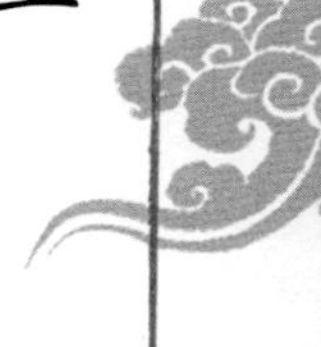

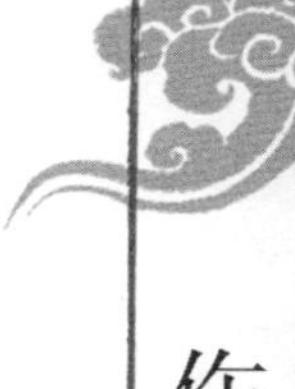

①二：徐本作『四』。当从。

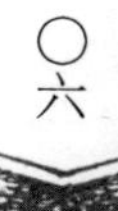

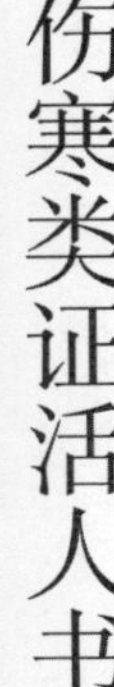

活人書卷第一

大明應天洛沂人徐鎔鎔之父重校正

此一卷論經絡、治傷寒先須識經絡、不識經絡、觸途冥行、不知邪氣之所在、往往病在太陽、反攻少陰、證是厥陰、乃和少陽、寒邪未除、眞氣受斃、又況傷寒、看外證爲多、未診先問、最爲有準、孫眞人云、問而知之、別病淺深、名爲巧醫、病家云、發熱惡寒、頭項痛、腰脊強、則知病在太陽經也、身熱目疼、鼻乾、不得臥、則知病在陽明經也、胸脇痛、耳聾、口苦、

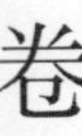

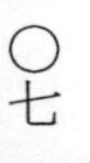

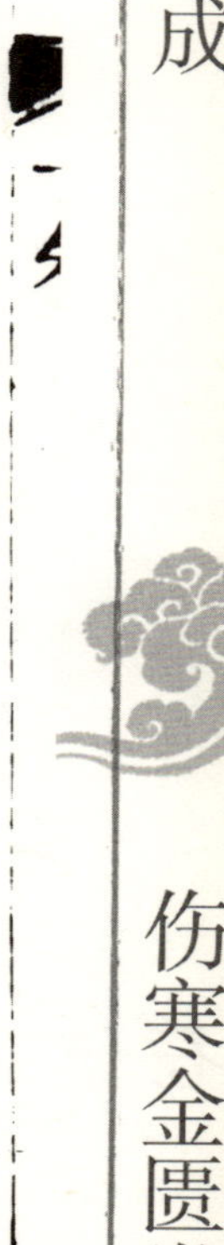

舌乾往來寒熱而嘔則知病在少陽經也腹滿咽乾、手足自溫或自利不渴或腹滿時痛則知病在太陰經也、引飲惡寒或口燥舌乾則知病在少陰經也、煩滿囊縮則知病在厥陰經也然後切脉以辯其、在表在裏若虛若實以汗下之古人所以云問而知之爲中工切而知之爲下工若經隧支絡懵然不分按寸握尺妄意疾證豈知坐授明堂藏室金蘭者耶、

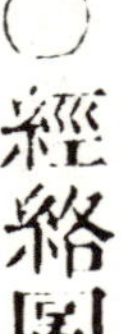經絡圖

（一）太陽經

膀胱重九兩二銖縱廣九寸盛溺九升九合

起於目內眥
上額
交巔上
風府穴從此分
兩傍各
為兩道
下項
循肩髆內
挾脊左右兩道
絡腎
膀胱
抵腰中
髀樞
下貫臀
膕
膕謂膝後彎腳之中委中穴也
外踝之後
京骨
至小指外側端
下貫膕內

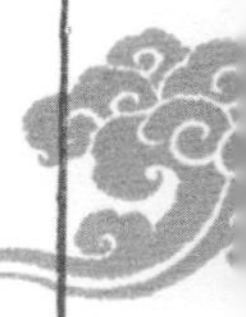

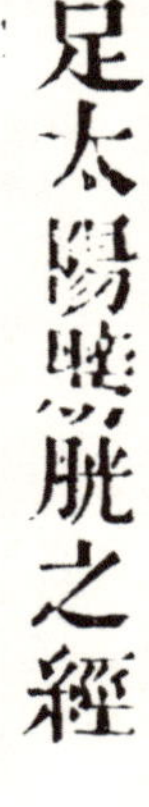

足太陽膀胱之經

腎與膀胱爲合故足少陰與足太陽爲表裏從目內眥上頭連於風府分爲四道下項并正別脉上下六道以行於背與身爲經太陽之經爲諸陽主氣或中寒邪必發熱而惡寒緣頭項腰脊是太陽經所過處今頭項痛身體疼腰脊強其脉尺寸俱浮者故知太陽經受病也

靈樞經云足太陽之脉起於目內眥上額交巔上其支別者從巔至耳上角其直行者從巔入絡腦還出別下項循肩髆內夾脊抵腰中入循膂絡腎屬膀胱其支別者從腰中下會於後陰

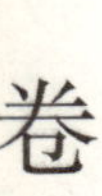

下貫臀入膕中其支別者從髆內左右別下貫胛夾脊內過髀樞循髀外後廉下合膕中下貫腨內出外踝之後循京骨至小指外側端

○陽明經

胃重二斤十四兩盛穀二斗水一斗五升爲水穀之海

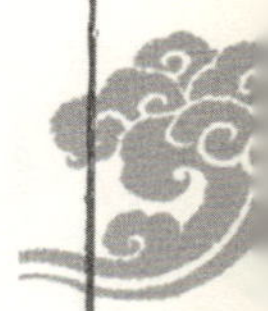

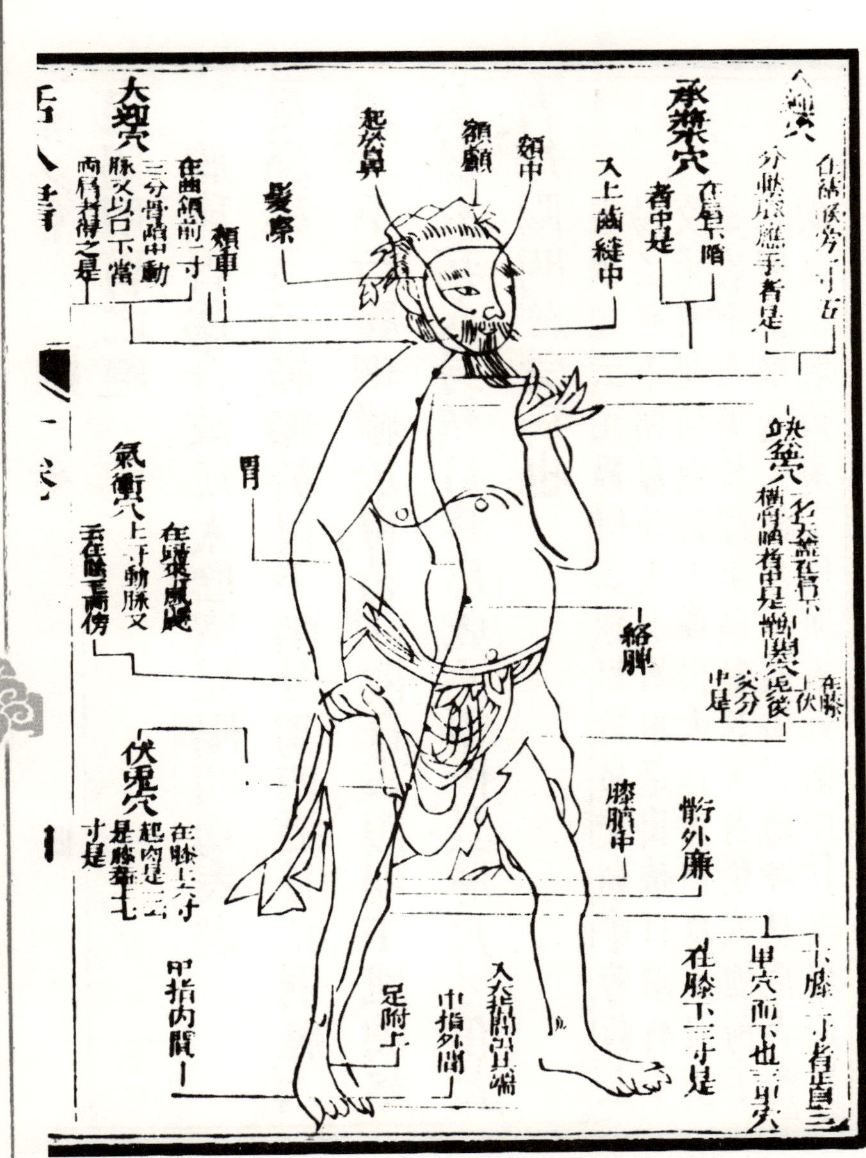
大迎穴
承漿穴
起於鼻
額顱
頞中
髮際
頰車
入上齒縫中
缺盆穴
胃
絡脾
氣衝穴
伏兎穴
在膝上六寸
膝臏中
循外廉
在膝下三寸是
足跗上
中指外間
入大指間出其端

足陽明胃之經

脾與胃爲合故足太陰與足陽明爲表裏

從鼻起、夾於鼻、絡於目、下咽、分爲四道、并正別脉六道上下行腹、綱維於身、蓋諸陽在表、陽明主肌肉、絡於鼻、故病人身熱目疼、鼻乾、不得卧、其脉尺寸俱長者、知陽明經受病也、

靈樞經云足陽明之脈起於鼻交頞中旁約太陽之脈下循鼻外入上齒中還出挾口環唇下交承漿却循頤後下廉出大迎循頰車上耳前過客主人循髮際至額顱其支者從大迎前下人迎循喉嚨入缺盆下膈屬胃絡脾其直者從缺盆下乳内廉下俠臍入氣衝中其支者起胃

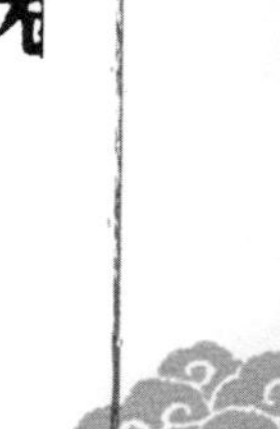

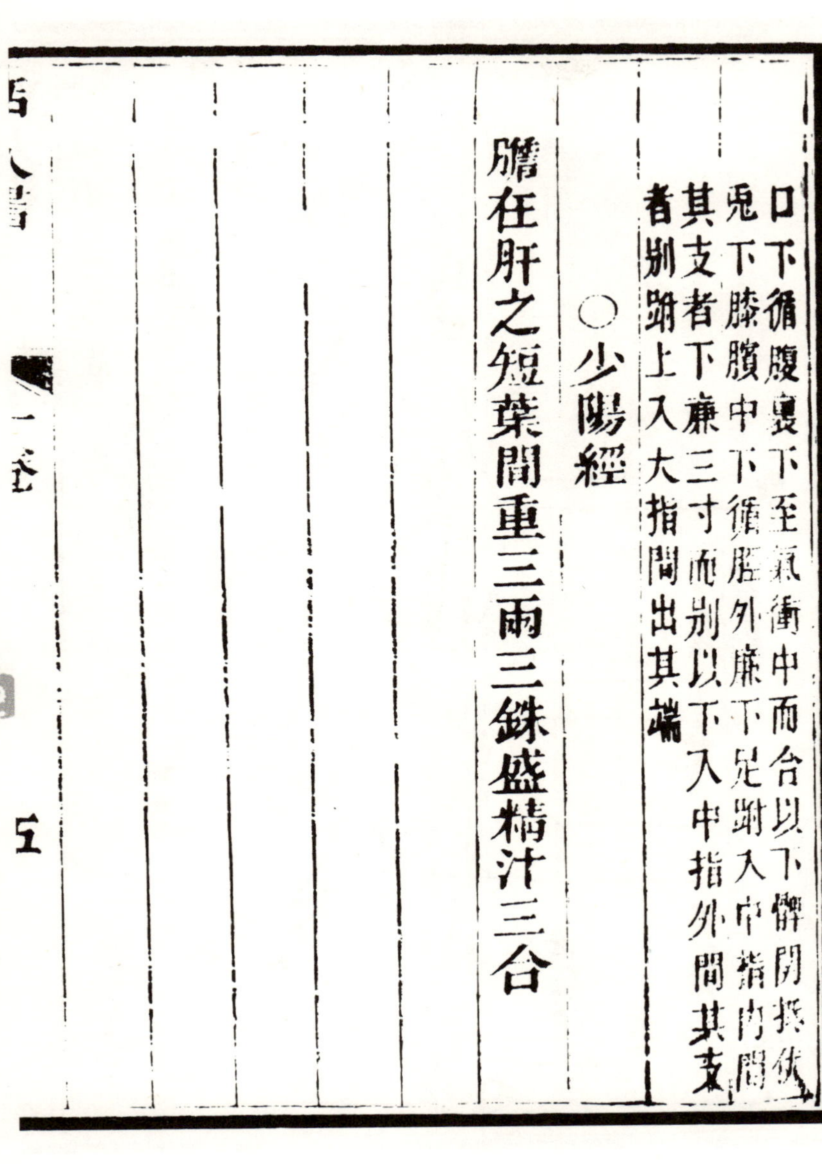

口下循腹裏下至氣衝中而合以下髀關抵伏兎下膝臏中下循胻外廉下足跗入中指内間其支者下廉三寸而别以下入中指外間其支者别跗上入大指間出其端

○少陽經

膽在肝之短葉間重三兩三銖盛精汁三合

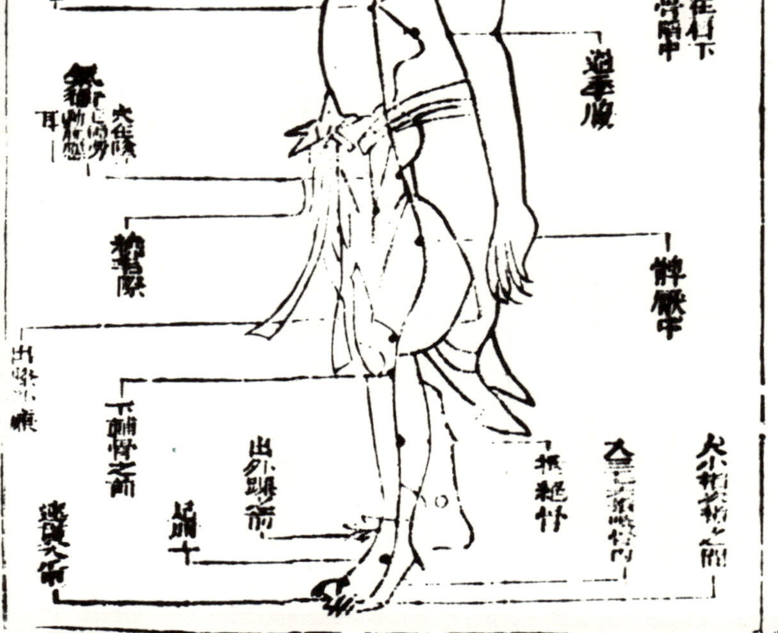
上抵
頭角
從耳後入耳中
下大迎穴
下頸
合缺盆
穴在肩下橫骨陷中

足少陽膽之經

肝與膽爲合故足厥陰與足少陽爲表裏

起目外眥絡於耳、分爲四道下缺盆循於脇、并正別脉、六道上下、主經營百節、流氣三部、故病人胸脇痛而耳聾、黃帝鍼經曰、邪在肝、則兩脇痛、又曰、膽脹者、脇下痛、口中苦、善太息、或口苦咽乾、或往來寒熱而嘔、其脉尺寸俱弦者、知少陽經受病也、

靈樞經云足經少陽之脉起於目銳眥上抵頭角下耳後循頸行手少陽之前至肩上却交出少陽之後入缺盆其支者從耳下入耳中出走耳前至目銳眥後其支者別銳眥下大迎合手

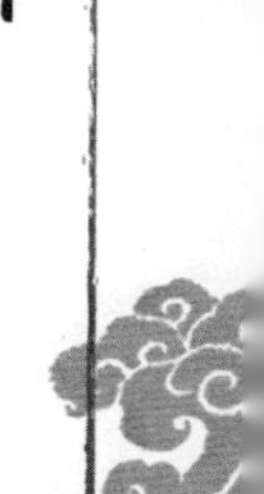

少陽抵于䪼下加頰車下頸合缺盆以下胸中貫膈絡肝屬膽循脇裏出氣衝繞毛際入髀厭中其直者從缺盆下腋循胸中過季脇下合髀厭中以下循髀陽出膝外廉下外輔骨之前直下抵絕骨之端下出外踝之前循足跗上出小指次指之端其支別者從跗上入大指循歧骨內出其端

○太陰私

脾重二斤三兩象馬蹄內包胃脘象土形也經絡之氣交歸於中以營運眞靈之氣意之舍也

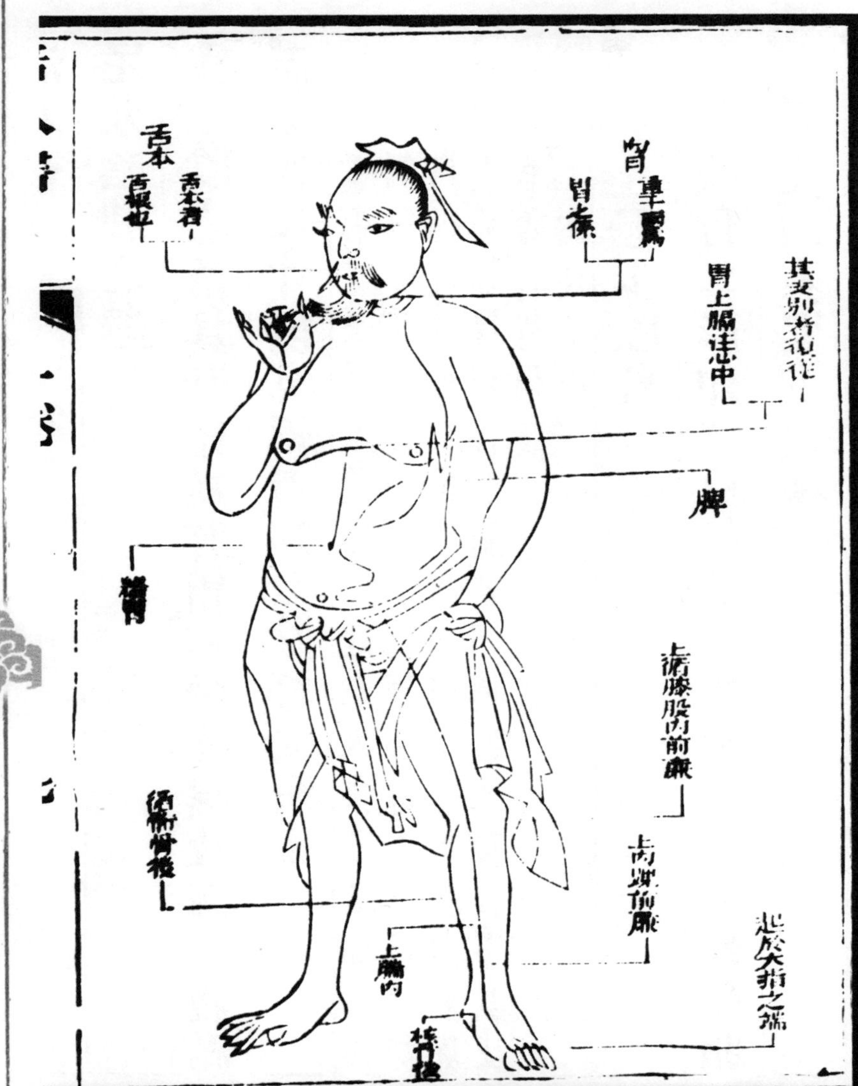

舌本
舌本者
舌根也
其支别者复从
胃上膈注心中
脾
上循膝股内前廉
循胫骨後
上内踝前廉
上腨内
起於大指之端

足太陰脾之經

爲三陰之首、其脉布於脾胃、絡於嗌喉、故病人腹滿而嗌乾、尺寸俱沉細者、知太陰經受病也、

靈樞經云足太陰之脉起於大指之端循指内側白肉際過接①骨後上内踝前廉上腨示兖切内循脛骨後交出厥陰之前上循膝股内前廉入腹屬脾絡胃上膈挾咽連舌本散舌下其支者復從胃别上膈注心中

○少陰經

腎藏有二形如豇豆相並而曲附於膂筋外有脂裹裏白表黑主藏精

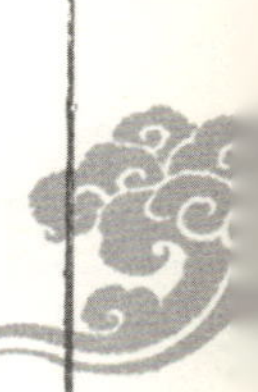

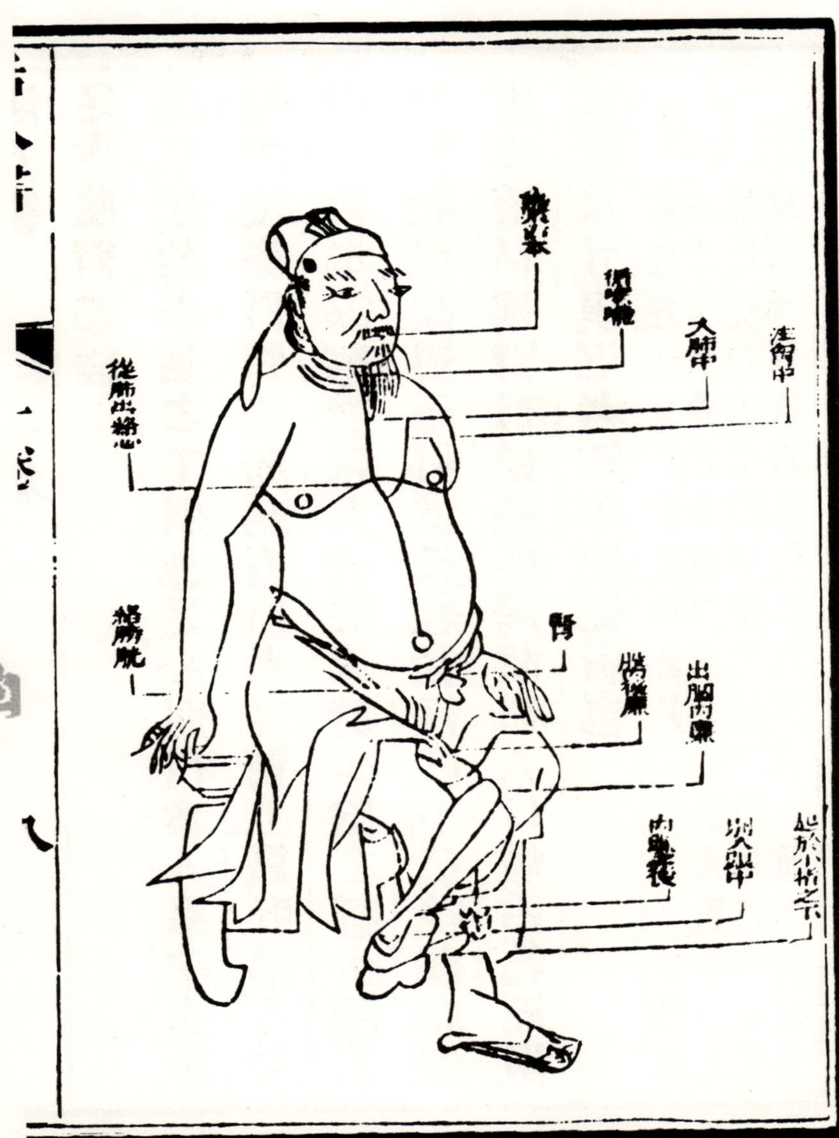
挾舌本
循喉嚨
入肺中
注胸中
從肺出絡心
絡膀胱
腎
腨內廉
出膕內廉
內踝後
別入跟中
起於小指之下

足少陰腎之經

其脉起於小指之下斜趣②足心、別行者入跟中、上至股内後廉貫腎絡膀胱直行者從腎上貫肝膈、入肺中繫舌本傷寒熱氣入於藏流於少陰之經、少陰主腎腎惡燥故渴而引飲又經發汗吐下已後藏府空虚津液枯竭腎有餘熱亦渴故病人口燥舌乾而渴、其脉尺寸俱沉者知少陰受病也

靈樞經云足少陰之脉起於小指之下斜趣足心出于然骨之下循内踝之後別入跟中以上踹内出膕内廉上股内後廉貫脊屬腎絡膀胱其直者從腎上貫肝膈入肺中循喉嚨

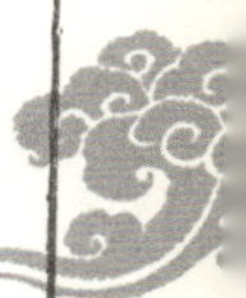

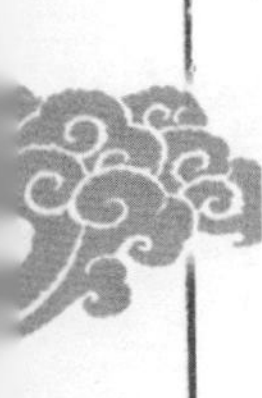

挾舌本其支者從肺出絡心注胷中

〇厥陰經

肝重四斤四兩有七布葉一葉小如本甲折之象各有支絡脉遊中以宣發陽和之氣寬之宮也

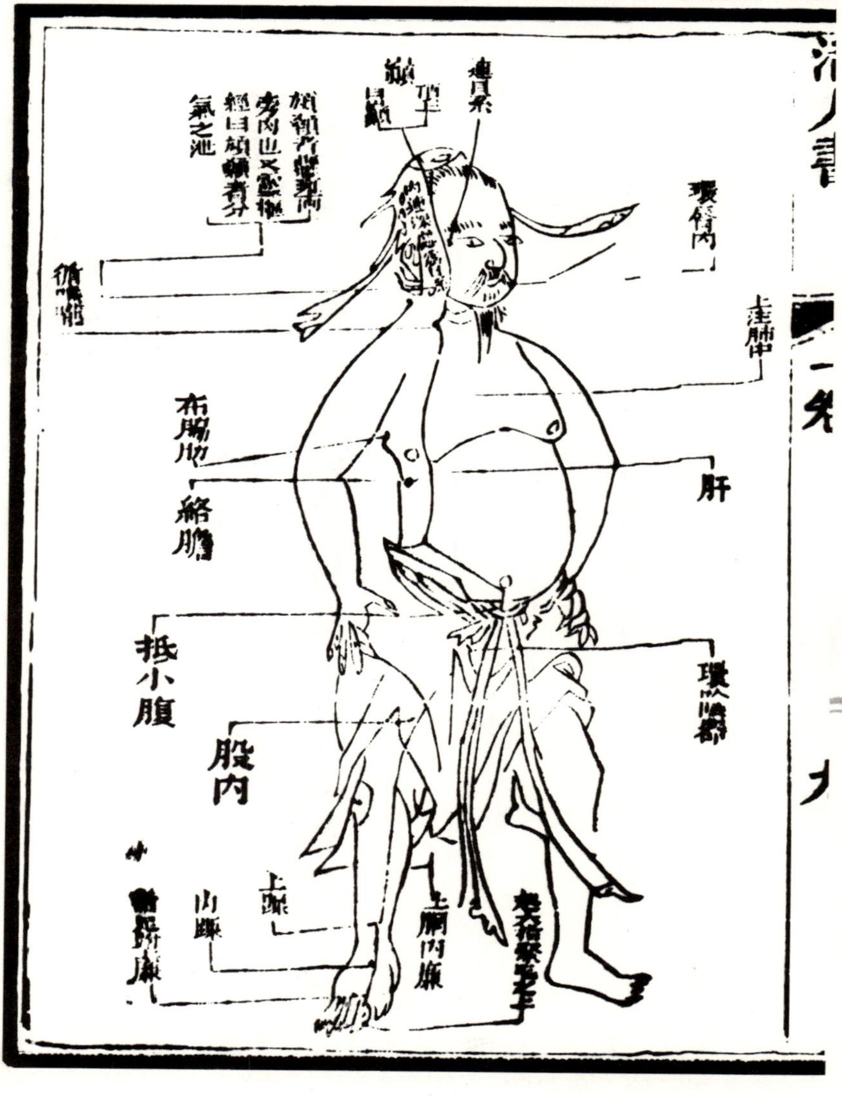

連目系

氣之泄

上注肺

布脇肋

肝

絡膽

抵小腹

環陰器

股內

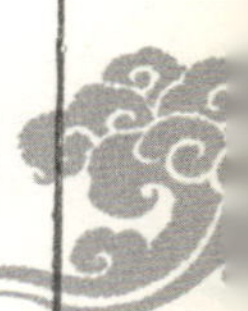

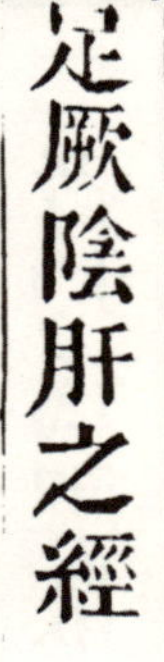

足厥陰肝之經

厥者盡也靈樞曰亥爲左足之厥陰戌爲右足之厥陰兩陰俱盡故曰厥陰夫陰盡爲晦陰出爲朔厥陰者以陰盡爲義也其脉循陰器絡於肝肝者筋之合也筋者聚於陰器而脉絡於舌本也故脉弗營則筋急筋急則引舌與卵故脣青舌卷而卵縮凡病人煩滿而囊縮其脉尺寸俱微緩者知厥陰經受病也

靈樞經云足厥陰之脉起於大指聚毛之際上循足附上廉去内踝一寸上踝八寸交出太陰之後上膕内廉循股陰入③毛中環陰器抵小腹挾胃屬肝絡膽上貫膈布脇肋循喉嚨之後

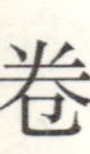

上入頏顙連目系上出額與督脈會於巔其支者從目下頰裏環唇內其支者復從肝別貫膈上注肺中

（一）問傷寒一二日發熱惡寒頭項痛腰脊强尺寸脉俱浮

荅曰此足太陽膀胱經受病也仲景云太陽病欲解時從巳至未上太陽病頭疼發熱汗出惡風宜桂枝湯[正一]之類應解散而藥宜用桂枝者④太陽病頭痛發熱無汗惡寒宜麻黃湯⑤之類應解散而藥宜用麻黃[正二十]二者均爲解散正分陰陽不可不慎也仲景所謂無

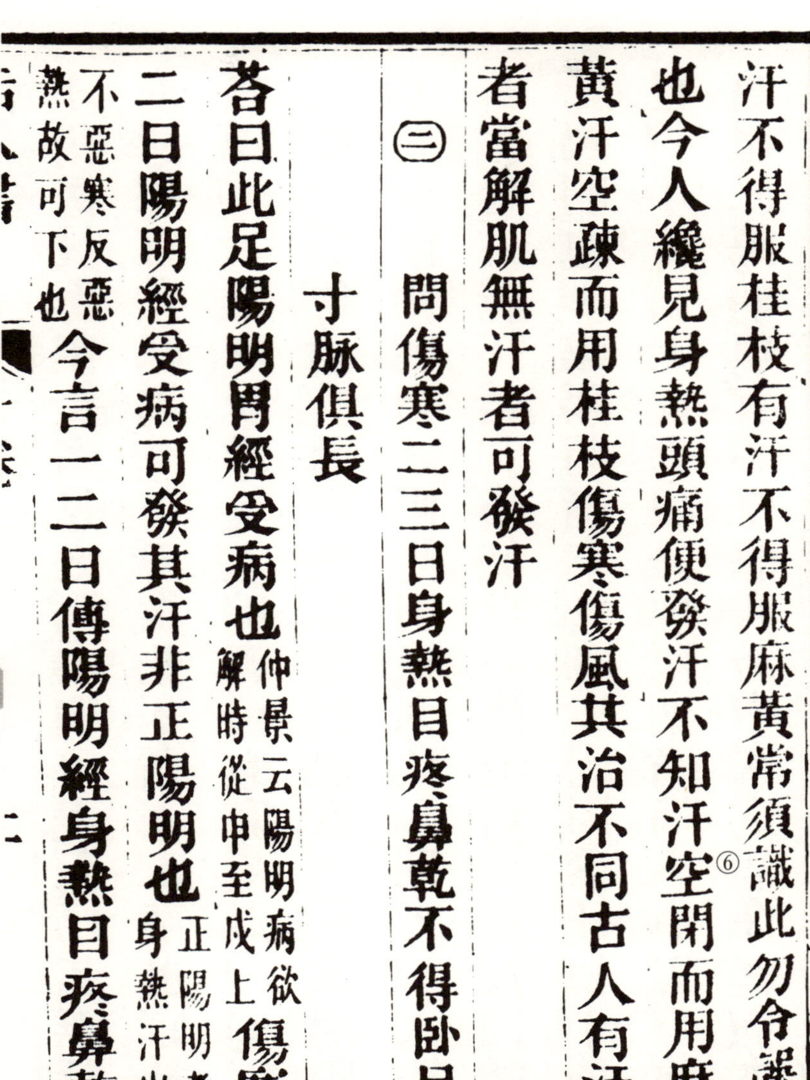

汗不得服桂枝有汗不得服麻黃常須識此勿令誤也今人纔見身熱頭痛便發汗不知汗空⑥閉而用麻黃汗空疎而用桂枝傷寒傷風其治不同古人有汗者當解肌無汗者可發汗

㊁ 問傷寒二三日身熱目疼鼻乾不得卧尺寸脉俱長

荅曰此足陽明胃經受病也仲景云陽明病欲解時從申至戌上傷寒二日陽明經受病可發其汗非正陽明也正陽明者身熱汗出不惡寒反惡熱故可下也今言一二日傳陽明經身熱目疼鼻乾

不得臥其脉俱長者是太陽陽明可表而已⑦若無汗尚惡寒宜升麻湯（雜九）有汗微惡寒者表未解也宜桂枝湯（正方二）無汗脉浮其人喘者可與麻黄湯（正二十）○

又問十二經皆一而陽明有三何也、答曰有太陽陽明有少陽陽明有正陽陽明也太陽陽明者本太陽病若發汗若下若利小便此亡津液胃中乾燥因轉屬陽明也少陽陽明者本傳到少陽因發汗利小便已、胃中燥實大便難也正陽陽明者病人本風盛氣實也三陽明俱宜下唯惡寒乃中寒爲病在經與太

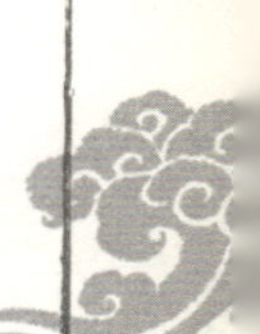

陽合病屬表可發其汗蓋太陽與陽明合病脉必浮大而長外證必頭疼腰痛肌熱目疼鼻乾也脉浮大者太陽也長者陽明也頭疼腰痛者太陽也肌熱目痛鼻乾者陽明也尚惡寒者可升麻湯（雜方二）汗之若不惡寒反惡熱大便不秘者可白虎湯（正六十四）解利之不惡寒反惡熱大便秘或讝語者屬胃家實也可調胃承氣湯（正四十三）下之〇又問三陽有合病有併病何也荅曰脉浮大而長頭疼腰痛肌熱目疼鼻乾者合病也太陽初得病時發其汗汗先出不徹因轉

屬陽明續自微汗出、不惡寒者、併病也、三陽皆有合病、唯三陰無合病、不可不知也、太陽證罷、但發潮熱、手足漐⑧汗出、大便難而讝語者、下之愈、宜⑨用大承氣湯、〔正四十二〕若太陽證不罷不可下、宜用桂枝麻黃各半湯、〔正方二〕小發汗、設面赤色者陽氣怫鬱在表、當解之熏之、若發汗不大徹、則陽氣怫鬱、不得越散、當汗不汗、煩躁不知痛處、其人短氣但坐、蓋以汗出不徹故也、更以麻黃湯發其汗則愈、何以知汗出不徹、以脉濇故知之、

（三）

問傷寒三四日胷[10]脅[11]痛而耳聾或口苦舌乾或往來寒熱而嘔其尺寸脉俱弦

荅曰此足少陽膽經受病也、仲景云少陽病欲解時從寅至辰上太陽病不解、轉入少陽、脇下鞕滿、乾嘔不能食、往來寒熱、尚未可吐下、診其[12]脉弦緊者、小柴胡湯主之、〔三九〕蓋脉弦細頭疼、發熱屬少陽、少陽受病、口苦咽乾目眩、宜小柴胡湯以解表不可發汗、仲景少陽證唯小柴胡為解表藥耳發汗則譫語、譫語屬胃、胃和則愈、不和則煩而躁、宜調胃承氣湯、〔正四三〕此屬少陽陽明也、

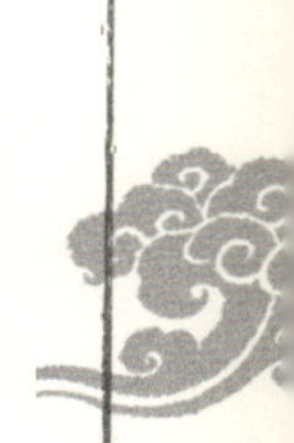

（四）問傷寒四五日、腹滿咽乾、手足自溫、或自利不渴、或腹滿時痛、尺寸俱沉細

答曰、此足太陰脾經受病也、（仲景云、太陰病欲解時、從亥至丑上）傷寒手足必微冷、若手足自溫者、繫太陰也、自利不渴、屬太陰也、腹滿時痛、屬太陰也、自利不渴者、⑬藏寒也、當溫之、宜四逆湯（正方七十四）理中湯也（正方七十三）腹滿脉浮者、可桂枝（正方二）微發汗、腹痛者、桂枝加芍藥湯（正十三）痛甚者、桂枝加大黃湯（正十三）（二）又問、古人以四日太陰證、病在胸膈⑭、可吐而愈、何也、答曰、不然、有太陰證、脉大

胷滿多痰者可吐之脉大而無吐證者、可汗而已、大抵在表者汗之、在裏者下之、在上者湧之、在下者泄之、瓜蒂(正百十二)梔豉(雜十九)隨證施用不可拘以日數也

(五)　問傷寒五六日尺寸脉俱沉或口燥舌乾而渴或口中和而惡寒

答曰此足少陰腎經受病也、仲景云少陰病欲解時從子至寅上　少陰病、口燥舌乾者急下之宜大承氣湯(正四十二)若不渴不口燥舌乾而脉沉者急溫之宜四逆湯(正七十四)太陰厥陰皆不惡寒只有少陰有惡寒之證、不可不知也、少

陰病、得之一二日、口中和、其背惡寒者、宜着灸、并附子湯也、大抵傷寒、陽明證宜下、少陰證宜溫、然仲景於少陰證口燥咽乾、即云急下之、蓋少陰主腎、繫舌本、傷寒熱氣入於藏、流於少陰之經、腎汁乾、咽路焦、故口燥咽乾而渴、須宜急下之、非若陽明證宜下而可緩也、雖然、陽明亦有一證、發熱汗出多、急下之、陽明屬胃、汗多則胃汁乾、亦須急下也、

（六）問傷寒六七日、煩滿囊縮、其脉尺寸俱微

緩

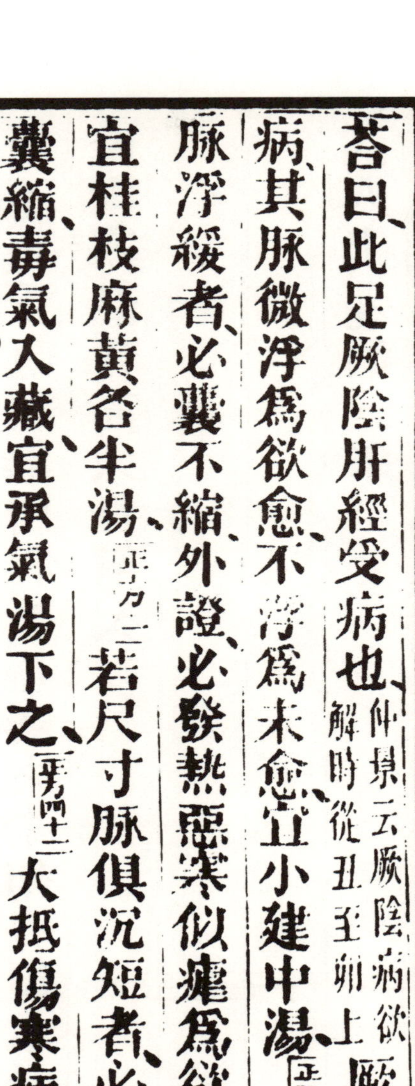

荅曰、此足厥陰肝經受病也、仲景云厥陰病欲解時從丑至卯上厥陰病、其脉微浮爲欲愈、不浮爲未愈、宜小建中湯【正三十七】脉浮緩者、必囊不縮、外證必發熱惡寒似瘧、爲欲愈、宜桂枝麻黄各半湯、【正九十二】若尺寸脉俱沉短者、必是囊縮、毒氣入藏、宜承氣湯下之、【要四十二】大抵傷寒病藏⑮府傳變、⑯陽明先受病、故次第傳入陰經、以陽主生、故太陽水傳足陽明土、土傳足少陽木、爲微邪也、陰主殺、故木傳足太陰土、土傳足少陰水、水傳足厥陰木、至六七日當傳厥陰肝、木必移氣尅於脾土、脾再受

賊邪則五藏六府皆困而危殆榮衛不通耳聾囊縮不知人而死矣速用承氣湯下之可保五死一生古人云脾熱病則五藏危又云土敗木賊則死若第六七日傳厥陰脉得微緩微浮爲脾胃脉也故知脾氣全不再受尅邪無所容否極泰來榮衛將復水升火降則寒熱作而大汗解矣

活人書卷第一終

校注

①接：吴本作『核』。
②趣：向也，方向。下同。
③劦：衍文，据文义当删。
④者：此下徐本有『正一』。当从。
⑤湯：此下徐本有『正二十』。当从。
⑥空：即汗孔、毛孔。下同。
⑦已：徐本作『巳』。
⑧漐：徐本作『漐漐』。当从。
⑨用：徐本无此字。
⑩胷：『胸』的异体字。下同。
⑪脅：『胁』的异体字。下同。
⑫弦：避清讳而改，当作『弦』。下同。
⑬藏：同『脏』。下同。
⑭鬲：据文义当作『膈』，徐本亦作『鬲』。下同。
⑮府：通『腑』。下同。
⑯明：徐本作『經』。当从。

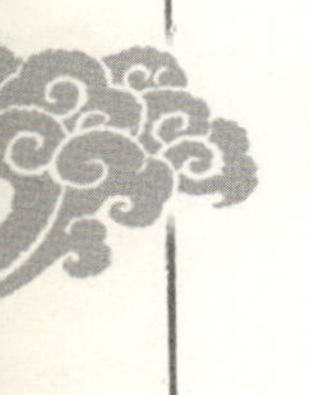

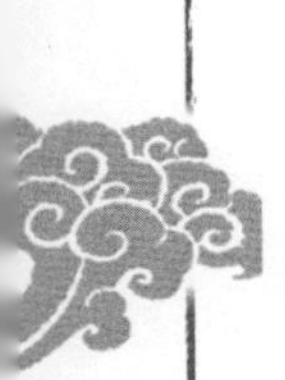

活人書卷第二

此一卷論切脉治傷寒先須識脉若不識脉則表裏不分虛實不辨仲景猶詡當時之士按寸不及尺握手不及足必欲診衝陽按太谿而後慊況於寸關尺耶大抵問而知之以觀其外切而知之以察其內證之與脉不可偏廢且如傷寒脉緊傷風脉緩熱病脉盛中暑脉虛人迎緊盛傷於寒氣口緊盛傷於食率以脉別之非特此也病人心下緊滿按之石硬而痛者結胸也結胸證於法當下雖

三尺之童皆知用大黃甘遂陷胸湯下之然仲景云結胸脉浮者不可下下之則死以此推之若只憑外證便用陷胸湯則誤矣況傷寒尤要辨表裏脉浮爲在表脉沉爲在裏陽動則有汗陰動則發熱得汗而脉靜者生汗已而脉躁者死陰病陽脉則不成陽病陰脉則不永生死吉凶如合龜鏡其微至於禍福休咎脩短貴賤無不可考然古人乃以切脉爲下者特以脉理精微其體難辨而傷寒得外證爲多故也外證易見切脉難明弦緊之混

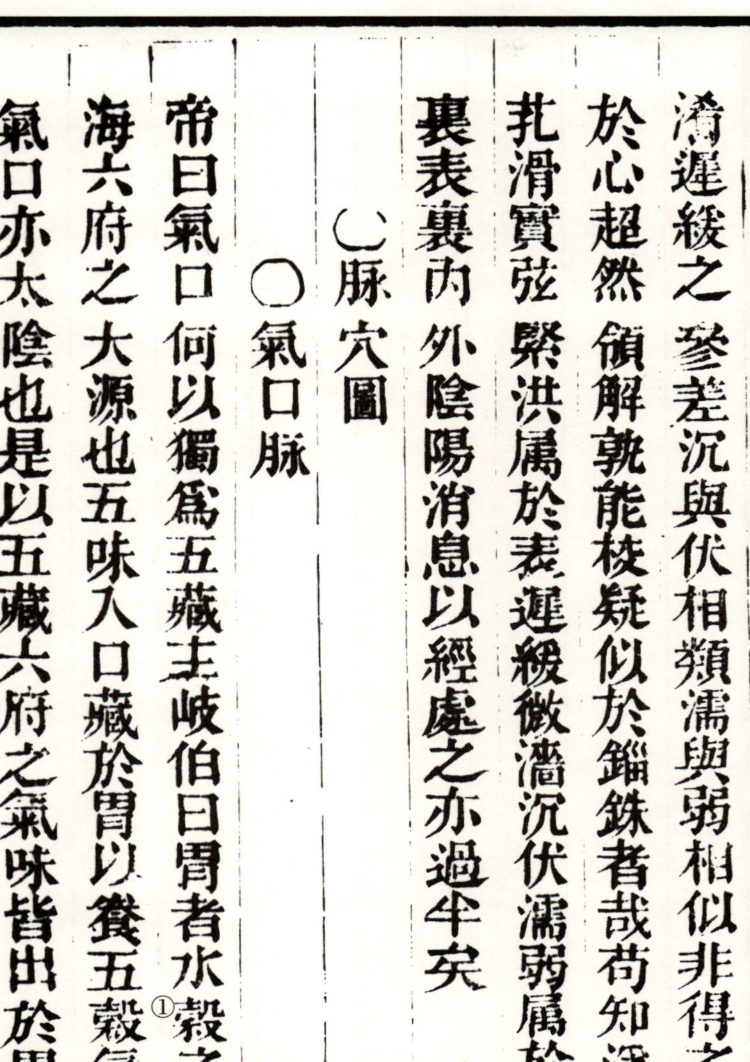
滑遲緩之參差沉與伏相類濡與弱相似非得之於心超然領解孰能校疑似於錙銖者哉苟知浮芤滑實弦緊洪屬於表遲緩微濇沉伏濡弱屬於裏表裏内外陰陽消息以經處之亦過半矣

〇脉穴圖

〇氣口脉

帝曰氣口何以獨爲五藏主岐伯曰胃者水穀之①海六府之大源也五味入口藏於胃以養五藏氣氣口亦太陰也是以五藏六府之氣味皆出於胃

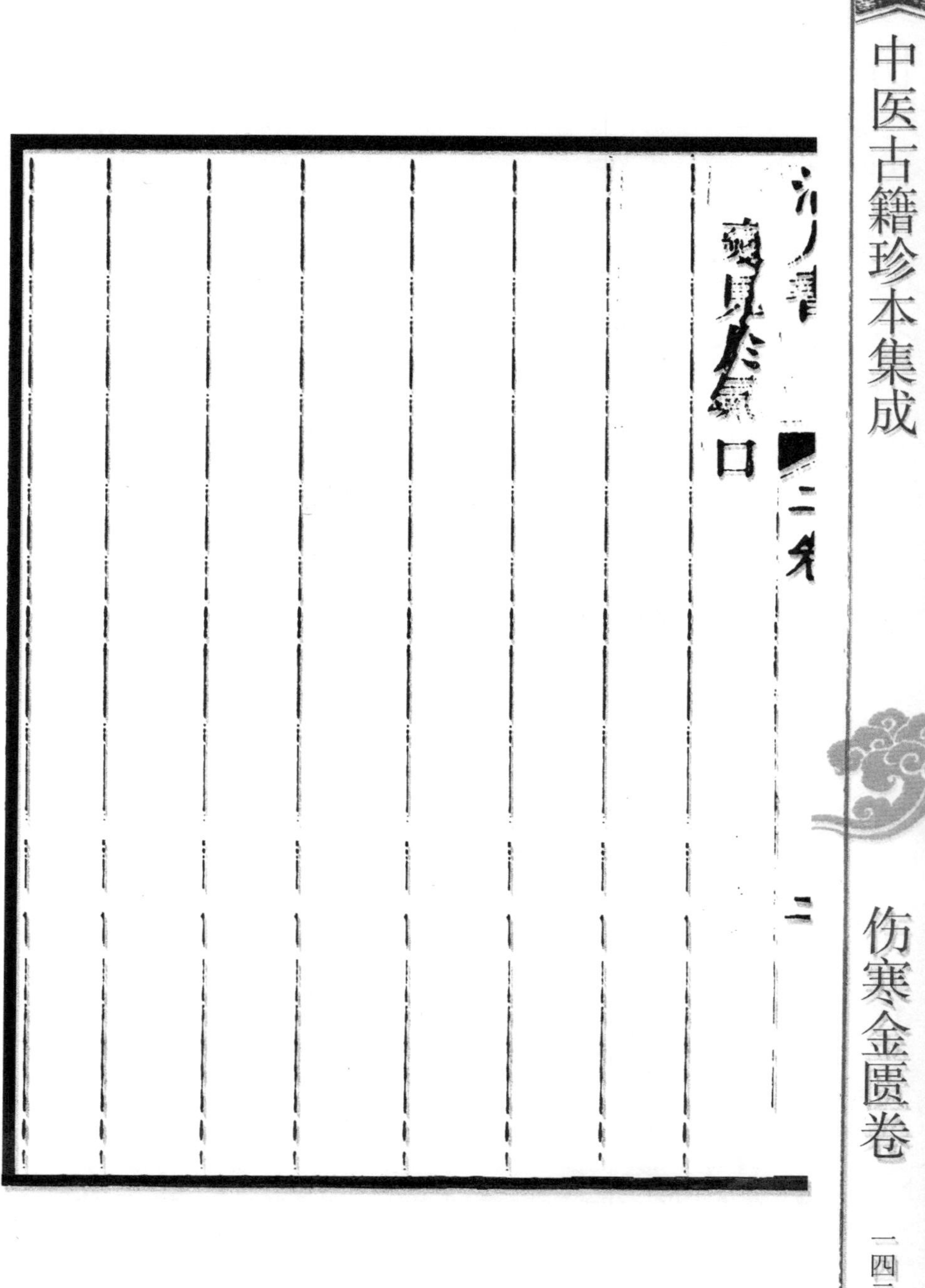

变見於氣口

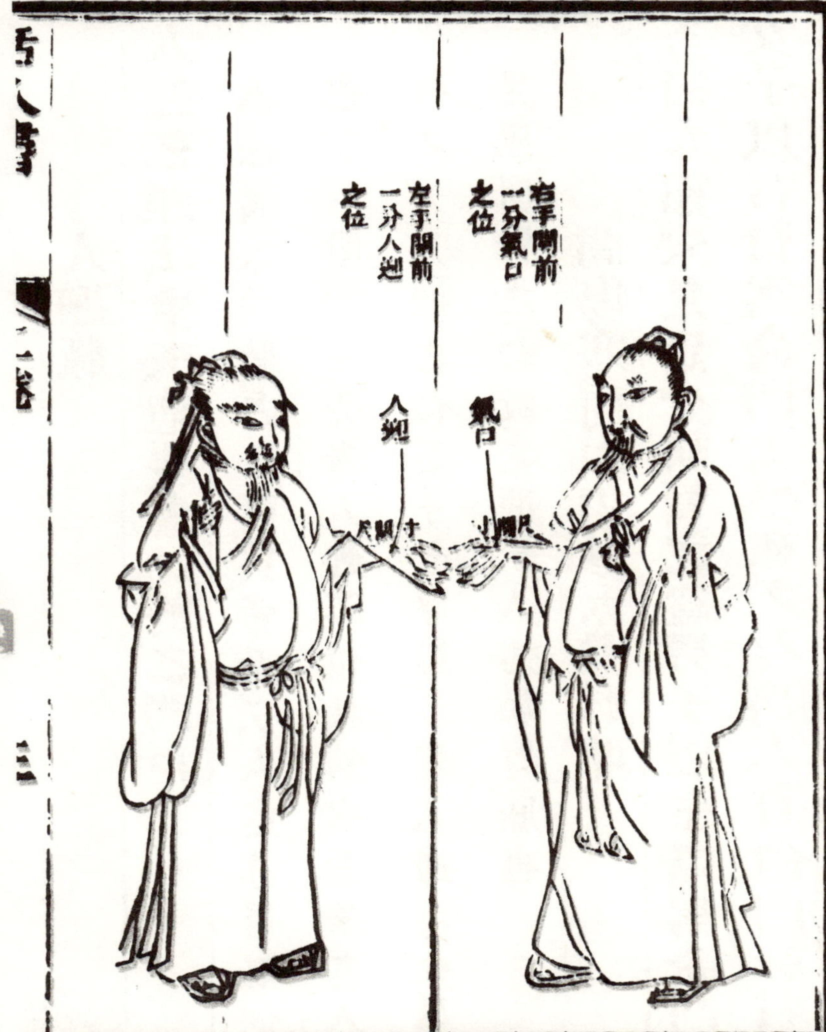
右手關前一分氣口之位
左手關前一分人迎之位
氣口
人迎
尺
關
寸
寸
關
尺

人迎脉

人迎在頸法象天地要會始終之門戶

人迎屬太陰肺之經而黃帝乃云人迎亦胃脉何也左手関②前一分者人迎之位挾結喉兩傍者人迎之穴人迎之位屬手太陰肺心③經人迎之穴屬足陽明胃之經故素問云人迎屬胃脉也

問傷寒何以須診太谿脉耶

荅曰太谿穴是足少陰腎之經男子以左腎爲命門女子以右腎爲命門主生死之要病人有命門脉者

活然者死。仲景云少陰病手足逆冷發熱者不死，脈不至者灸太谿七壯，故傷寒必診太谿以察其腎之盛衰也。太谿二穴在足內踝後跟骨上動脈陷中

問傷寒何以須診衝陽脈耶

荅曰：衝陽穴是足陽明胃之經，人受氣於穀，穀入於胃，乃傳與五藏六府，藏府皆受氣於胃。其清者爲榮，濁者爲衛，榮行脈中，衛行脈外，陰陽相貫，如環無端。胃爲水穀之海，主稟四時，皆以胃氣爲本，是謂四時之變病，死生之要會。故傷寒必診衝陽以察其④胃之

有無也衝陽二穴一名會源在足跗上五寸骨間動
脉上去陷谷三寸

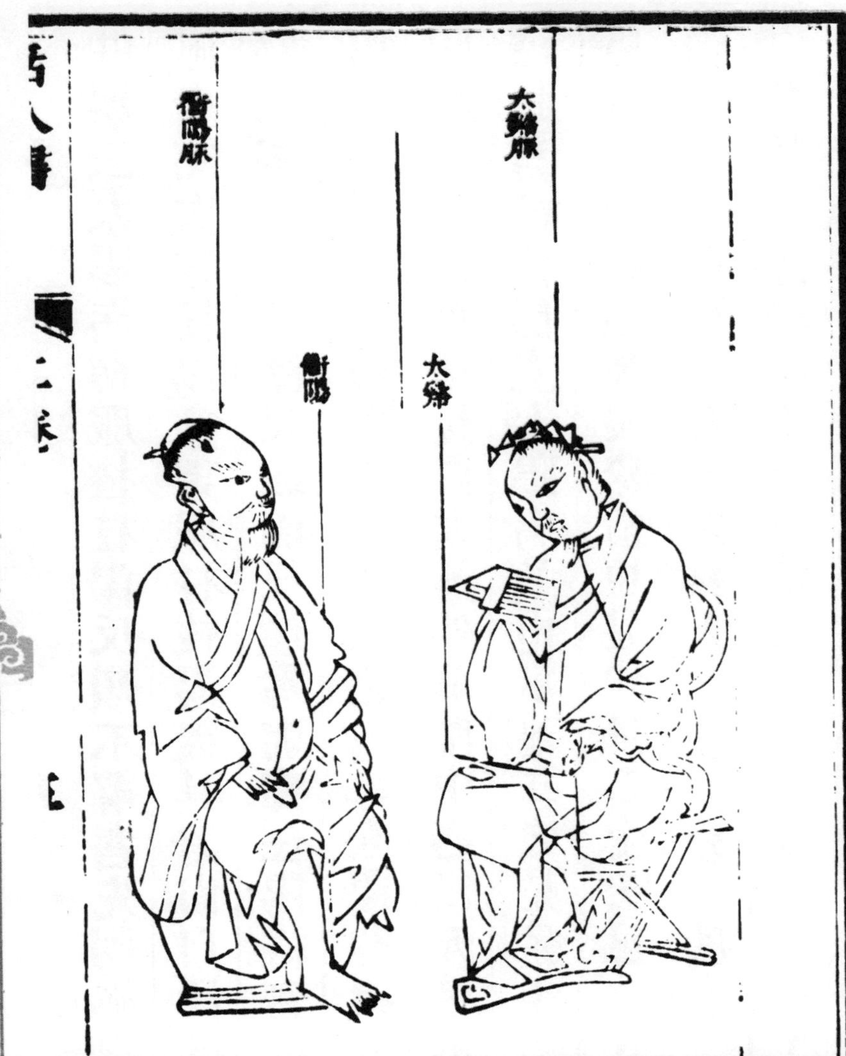
太谿脉
衝陽脉
太谿
衝陽

仲景云太陽病初服桂枝湯反煩不解者先刺風池風府却與桂枝湯愈謂服桂枝湯後其證尚自汗發熱惡寒脉尚寸浮尺弱而反煩爲邪痺在陽維經故可先鍼風池風府此二穴陽維之會非太陽經也太陽經穴在夾項後髮際大筋外廉陷中名曰天柱不鍼此者桂枝已主太陽病故也風池二穴是足少陽陽維之會在項後髮際陷中是穴甲乙金云風池在顳顬後髮際陷中者是穴鍼入一寸一分○風府一穴是督脉陽維之會在項後入髮際一寸大筋宛中

不可灸鍼入四分留三呼

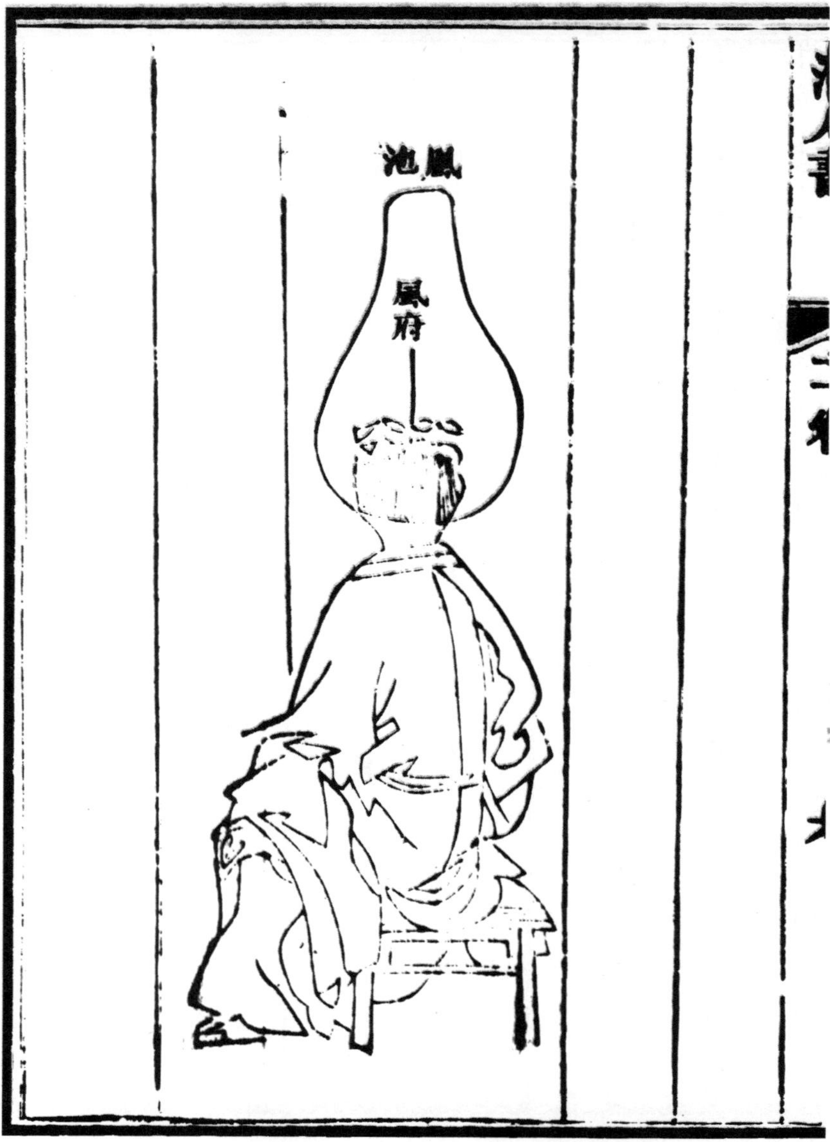

風池

風府

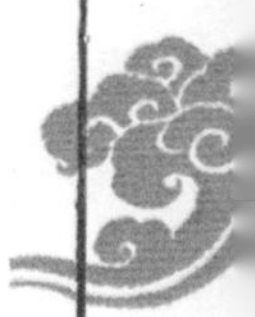

期門穴

期門二穴在乳直下筋骨近腹處是也凡婦人病法當鍼期門不可行子午法恐纏藏膜引氣上但下鍼令病人吸五吸停鍼良久徐徐出鍼此是平寫⑤法也

凡鍼期門必寫勿補可肥人二寸瘦人寸半深

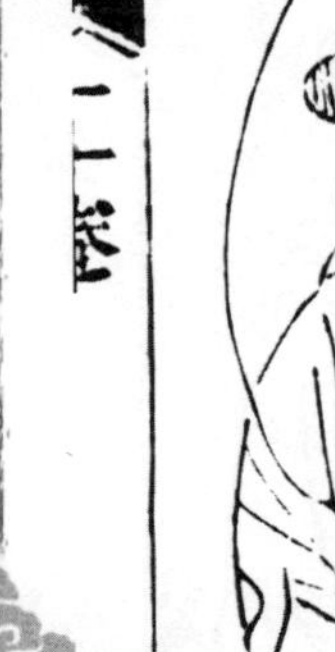

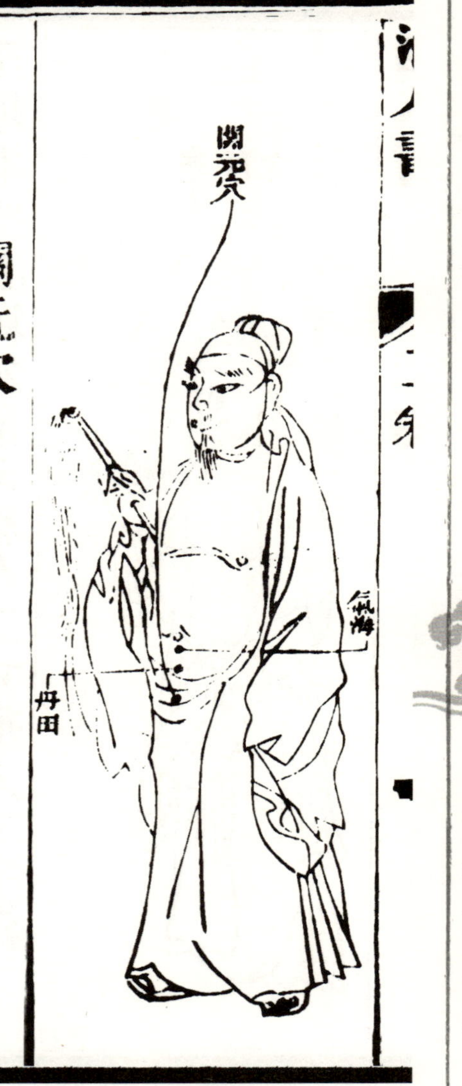

關元穴

臍下一寸五分名氣海二寸名丹田三寸名關元關元穴是小腸募足少陰任脉之會鍼入八分留三呼寫五吸灸亦良然不及鍼氣海穴或作臍下一寸按鍼灸經云臍下一寸曰陰交穴陰交下五分曰氣海

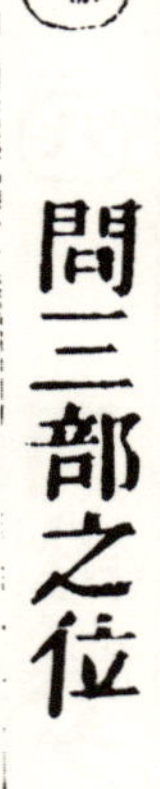

問三部之位

荅曰左右手去魚一寸名曰寸口去澤一尺名曰尺部兩境之間名爲關位關位六分陽部出三分陰部入三分關前爲陽關後爲陰爲陰陽之關津寸脉下不至關爲陽絶尺脉上不至關爲陰絶陽得寸內九分取陽奇之數陰得尺內一寸取陰耦⑥之數是名寸關尺也寸上一分爲魚際關下一分爲神門左關爲人迎右關爲氣口三陽從地長故男子尺脉常沉三陰從天生故女子尺脉常浮男子陽多而陰少其脉在

關上故寸盛而尺弱女子陰盛而陽微其脉在關下故寸沉而尺盛所以男子不可以久瀉女子不可以久吐男得女脉為不足女得男脉為太過所謂反也今人以男子尺脉常弱女子尺脉常盛謂之反非也男子陽有餘脉在上尺脉必弱女子陰有餘脉在下寸脉必微乃是正也非反也又以男子以右尺為命門女子以左尺為命門謂之反亦非也男子得陰以生先生右腎女子得陽以長先生左腎乃是正也非反也所謂反者只是男子尺脉當弱今反盛女子尺脉應盛今反弱謂之反耳聖人以察陰陽以決生死雖經絡流注如環無端豈能逃於三部者耶

(八) 問診候之法

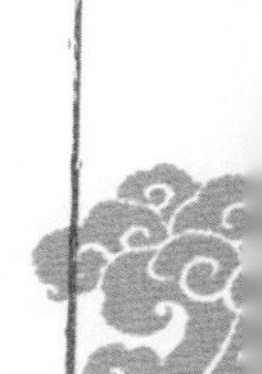

答曰凡初下指先以中指揣按得關位乃齊下前後二指爲三部脈前指寸口也後指尺部也若人臂長乃踈下指若臂短乃密下指先診寸口男先左手女先右手浮按消息之次中按消息之次重按消息之次上竟消息之次下竟消息之次推指外消息之次推指內消息之⑦鹽家責肥人脈浮爲肌肉厚實重取乃得若舉手而得則其浮也甚矣責瘦人脈沉爲皮脈相附而易見若按之始應則其沉也亦甚矣凡診脈以氣息平定方下指以一呼一吸爲一息其一息之間脈息四至或五至不大不小與所部分四時相應者爲平和脈也過則爲

至不及則爲損損至之脉難經言之詳矣所屬部分謂心位洪肺位浮腎位沉肝位弦脾胃緩也四時謂春脉弦夏脉洪四季脉緩秋脉浮冬脉沉也假令心脉本位雖常見洪得冬脉須微帶沉下是四時相應餘皆倣此

（九）問脉息之證

答曰脉之字从肉从爪又作衇蓋脉以肉爲陽衇以血爲陰華陀云脉者氣血之先也氣血盛則脉盛氣血衰則脉衰氣血熱則脉數氣血寒則脉遲氣血微則脉弱氣血平則脉緩又長人脉長短人脉短性急則脉急性緩則脉緩反此者逆按內經云形盛脉⑧

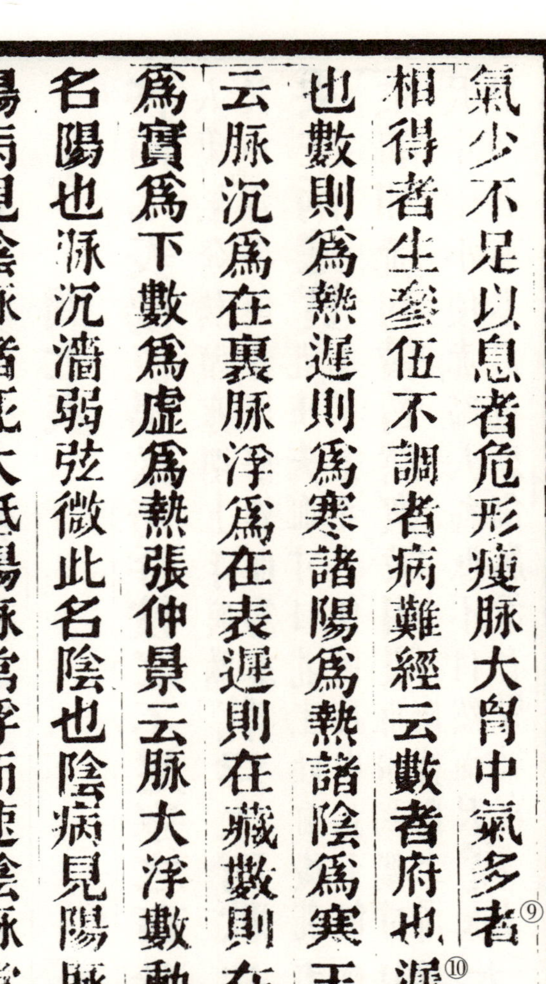
氣少不足以息者危形瘦脉大胷中氣多者⑨相得者生參伍不調者病難經云數者府也遲⑩也數則爲熱遲則爲寒諸陽爲熱諸陰爲寒王叔和云脉沉爲在裏脉浮爲在表遲則在藏數則在府滑爲實爲下數爲虚爲熱張仲景云脉大浮數動滑此名陽也脉沉濇弱弦微此名陰也陰病見陽脉者生陽病見陰脉者死大抵陽脉常浮而速陰脉常沉而遲七表屬府病在於陽春夏見之易治八裏屬藏病在於陰秋冬見之猶輕假令數在左寸浮之得者熱

大小腸沉之得者熱入於心餘皆倣此脉理精微非言可盡論其梗槩不出於此矣王叔和云在心易了指下難明亦在乎人熟之而已矣

（十）　問七表

荅曰七表陽也陽數奇浮按之不足舉之有餘寸口浮其人傷風發熱頭疼關上浮腹滿尺中浮小便難⑪趺陽浮即爲虛芤浮大而軟按之中央空兩邊實⑫芤主失血寸口芤主吐血微芤者衄關上芤大便血尺中芤小便血滑往來前却流利替替然與數相似脉滑爲陽寸口滑爲陽盛陽上滑爲嘔逆尺中滑小便赤婦人經脉不利然而尺脉滑者亦本形也趺陽脉滑者胃氣實實脉大而長

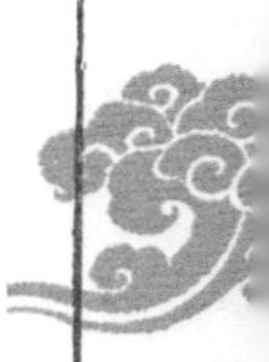

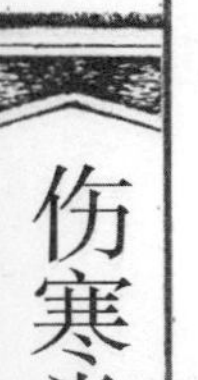

按之隱指愊愊然浮沉皆得寸口實主上焦熱關上見之腹脹尺中有此主小腹痛并小便澀⑬弦舉之無有按之如弓弦狀又曰浮緊乃爲弦狀如弓弦按之不移陽弦則頭痛陰弦則腹痛大抵傷寒脈須弦蓋人迎緊盛傷於寒人迎者小陽之分少陽脈主弦故也寒邪中人其脈必弦弦則多兼洪數爲其先有邪熱也洪數甚者正爲陽證若沉細而弦疾乃主陰證也緊按之實數似切繩狀緊則爲寒寸口緊頭痛關緊心中滿痛尺緊臍下痛陰陽俱緊當清邪中於上濁邪中於下洪極大在指下舉按滿指寸口洪主胸膈煩熱關洪主胃熱口乾尺中洪主大小便有血二部洪三焦俱熱

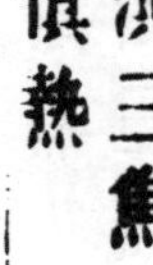

問八裏

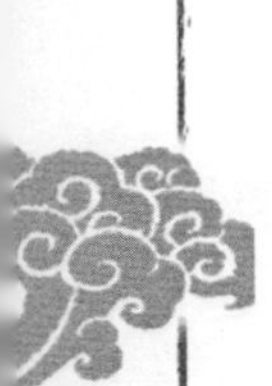

答曰八裏陰也陰數耦微若有若無極細而軟微則為虛寸口微為陽不足陽微則惡寒陰微則下利沉舉之不足按之有餘沉為在裏寸尺俱沉者少陰受病也然沉而遲者乃⑭陰證也宜溫之沉而數者有熱也宜下之緩去來亦遲小駃於遲緩則為虛太陽病其脈緩者為傷風惟脾得之即是本形濇細而遲往來難時一止濇則少血寸口澁少氣上焦冷關上澁胃冷脾痛尺中澁小便數小腹冷三部俱澁腹中氣結王氷曰陽有餘則血少故脈澁也又曰濇者陽氣有餘陽氣有餘為身熱無汗遲呼吸三至去來極遲遲則為寒寸口遲則上焦冷關上遲胃冷不欲食吞酸吐水尺中遲小便多并白濁伏極重按之指著骨乃得伏主物聚寸口伏胷中逆氣關上伏有水氣溏泄尺中伏水穀不化大抵關前得之多為熱關後得之多為冷關中得之陰陽結或冷或

熱不定當以濡按之似無舉之全無力形與經論遞脉雖稍殊其
餘證參之
爲冷證
皆一也弱極軟而沉細按之欲絕指下陽爲虛寸口弱陽氣虛汗
自出關弱無胃氣胃中有熱脉弱爲虛熱病
作不可大攻熱去寒起尺中弱氣少發熱

（十三）問脉按之來緩時一止復來脉來數時一止復來又脉來動而中止不能自還因而復動

答曰有結脉有促脉有代脉結者陰也陰盛則結脉來緩時一止復來曰結主胸滿煩躁促者陽也陽盛則促脉來數時一止復來曰促主積聚氣痞憂思所

成太陽病下之後脉促胸滿者桂枝去芍藥湯主之〔正方七〕若微寒桂枝去芍藥加附子湯主之〔正八〕太陽病桂枝証醫反下之利遂不止脉促者表未解也喘而汗出者葛根黄芩黄連湯主之〔正二十八〕大抵結促之脉雖時一止爲病脉非死脉也惟代脉者⑮其死矣往來緩動而中止不能自還因而復動名曰代也代者死也仲景傷寒脉結代心動悸炙甘草湯主之〔正五十六〕

活人書卷第二終

校注

①穀：徐本作『藏』。当从。
②関：同『关』。下同。
③心：徐本作『之』。当从。
④胃：此下吴本有『氣』字。当从。
⑤寫：同『泻』，据文义此处当为『瀉』，即『泻』，与『补』相对应。下同。
⑥耦：通『偶』。
⑦毉：同『医』。下同。
⑧脉：此下徐本有『細』字。当从。
⑨者：此下徐本有『死行氣』三字。当从。
⑩遲：此下徐本有『者藏』两字。当从。
⑪趺：徐本作『趺』。当从。下同。
⑫衂（nǜ）：同『衄』。下同。
⑬澁：『澀』的异体字。下同。
⑭寸尺：徐本作『尺寸』。当从。
⑮其死：吴本作『真死』。

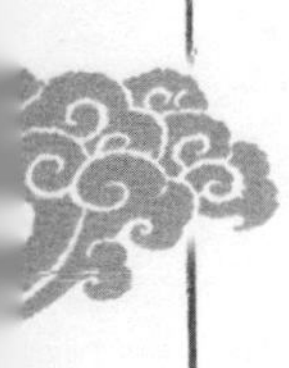

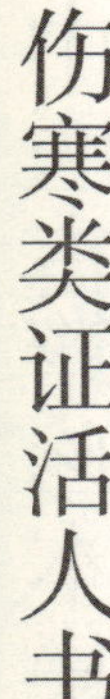

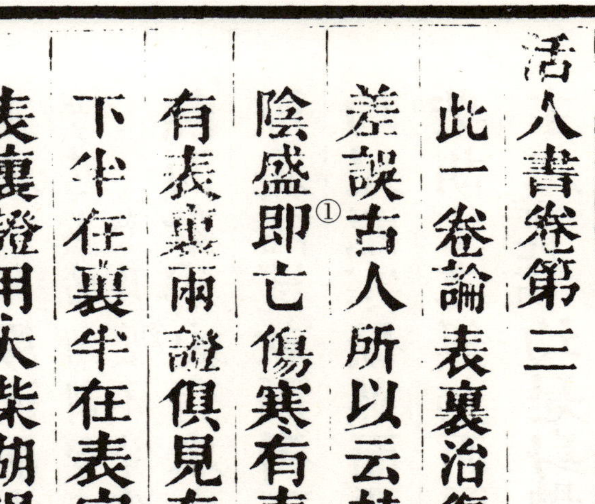

活人書卷第三

此一卷論表裏治傷寒須辨表裏表裏不分汗下差誤古人所以云桂枝下咽陽盛即斃承氣入胃陰盛即亡①傷寒有表證有裏證有半在表半在裏有表裏兩證俱見有無表裏證在表宜汗在裏宜下半在裏半在表宜和解表裏俱見隨證滲泄無表裏證用大柴胡湯下之〔正方二十〕又四逆湯〔正七十四〕證有先溫裏乃發表桂枝湯〔正方一〕證有先解表乃攻裏仲景云下利清穀身體疼痛急當救裏身體疼

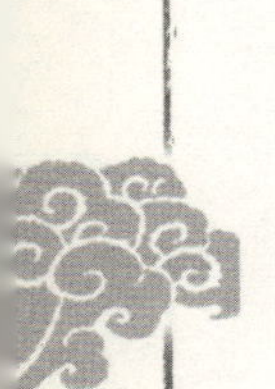

痛清便自調急當救表如嚮應桴間不容櫛非特此也均是發熱身熱不渴爲表有熱小柴胡加桂主之[正二十九]厥而脉滑爲裏有熱白虎加人參主之[正六十五]黄帝所謂發表不遠熱攻裏不遠寒也 均是水氣乾嘔微利發熱而欬爲裏②有水小青龍加蕘花主之[正三十六]身體涼表證罷欬而脅下痛爲表③有水十棗湯主之[正三十九]均是惡寒發熱而惡寒者發於陽也麻黄桂枝小柴胡主之④無熱而惡寒者發於陰也附子四逆湯主之[正七十四]均是身體痛脉浮發熱頭疼身體痛者

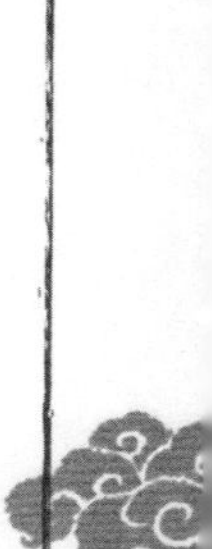

為表未解麻黄湯主之（正二十）脉沉自利身體痛者爲裏不和四逆湯主之（正七十四）以此觀之仲景之於表裏甚詳矣學者宜深究之雖然傷寒六七日目中不了了無表裏證脉雖浮亦有下之者少陰病二三日無陽證亦有發汗者非表裏之所能拘又不可不知也

（十二）問表證

荅曰發熱惡寒身體痛而脉浮者表證也浮者陽也其脉按之不足舉之有餘素問云寸口脉浮而盛曰病在外寸口脉沉而緊曰病在中仲景云脉浮者病在表可發

汗又曰表有病者脉當浮又曰結胸證脉浮者不可下則知脉浮者表證也表證者惡寒是也惡寒者表之虚此屬太陽宜汗下⑤然傷寒發表須當隨病輕重而汗之故仲景有發汗者有和解之者兼四時發汗亦自不同春不可大發汗以陽氣尚弱不可亟奪使陰氣勝于時天寒初解榮衛腠理緩可用小柴胡湯正二十九之類冬不可汗者以陽氣伏藏不可妄擾不問傷寒中風並戢與桂枝麻黄各半湯正方二或得少汗而解或無汗自解病勢甚者不拘此夏月天氣大熱玄府開脉洪大宜正發汗但不可用麻黄桂

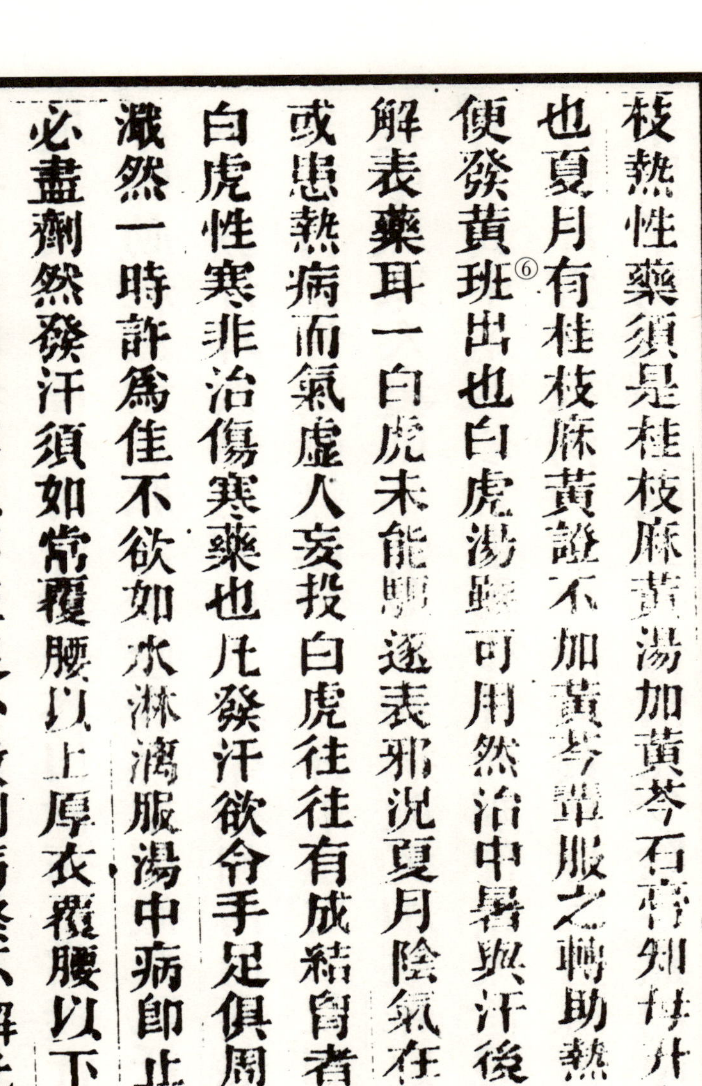

枝熱性藥須是桂枝麻黄湯加黄芩石膏知母升麻也夏月有桂枝麻黄證不加黄芩輩服之轉助熱氣便發黄班⑥出也白虎湯證可用然治中暑與汗後一解表藥耳一白虎未能驅逐表邪況夏月陰氣在內或患熱病而氣虛人妄投白虎往往有成結胷者以白虎性寒非治傷寒藥也凡發汗欲令手足俱周漐漐然一時許爲佳不欲如水淋漓服湯中病即止不必盡劑然發汗須如常覆腰以上厚衣覆腰以下蓋腰以上流漓而腰以下至足心微潤病終不解凡發

汗病證仍在者三日內可一二三汗之令腰腳周遍爲度○又問三陰有可汗者乎荅曰陰病不當發汗發汗即動經然太陰脉浮少陰發熱亦須微微取汗但不正發汗耳大抵風寒中人與榮衛相薄而發熱又未曾行諸汗藥雖無陽證須少汗解逐之王叔和云表中風寒入裏則不消故知初病脉沉細數雖裏不消本表中風寒須宜溫覆少汗而解仲景太陰證脉浮可汗宜桂枝湯（正方一）少陰病發熱脉沉宜麻黄細辛附子湯（正方三十三）少陰二三日常見少陰證無陽證者

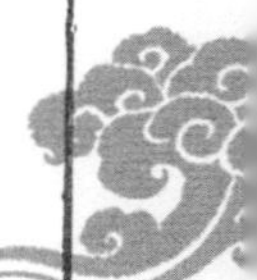

宜麻黄附子甘草湯正二十微發汗皆陰證表藥也要知脉沉細數病在裏不可發汗此大略之言耳脉應裏而發熱在表宜以小辛之藥取微汗而温散也大抵傷寒太陽證發熱惡寒汗發其汗⑧然熱多寒少其脉微弱或尺脉遲者不可表也太陽病發熱惡寒熱多寒少脉微弱者此無陽也不可發汗宜桂枝二越婢一湯正方四尺脉遲者血少也先以小建中加黄耆湯正三十五以養其血睟時用小柴胡桂枝二越婢一湯小分劑以和解之其人當汗而衄血下血者不可表也太陽病脉浮而緊發熱身無汗自衄者愈不可汗汗出必額上陷脉緊急直視不得眴又云太陽病不解熱結膀胱其人如狂血自下下者愈不愈宜桂枝湯正方二壞病者不可

表也太陽病三日已發汗若吐若下若溫鍼仍不解者爲壞病桂枝不中與也常犯何逆隨證治之又云太陽病不解轉入少陽者脅下鞕滿乾嘔不能食往來寒熱尚未吐下脉沉緊者與小柴胡湯五十九若已吐下發汗柴胡證罷此爲壞病知犯何逆以法治之

婦人經水適來者不可表也婦人病經水適下而發其汗則鬱冒不知人此爲表裏俱虛故令鬱冒也

風溫者不可表也脉尺寸俱浮頭疼身熱常自汗體重其息必喘其形不仁嘿嘿但欲眠者風溫證也復發其汗者死宜萎蕤湯雜四十五

濕溫者不可表也兩脛逆冷胷腹滿頭目痛苦妄言必多汗者濕溫證也不可發汗發汗者名曰重暍如此死者醫殺之耳宜朮附湯五十七白虎加蒼朮湯雜四十七

虛煩者不可表也諸虛煩熱與傷寒相似然不惡寒身不疼故知非傷寒也不可發汗頭不痛脉不緊故知非裏實也不可下宜服竹葉湯五九十四

病人腹間左右上下有築觸

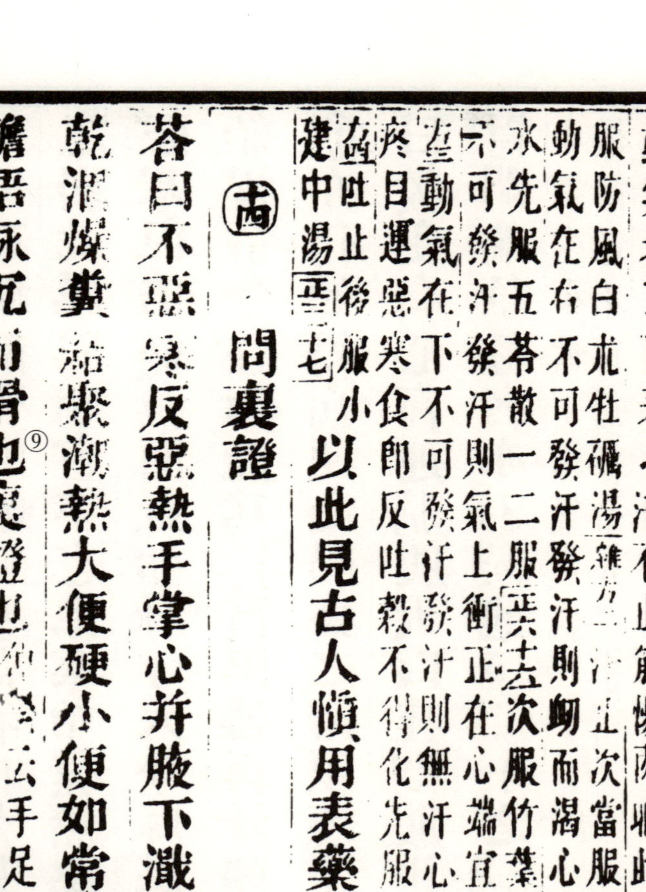

動氣者不可表也 動氣在左不可發汗發汗則頭眩汗不止筋惕肉瞤此爲逆難治先服防風白朮牡蠣湯[雜方二]汗止次當服建中湯[正三十七]動氣在右不可發汗發汗則衄而渴心苦煩飲則吐水先服五苓散一二服[正六十五]次服竹葉湯動氣在上不可發汗發汗則氣上衝正在心端宜服李根湯[雜方]動氣在下不可發汗發汗則無汗心中大煩骨節疼目運惡寒食則反吐穀不得化先服大橘皮湯[雜方]吐止後服小建中湯[正三十七] **以此見古人慎用表藥如此**

（十六）**問裏證**

答曰不惡寒反惡熱手掌心并腋下濈濈汗出胃中乾澀燥糞結聚潮熱大便硬小便如常腹滿而喘或譫語脉沉而滑也⑨裏證也 仲景云手足濈然汗出者此大便已硬也傷寒欲下

活人書　卷三　五

而小便少手足心并腋下不滋潤者不可攻也裏證者內熱是也內熱者裏之弱此屬陽明宜下之傷寒始發熱惡寒今汗後不惡寒但倍發熱而躁始脉浮大今脉洪實或沉細數始惺靜今狂語此爲胃實陽盛再汗即死須下之即愈亦有始得病便變陽盛之證須便下之不可拘以日數更有心胷連臍腹大段⑩疰悶腹中痛坐卧⑫不安⑪胃悶喘急極者亦不候他證便下之凡大便秘防悶恐倒有表證者亦須少少飲小承氣湯正四十三微解之不可過多令大泄也若失下則氣血不通四肢便厥醫人不知反疑是陰厥復進熱藥禍如反掌

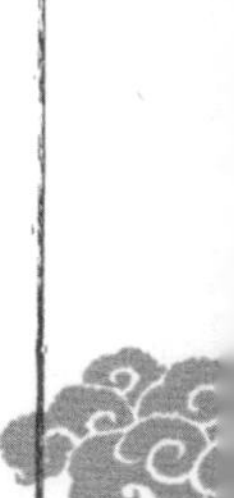

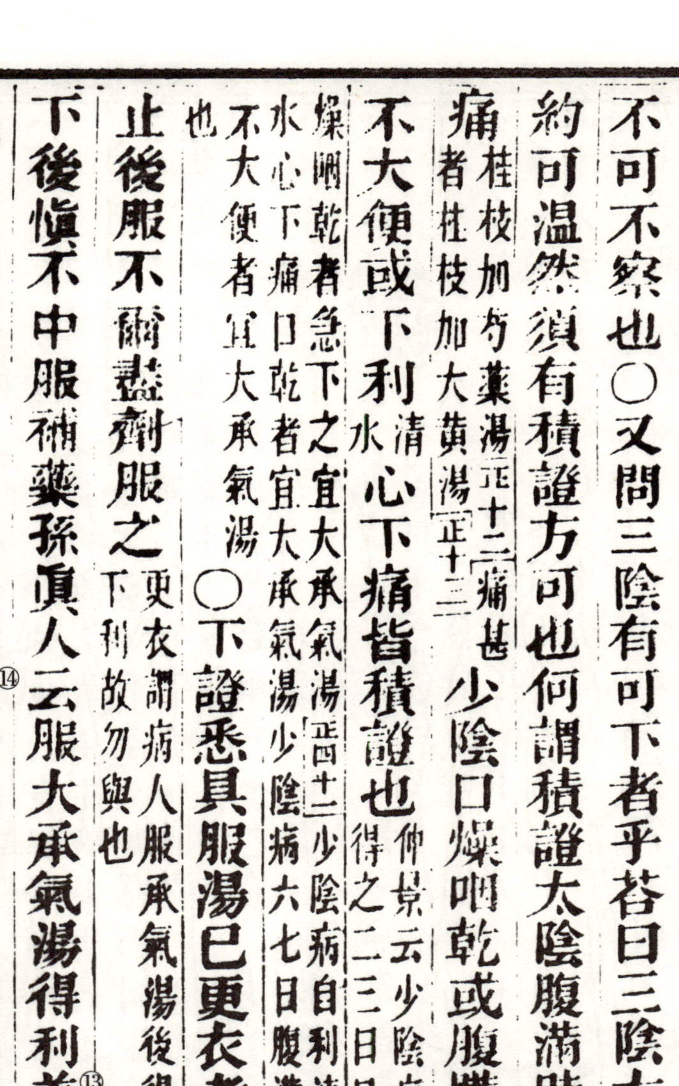

不可不察也〇又問三陰有可下者乎荅曰三陰大約可溫然須有積證方可也何謂積證太陰腹滿時痛桂枝加芍藥湯〔正十二〕痛甚者桂枝加大黃湯〔正十三〕少陰口燥咽乾或腹滿不大便或下利清水心下痛皆積證也仲景云少陰病得之二三日口燥咽乾者急下之宜大承氣湯〔正四十一〕少陰病自利清水心下痛口乾者宜大承氣湯少陰病六七日腹滿不大便者宜大承氣湯也〇下證悉具服湯已更衣者止後服不爾盡劑服之更衣謂病人服承氣湯後得下利故勿與也下後慎不中服補藥孫真人云服大承氣湯得利差⑬慎不中服補藥也熱氣得補⑭服成更復下之是重困

也宜消息安養之大抵傷寒最慎于下若表證未罷不可亂投湯劑虛其胃氣仲景云表解而內不消非大滿猶生寒熱則病不除也表已解而內不消大滿不實⑮堅有燥屎乃可下之雖四五日不能為禍若不宜下而便攻之內虛熱入協熱遂利煩躁諸變不可勝數輕者困篤重者必死矣古人所以傷寒有承氣湯之戒

脉浮者不可下仲景云脉浮者病在表可發其汗

脉虛細者不可下應汗而下為懊憹為痞為結胸

不可下王叔和云脉微不可下虛細不可下

惡寒者不可下惡寒者表之虛雖是陽明症尚惡寒即與太陽合病屬表可發其汗少陰惡寒當溫之

嘔吐者不可下仲景云嘔多雖有陽明⑯證不可下陽明病脅下堅滿不大便而嘔舌上白胎者宜與小柴胡湯並三十九上焦得通津液得下胃氣因和身濈然汗出得屎而解

不轉失氣者不可下轉失氣个

人所謂下泄也傷寒論云陽明病不大便六七日恐有燥屎欲知之法少與小承氣湯腹中轉失氣者此有燥屎也乃可攻之若不轉失氣者此但頭硬後必溏不可攻之攻之必脹滿不能食也又云陽明病讝語發潮熱脈滑而疾者小承氣湯主之(正四十三)因與小承氣湯一升腹中轉失氣者更服一升若不轉失氣者勿更與之仲景無治法今詳宜與小柴胡湯(正三十九)明日又不大便脈反微濇者裏虛也爲難治仲景亦無法治宜與黄耆建中湯

大便堅小便數不可用承氣湯攻之

趺陽脈浮而濇浮則胃氣强濇則小便數浮濇相搏大便則硬其脾爲約麻子⑰人丸主之(正九十二)千金云脾約者大便堅小便利宜枳實丸太陽陽明者脾約乃是也

小便清者不可下

仲景云傷寒不大便六七日頭疼有熱與承氣湯小便清者知不在裏

大便硬小便少者未可攻

恐津液還入胃必先鞕後溏也小便自如乃可攻之當問其小便日幾行若本小便日三四行今日

再行故知大便不久出今爲小便數少以津液當還入胃中故知不久必大便也陽明病自汗出若發汗小便自利者不可下此爲津液內竭雖硬不可攻之當須自大便密導之若土瓜根大猪膽汁皆可導之晉九以此知古人愼用轉藥如此

(五)問表裏兩證俱見

荅曰傷寒表證當汗裏證當下不易之法也發表攻裏本自不同甘遂神丹不可以合飲桂枝承氣安可以並進然而假令病人脉浮而大是表證當汗其人發熱煩渴小便赤却當下此是表裏證俱見五苓散

主之【正十六】仲景云中風發熱六七日不解而煩有表裏證渴欲飲水水入則吐者名曰水逆五苓散主之假令傷寒不大便六七日頭痛有熱者是裏證當下其人小便清者知不在裏仍在表當須發汗此是兩證俱見即未可下宜與桂枝湯【正方二】假令病人心下滿口不欲食大便硬脉沉細是裏證當下其人頭汗出微惡寒手足冷却當汗此兩證俱見者仲景所謂半在裏半在表也小柴胡湯主之【正廿九】假令太陽病表證未除而醫數下之遂協熱而利利不止心下痞硬仲景謂之表裏不解桂枝人參湯主之【正十六】本

太陽病醫反下之因爾腹痛是有表復有裏仲景用桂枝加芍藥湯（正十二）痛甚者桂枝加大黄湯又云太陽病桂枝證醫反下之利遂不止脉促者表未解也喘而汗出者葛根黄芩黄連湯主之（正十三）此皆仲景治傷寒有表復有裏之法學者當以意推之也

（十六）問無表裏證

荅曰傷寒四五日後以至過經十三日（爲過經）無表證又於裏證未可下者但非汗證亦非下證者皆可用小柴胡（正廿九）隨證加减用之（加减法在第十二卷藥方中）以至十餘日

者亦可用十餘日外用小柴胡湯不愈者若大便硬看證可下則用大柴胡下之〔正三十〕以經過其人氣稍虛當下者用大柴胡湯則穩蓋恐承氣湯太緊病人不禁也仲景云六七日目中不了了睛不和無表裏證大便難身微熱此爲實也當下之宜大承氣湯〔正四十〕又云病人無表裏證發熱七八日脉雖浮數可大柴胡下之〔正二十〕假令以下脉數不解至六七日不大便者有瘀血也屬抵當湯〔正九十二〕

（十七）問病人有身大熱反欲得衣有身大寒反

不欲近衣者

荅曰此名表熱裏寒表寒裏熱也病人身大熱反欲得衣熱在皮膚寒在骨髓也仲景無法治宜先與陰旦湯（雜方六）寒已次以小柴胡加桂（雜三十九）以溫其表病人身大寒反不欲近衣寒在皮膚熱在骨髓也仲景亦無治法宜先與白虎加人參湯（正六十五）熱除次以桂枝麻黄各半湯（正方二）以解其外大抵⑱其外標本治有先後表熱裏寒者脉須沉而遲手或微厥下利清穀也所以陰證亦有發熱者四逆湯（正七十四）通脉四逆湯

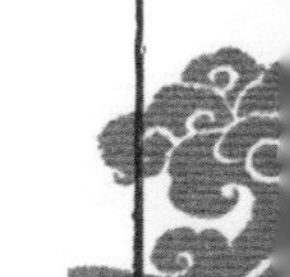

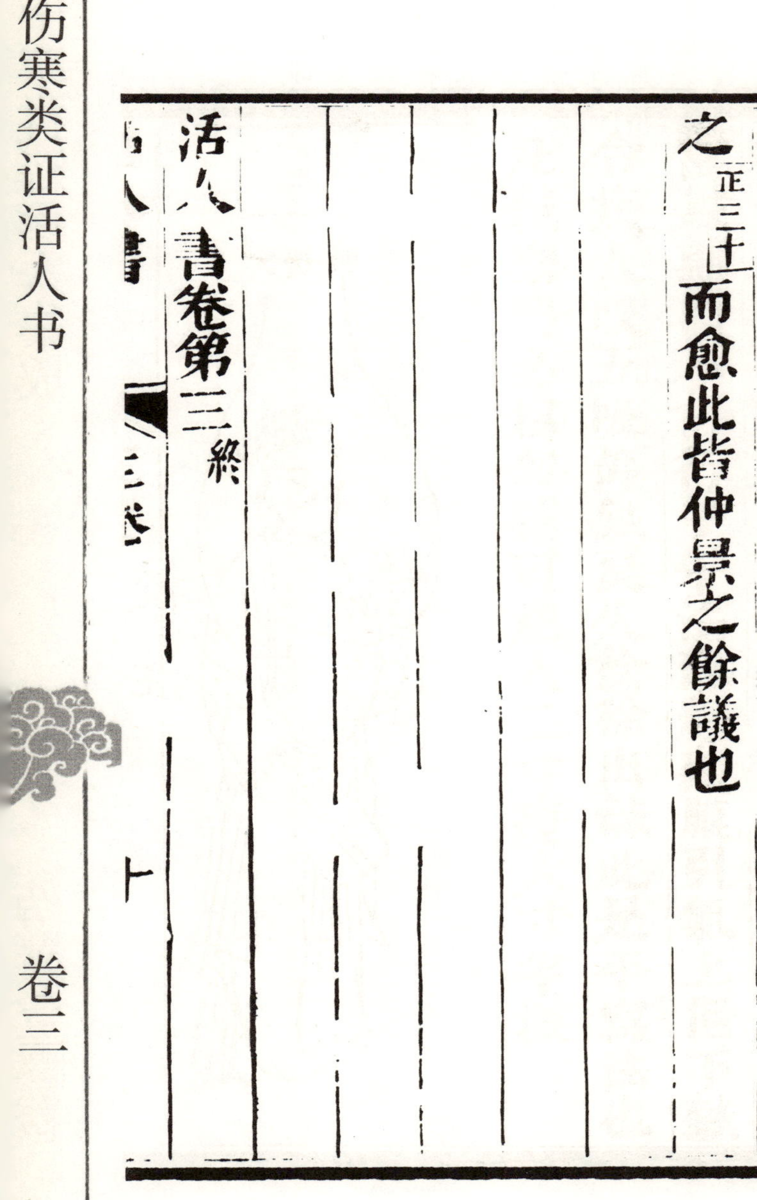

主之[正八十二]表寒裏熱者脉必滑而厥口燥舌乾也所以少陰惡寒而踡時時自煩不欲厚衣用大柴胡下之[正三十]而愈此皆仲景之餘議也

活人書卷第三終

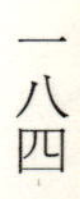

校注

①即：徐本作『以』。

②裹：宋本、成无己本《伤寒论》作『表』。当从。

③表：宋本、成无己本《伤寒论》作『裹』。当从。

④麻黄桂枝小柴胡主之：此下吴本有『無麻黄桂枝小柴胡湯，只有柴胡桂枝湯』十六字。

⑤下：徐本作『之』。当从。

⑥班：通『斑』。

⑦相：徐本与清本同，吴本作『俱』。

⑧汗發其汗：徐本与清本同，吴本作『宜當發汗』，据文义当从吴本。

⑨也：徐本与清本同，吴本作『者』。

⑩叚：徐本作『段』。

⑪胃：徐本与清本同，吴本作『冒』。

⑫防：徐本与清本同，吴本作『妨』。

⑬差：同『瘥』。下同。

⑭服：徐本、吴本俱作『復』，义胜当从。

⑮大滿不實堅：徐本与清本同，吴本作『大滿大堅實』。

⑯陽陽證：徐本作『陽明證』。當从。

⑰人：通『仁』。下同。

⑱其外：徐本作『病有』，义长可从。

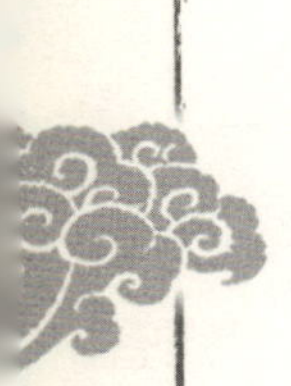

活人書卷第四

此一卷論陰陽治傷寒須識陰陽二證手足各有三陰三陽合爲十二經在手背者爲陽屬表爲府在手掌裏者爲陰屬裏爲藏足經倣此傷寒只傳足經不傳手經素問熱論亦只説足三陰三陽受病巢氏言一日太陽屬小腸誤矣足之陽者陰中之少陽足之陰者陰中之太陰足之三陽從頭走足足之三陰從足走腹陽務於上陰務於下陽行也速陰行也緩陽之體輕陰之體重陰家脉重陽

家脉輕陽候多語陰證無聲陽病則旦靜陰病則夜甯陽虛則暮亂陰虛則夜争陰陽消①[illegible]異然而物極則反寒暑之變重陽必陰重②[illegible]陰證似陽陽證似陰陰盛隔陽似是而非若同而異明當消息以法治之

（六）問陰證

荅曰太陰少陰厥陰皆屬陰證也太陰者脾也少陰者腎也厥陰者肝也何謂太陰證太陰脾之經主胷膈䐜脹甲乙經云邪生於陽者得之風雨寒暑邪中

於陰者得之飲食居處陰陽喜怒又曰賊風虛邪者陽受之飲食不節起居不時者陰受之陽受之則入府陰受之則入藏入六府則身熱不時卧上為喘呼入五藏則䐜滿閉塞下為飧泄久為腸澼何謂少陰證少陰腎之經主脉微細心煩但欲寐或自利而渴

又問經云一二日少陰病者何也答曰③謂中病者腠理寒便入陰經不經三陽也傷寒雖是三陰三陽大抵發於陽則太陽也發於陰則少陰也此二經為表裏其受病最為多陽明太陰受病顛稀至於少陽厥陰肝臟之經又加少焉凡病一日至十二三日太陽證不罷者但治太陽有初得病便見少陰證者直攻少陰亦不必先自

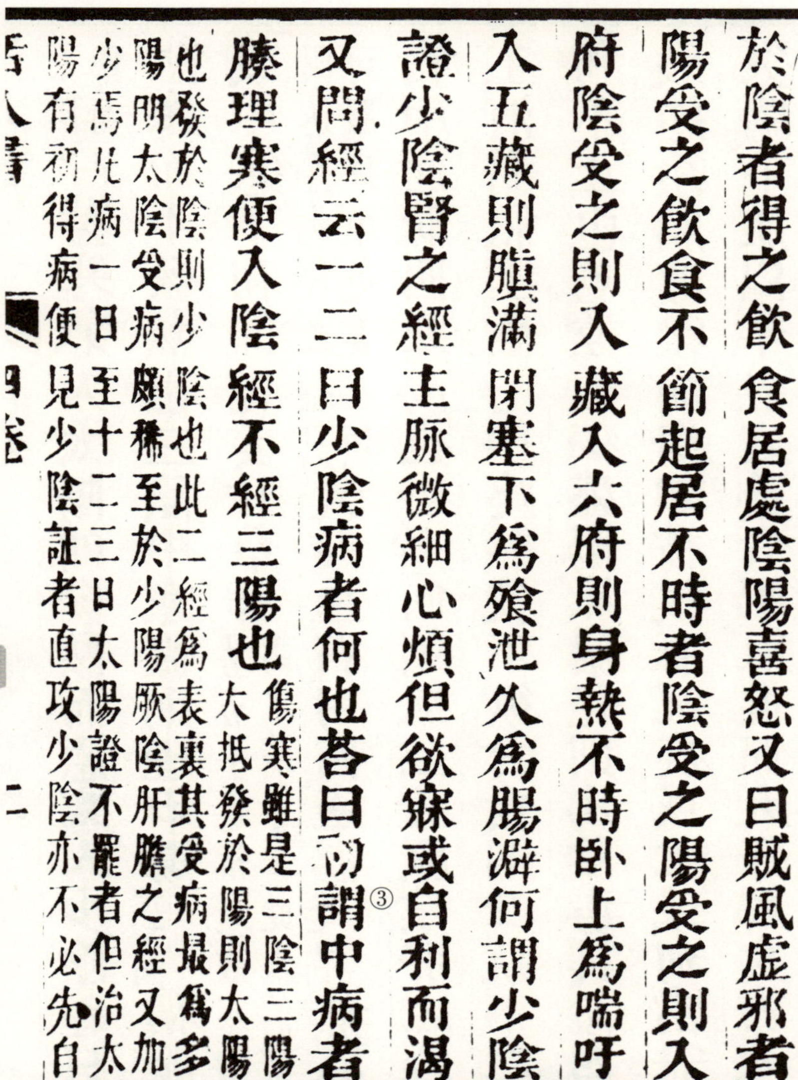

[太陽次傳而至]蓋寒氣入太陽即發熱而惡寒入少陰經只惡寒而不發熱也三陰中寒微則理中湯[正七十四]稍厥或中寒下利即乾姜甘草湯[正五十五][手足指頭微寒冷謂之清[音去声]此未消喫四逆蓋疾輕故也只可服理中乾姜之類]大段重者用四逆湯[正七十四]無脈者用通脈四逆湯也[正八十]何謂厥陰證厥陰肝之經主消渴氣上衝心中疼熱飢不欲食食則吐蚘下之利不止也若陰氣獨盛陽氣暴絕則爲陰毒其證四肢逆冷臍腹築痛身如被杖脉沉疾或吐或利當急灸臍下服以辛熱之藥令陽氣復而大汗解矣古人

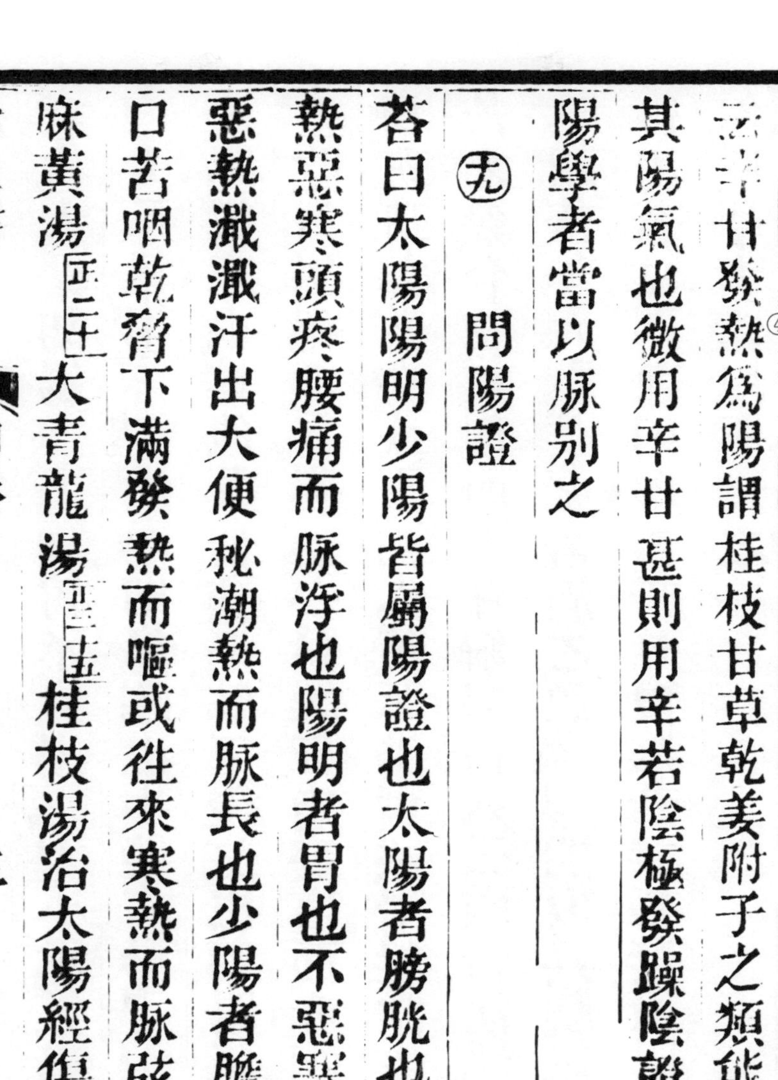

辛甘發熱④為陽謂桂枝甘草乾姜附子之類能復其陽氣也微用辛甘甚則用辛若陰極發躁陰證似陽學者當以脉別之

㊈　問陽證

答曰太陽陽明少陽皆屬陽證也太陽者膀胱也發熱惡寒頭疼腰痛而脉浮也陽明者胃也不惡寒反惡熱濈濈汗出大便秘潮熱而脉長也少陽者膽也口苦咽乾脅下滿發熱而嘔或往來寒熱而脉弦也麻黄湯[正二十]大青龍湯[正三十五]桂枝湯治太陽經傷風

寒也大柴胡湯〔正三十〕調胃承氣湯〔正四十三〕小承氣湯〔正四十三〕大承氣湯〔正四十二〕治陽明傷寒也小柴胡湯〔正九〕治少陽傷寒也其他藥皆發汗吐下後證也若陽氣獨盛陰氣暴絕即爲陽毒必發躁狂走妄言面赤咽痛身班班如錦文⑤或下利赤黃脉洪實或滑促當以酸苦之藥令陰氣復而大汗解矣古人云酸苦涌泄爲陰謂苦參大青葶藶苦酒之類〔雜十六〕能復其陰氣也微用苦甚則兼用酸苦折熱復陰若熱極發厥陽證似陰學者當以脉別之

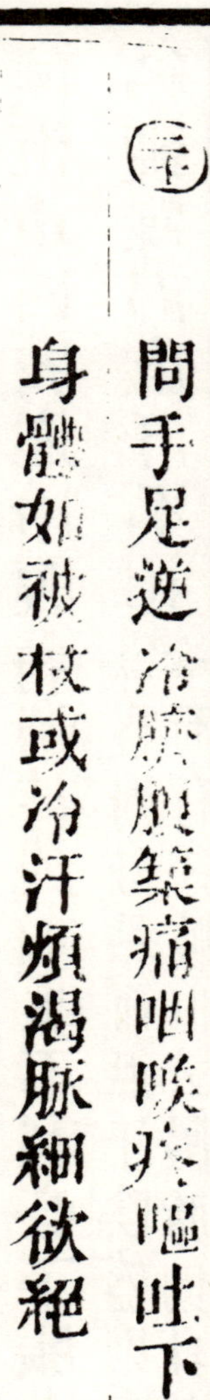

（十）問手足逆冷臍腹築痛咽喉疼嘔吐下利身體如被杖或冷汗煩渴脈細欲絕

荅曰此名陰毒也陰毒之爲病初得病手足冷背強咽痛糜粥不下毒氣攻心心腹痛短氣四肢厥逆嘔吐下利體如被杖宜服陰毒甘草湯[雜七]白朮散[雜八]附子散[雜九]正陽散[雜十]肉桂散[雜十一]回陽丹[雜十二]返陰丹[雜十三]天雄散正元散退陰散[雜十四]之類可選用之大抵陰毒本因腎氣虛寒或因冷物傷脾外感風寒內既伏陰外又感寒或先感外寒而內伏陰內

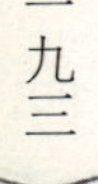

外皆陰則陽氣不守遂發頭疼腰重腹痛眼睛疼身體倦怠四肢逆冷額上手背冷汗不止或多煩渴精神恍惚如有所失三二日間或可起行不甚覺重診之則六脉俱沉細而疾尺部短小寸口脉或大（六脉俱浮⑥大或沉取之大而不甚疾者非陰證也大抵陽毒陽寒其脉多弦而洪數陰毒傷寒其脉沉細而弦疾不可不知也）若誤服涼藥則渴轉甚躁轉急有此病證者便須急服辛熱之藥一日或二日便安若陰毒漸深其候沉重四肢逆冷腹痛轉甚或咽喉不利心下脹滿結硬躁渴虚汗不止（陽盛則身熱而無汗陰盛則身冷而有汗岐伯云陽勝則身熱

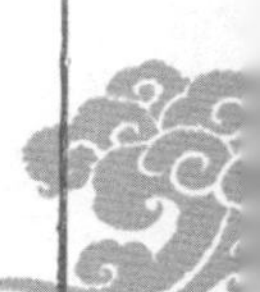

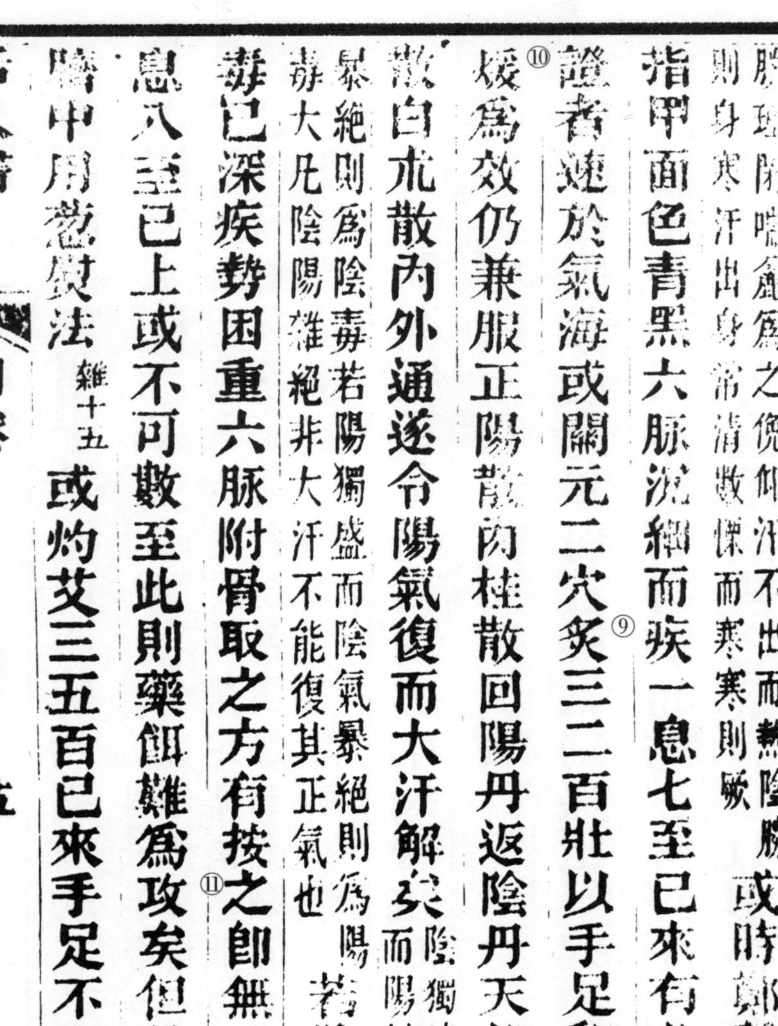

脉理閉喘麤⑦為之俛仰⑧汗不出而熱陰勝或時鄭聲則身寒汗出身常清數慄而寒寒則厥指甲面色青黑六脉沉細而疾一息七至已來有此證者速於氣海或關元二穴灸⑨三二百壯以手足和煖⑩為效仍兼服正陽散肉桂散回陽丹返陰丹天雄散白朮散內外通遂令陽氣復而大汗解矣陰獨盛而陽氣暴絶則為陰毒若陽獨盛而陰氣暴絶則為陽毒大凡陰陽離絶非大汗不能復其正氣也若陰毒已深疾勢困重六脉附骨取之方有按之即無一⑪息八至已上或不可數至此則藥餌難為攻矣但於臍中用葱熨法雜十五或灼艾三五百已來手足不溫

活人書　卷四　五

者不可治也如得手足溫更服前熱藥以助之若陰氣散陽氣來即漸減熱藥而調治之陽氣乍復往往却煩躁慎不可投涼藥煩躁甚者再與返陰丹即定常須識此勿令誤也○陽伯按陰証甚者爲陰毒脈却沉細而疾或有一息至七至以來者不可不知

問發躁狂走妄言面赤咽痛身班班若錦⑫文或下利赤黃而脈洪實

答曰此名陽毒也傷寒病若陽氣獨盛陰氣暴絕必發躁狂走妄言面赤咽痛身班班若錦文或下利赤黃脈洪實或滑促宜用酸苦之藥令陰氣復而大汗

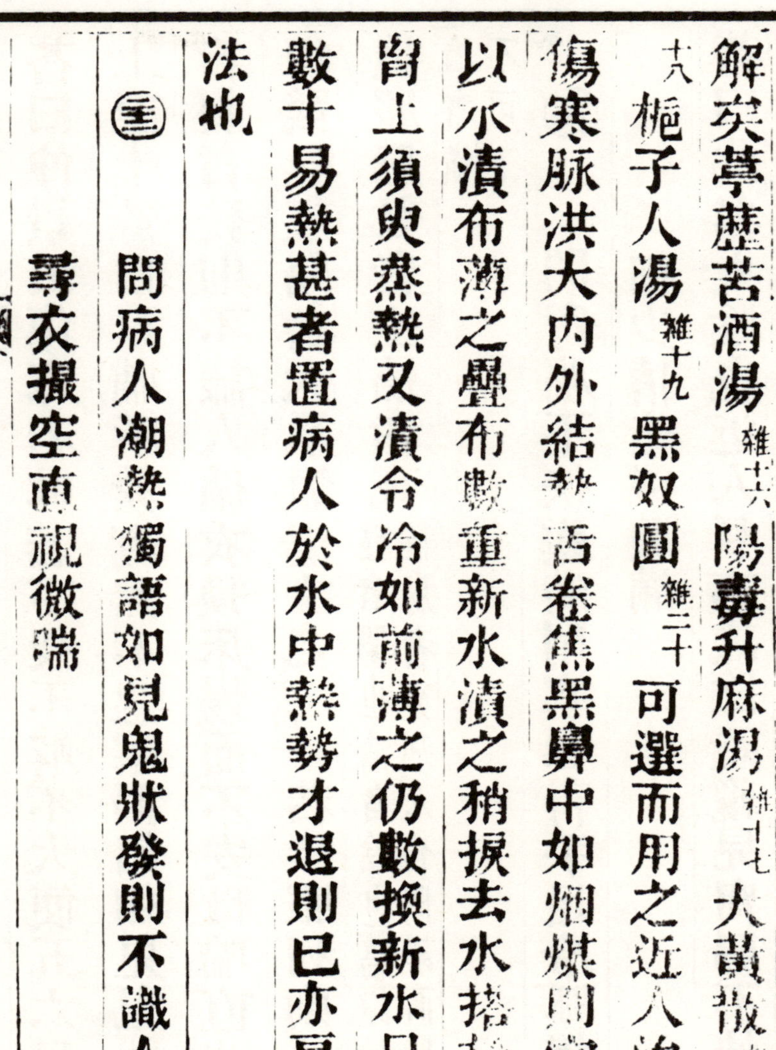

解突葶藶苦酒湯雜十六　陽毒升麻湯雜十七　大黃散雜十八　梔子人湯雜十九　黑奴圓雜二十　可選而用之近人治傷寒脉洪大内外結熱舌卷焦黑鼻中如烟煤則宜以水漬布薄之疊布數重新水漬之稍捩去水搭於胷上須臾蒸熱又漬令冷如前薄之仍數換新水日數十易熱甚者置病人於水中熱勢才退則已亦良法也

㊂問病人潮熱獨語如見鬼狀發則不識人尋衣撮空直視微喘

荅曰仲景云傷寒若吐若下後不解不大便五六日上至十餘日日晡所發潮熱不惡寒獨語如見鬼狀若劇者發則不識人循衣摸床惕而不安微喘直視但發熱讝語者太承氣湯主之正四一　若一服利則止後服脉弦者生濇者死弦者陽也濇者陰也陽證見陰脉者死病人有陽證而脉濇者慎不可下

(三十二)問胷膈不快䐜滿閉塞唇青手足冷脉沉細少情緒或腹滿

荅曰此名太陰也近人多不識陰證纔見胷膈不快

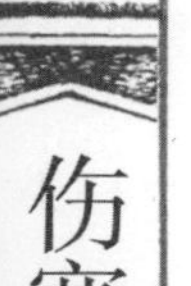

使投食藥非其治也大抵陰證者由冷物傷脾胃陰經受之也主胸膈䐜滿面色及唇皆無色澤手足冷脉沉細少情緒亦不因嗜慾但内傷冷物或損動胃氣遂成陰證復投巴豆之類胸膈愈不快或吐而利經一二日遂致不救蓋不知寒中太陰也太陰者脾之經也〇又問萬一飲食不節胸膈不快寒中陰經何法以治之荅曰急作理中湯加青橘陳橘剉如麻豆大服一二劑胸膈即快枳實理中圓[雜八二]五積散[雜廿二]九艮

（十四）問脉微細欲吐不吐心煩但欲寐五六日自利而渴

荅曰此名少陰也少陰之爲病欲吐不吐心煩但欲寐五六日自利而渴者虚故引水自救若小便色白者少陰病形悉具小便白者以下焦虚有寒不能制水故令色白也四逆湯主之〔正七四〕少陰病若口燥⑬舌乾而渴者須急下之不可緩也大承氣湯主之〔正四二〕若脉沉而遲者須温之四逆湯主之蓋以口燥而渴者知其熱脉細而遲者别其寒也少陰屬腎古人謂之腎傷寒也腎傷

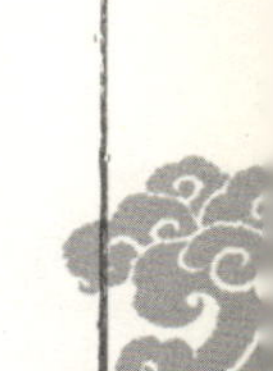

寒口燥舌乾而渴固當急下大抵腎傷寒亦多表裏無熱但苦煩憒默默而⑭急不欲見光明有時腹痛其脉沉細舊用四順湯古人恨其熱不堪用云腎病而體猶有熱者可服仲景四逆散〔正七五〕若已十餘日下利不止手足微冷乃無熱候可增損四順湯〔雜百十九〕　少陰病若惡寒而踡時時自煩不欲厚衣者用去大黃大柴胡湯〔正三十〕　少陰病始得之反發熱脉沉者麻黃細辛附子湯〔正二十三〕微汗之少陰病得之二三日常見少陰無陽證者亦須微發汗宜麻黃附子甘草湯〔正廿二〕　此學者不可不知也

㉟ 問身微熱煩躁面赤脉沉而微陽伯按要知陰證卽身熱但微熱耳

答曰此名陰證似陽也陰發躁熱發厥物極則反也大率以脉爲主諸數爲熱諸遲爲寒無如此最驗也假令身體微熱煩躁面赤其脉沉而微者皆陰證也身微熱者裏寒故也煩躁者陰盛故也面戴陽者下虚故也若醫者不看脉以虚陽上鬲躁誤以爲實熱反與凉藥則氣消成大病矣外臺秘要云陰盛發躁名曰陰躁欲坐井中宜以熱藥治之仲景少陰證面赤者四逆加葱白主之

（[illegible]）問手足逆冷而大便秘小便赤或大便黑

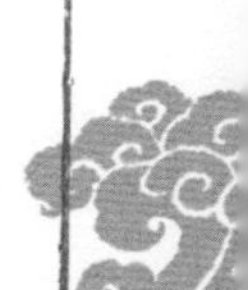

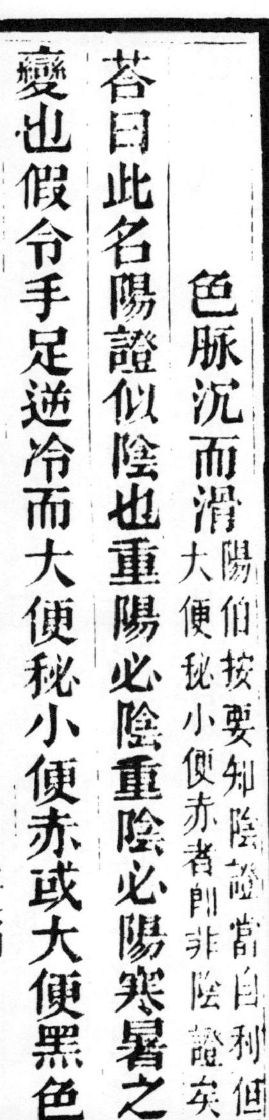
色脉沉而滑（陽伯按要知陰證當自利但大便秘小便赤者即非陰證矣）荅曰此名陽證似陰也重陽必陰重陰必陽寒暑之變也假令手足逆冷而大便秘小便赤或大便黑色其脉沉而滑者皆陽證也輕者白虎湯（正六四）甚者承氣湯（正四二）傷寒失下血氣不通令四肢逆冷此是伏熱深故厥亦深速用大承氣（正四一）加分劑下之汗出立差（仲景所謂厥應下之者此也）兼熱厥與陰厥自不同熱厥者微厥即發熱若陰厥即不發熱四肢逆冷惡寒脉沉而細大小便滑泄矣

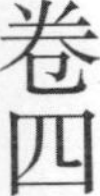

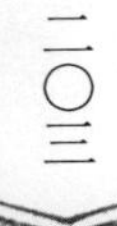

（二十七）問身冷脉細沉疾煩躁而不飲水

荅曰此名陰盛鬲陽也傷寒陰盛隔陽者病人身冷脉細沉疾煩躁而不飲水者是也若欲引飲者非也不欲飲水者宜服霹靂散（雜二十二）須臾躁止得睡汗出即差此藥通散寒氣然後熱氣上行汗出乃愈火焰散（雜二十三）丹砂丸（雜二十四）並主之

（二十八）問手足逆冷（溯洄集辨厥與逆異）

荅曰此名厥也厥者逆也陰陽不相順接手足逆冷也陽氣衰陰氣盛陰盛於陽故陽脉為之逆不通于

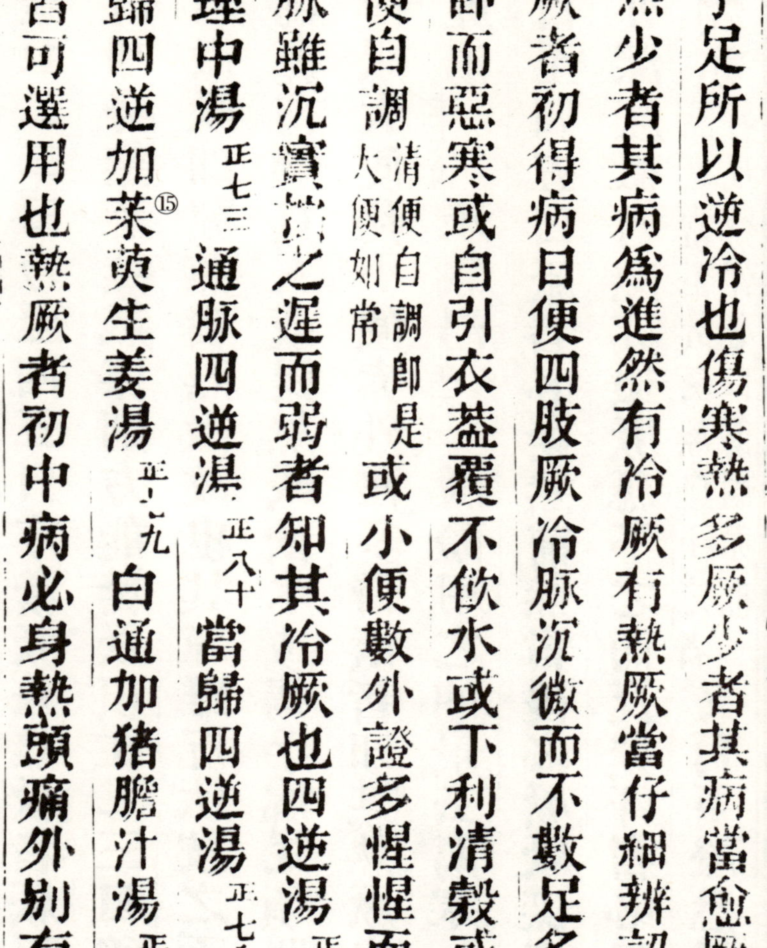
手足所以逆冷也傷寒熱多厥少者其病當愈厥多熱少者其病為進然有冷厥有熱厥當仔細辨認冷厥者初得病日便四肢厥冷脉沉微而不數足多攣卧而惡寒或自引衣蓋覆不飲水或下利清穀或清便自調（清便自調即是大便如常）或小便數外證多惺惺而靜脉雖沉實按之遲而弱者知其冷厥也四逆湯正十四理中湯正七三通脉四逆湯正八十當歸四逆湯正七八當歸四逆加⑮茱萸生姜湯正七九白通加猪膽汁湯正九七皆可選用也熱厥者初中病必身熱頭痛外別有陽

證至二三日乃至四五日方發厥兼熱厥者厥至半日却身熱蓋熱氣深則方能發厥須在二三日後也若微厥即發熱者熱微故也其脉雖沉伏按之而滑爲裏有熱其人或畏熱或飲水或揚手擲足煩躁不得眠大便秘小便赤外證多昏憒者知其熱厥也白虎湯正六四　承氣湯正四二　隨證用之仲景云傷寒一二日至四五日厥者必發熱前熱者後必厥厥深者熱亦深厥微者熱亦微厥應下之而反發汗者必口傷爛赤熱厥當下故云厥應下之者若反發汗必口傷爛赤也　又有下證悉具而

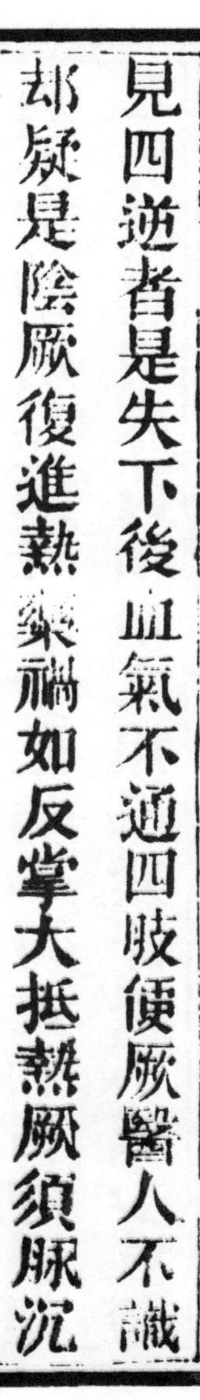

見四逆者是失下後血氣不通四肢便厥醫人不識却疑是陰厥復進熱藥禍如反掌大抵熱厥須脉沉伏而滑頭上有汗其手雖冷時復指爪温須便用承氣湯下之不可拘忌也諸手足逆冷皆屬厥陰不可下不可汗然有須下有須汗證者謂手足雖逆冷時有温時手足掌心必煖非正厥冷也當消息之若病人寒熱而厥面色不澤冒昧而兩手忽無脉或一手無脉者必是有正汗也多用綿衣包手足令温暖急服五味子湯（雜三五）或兼與麻黃細辛甘草湯之類⑯服之晬時必大汗而解矣或傷寒厥逆而心下怔忪者宜先治水

⑰常服茯苓甘草湯（正五十三）却治厥不爾水漬入胃必下利也又有病人手足厥冷脈乍結者邪氣結在內也⑱心下滿而煩飢不能食者病在胸中當吐之宜瓜蒂散（正百十二）蓋病在胸中亦能令人⑲身足厥但認脈乍結者是也（陰盛則結脈來緩時一止復來曰結主胸滿煩躁）若傷寒發厥至七八日膚冷而躁無時暫安者為藏厥此為難治又問仲景少陰四逆湯人有四逆散何也答曰大抵少陰病不可便用熱藥且如少陰病亦有表熱者仲景謂之反發熱用麻黃細辛之類以發汗終不成少陰證

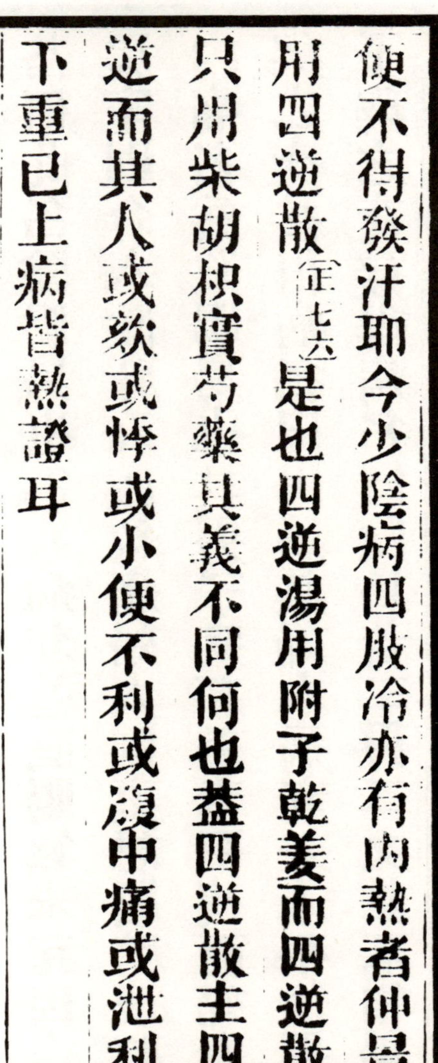
便不得發汗耶今少陰病四肢冷亦有內熱者仲景用四逆散（正七六）是也四逆湯用附子乾姜而四逆散只用柴胡枳實芍藥其義不同何也蓋四逆散主四逆而其人或欬或悸或小便不利或腹中痛或泄利下重已上病皆熱證耳

（无）問吐長蟲

答曰此名蚘厥也蚘厥者藏寒蚘上入膈其人吐蚘也此是厥陰證或病人有寒復發其汗胃中冷及因發汗後身熱重發其汗胃中虛冷故長蟲逆上先服

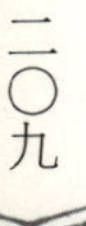

理中丸（证七三）次用烏梅丸（正百五）

（手）問身體重少氣陰腫入裏腹内絞痛熱上衝胷頭重不欲舉眼中生花婦人則裏急腰胯連腹内痛

荅曰此名陰陽易也傷寒病新差陰陽氣未和因合房室則令人陰腫入腹絞痛婦人則裏急腰胯連腹内痛名爲陰陽易也其男子病新差未平復而婦人與之交接得病名曰陽易其婦人病新差未平復男子與之交接得病名曰陰易若二男二女並不相易

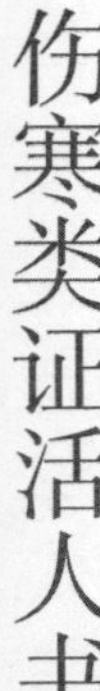

所以呼為易者，陰陽相感動其毒度著於人，如換易然。其病狀身體重熱上衝胷，頭重不能舉，眼中生花，四肢拘急，小腹絞痛，手足拳攣，皆死。其亦有不即死者，病苦小腹裏急，熱上衝胷，頭重不欲舉，百節解離，經脉緩弱，血氣虛，骨髓枯竭，便恍恍翕翕，氣力轉小，著床而不能搖動，起止仰人，或引歲月方死。燒裩散（晉十三）、豭（音加）鼠糞湯（雜三十六）、竹皮湯、乾姜湯、青竹茹湯、當歸白术湯（并雜廿七），可選用之。

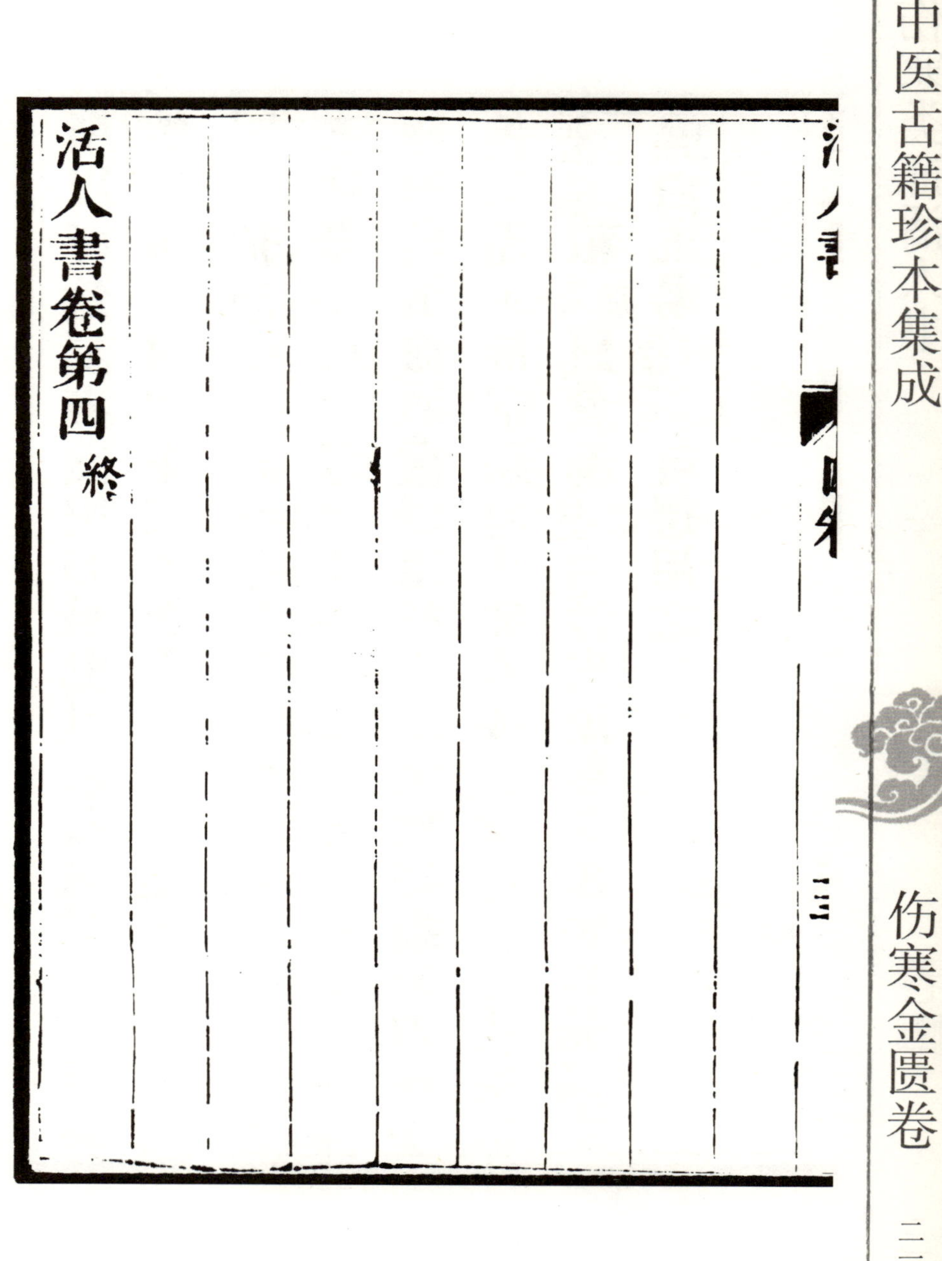
活人書卷第四　終

校注

①陰陽消：此下徐本有『息症狀各』。当从。
②重：此下徐本有『陰必陽』。当从。
③初謂：徐本作『謂初』。当从。
④熱：徐本作『散』，义胜可从。
⑤文：即『紋』。下同。
⑥陽：据文义当作『傷』。
⑦蓏：同『粗』。下同。
⑧俛：『俯』的异体字。下同。
⑨炙：据文义当作『灸』。
⑩煖：『暖』的异体字。下同。
⑪攻：据文义疑作『功』。
⑫靣：同『面』。下同。
⑬躁：徐本作『燥』。当从。
⑭急：徐本作『極』。
⑮茉：据文义当作『茱』。
⑯忪：据文义当作『忡』。下同。

⑰常：据文义当作「當」。
⑱内：徐本作「胸」，义胜。
⑲身：据文义疑作「手」。

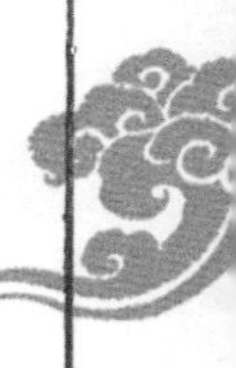

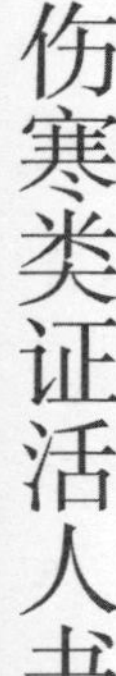

活人書卷第五

此一卷論治法古人治傷寒有法非雜病之比五種不同六經各異陰陽傳受日數淺深藥劑温涼用有先後差之毫氂輕者危殆況不識法者乎傷寒惟兩感不治其餘證候雖感異氣能消息之無不愈者其有差失仲景所謂醫救①之耳知其治②者若綱在綱如此而汗如此而吐如此而下桂枝承氣瓜蔕四逆用之③而不差唯其應汗而下爲痞爲結胷爲懊憹應下而汗爲亡陽爲讝語爲下厥上

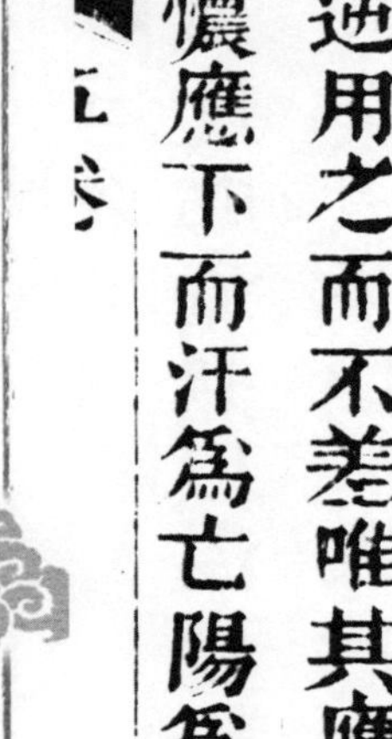

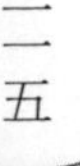

竭又有當温反吐療熱以温變證百出無復紀律擾擾萬緒起矣大抵傷於寒爲病熱孫眞人云服承氣湯得利差慎不中補也熱氣得補復成王叔和云虛熱不可大攻之熱去則寒起二人之論疑若相戾然熱氣有實有虛非深得仲景之意豈能至此耶

圭　問冬謂之傷寒春謂之温病夏謂之熱病

荅曰素問云冬三月是謂閉藏水冰地坼無擾乎陽又云彼春之暖爲夏之暑彼秋之忿爲冬之怒是以

冬令嚴寒為殺厲之氣君子善攝生當嚴寒之時行住坐臥護身周密故不犯寒毒彼奔馳荷重勞房之人皆辛苦之徒也當陽閉藏而反擾動之則鬱發腠理津液强潰為寒所薄膚腠緻密寒毒與榮衛相渾當是之時壯者氣行則已怯者則著而成病矣其即時而病者頭痛身疼肌膚熱而惡寒名曰傷寒其不即時而病者寒毒藏於肌膚之間至春夏陽氣發生則寒毒與陽氣相薄於榮衛之間其病與冬時即病無異但因春溫氣而變名曰溫病因夏熱氣而變名

曰熱病温熱二名直以熱之多少爲義陽熱未盛爲寒所制病名爲温陽熱已盛寒不能制病名爲熱故大醫均謂之傷寒也

（三十二）問三日已前當汗三日已後當下

荅曰古人云未滿三日者可汗而已其滿三日者可泄而已此大略之言耳病人有虚有實邪氣傳受遲速不等豈可拘以日數仲景云日數雖多但有表證而脉浮者由宜發汗日數雖少若有裏證而脉沉者即宜下之正應隨脉以汗下之傷寒固有始得病便變陽盛之證須便下

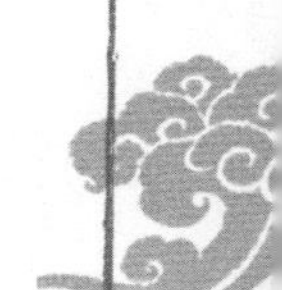

之又有腠理寒一二日便成少陰病者須急溫之又況六氣之邪乘虛入經自背得之則入太陽或入少陰緣少陰有伏脉在背自面感之則入陽明之類不必皆始於太陽兼寒邪有首尾止在一經或間傳一二經不可以一理推但據脉與外證治之此活法也假令有人脉浮頭項強痛發熱而惡寒每日如此不以日數多少止是太陽經受之其餘經絡皆倣此大抵傷寒憑脉與外證以汗下之若過日多脉尚大浮數按之不足者尚責太陽也可發汗而愈若按之實者汗之必死須下之而愈也若始

得病脉細沉數外證或腹滿咽乾或口燥舌乾而渴為正責屬裏可下之而愈若無此證但發熱脉沉者誤下必死須行麻黄附子甘草湯〔正二十二〕麻黄細辛附子湯〔正二十二〕小發汗此皆仲景之確論也

（二十三）問陽虛陰盛汗之則愈下之則死陽盛陰虛汗之則死下之則愈

荅曰素問云陽虛則外寒陰虛則内熱陽盛則内熱陰盛則外寒故治傷寒者陽虛陰盛汗之則愈下之則死陽盛陰虛汗之則死下之則愈也陰陽虛盛非

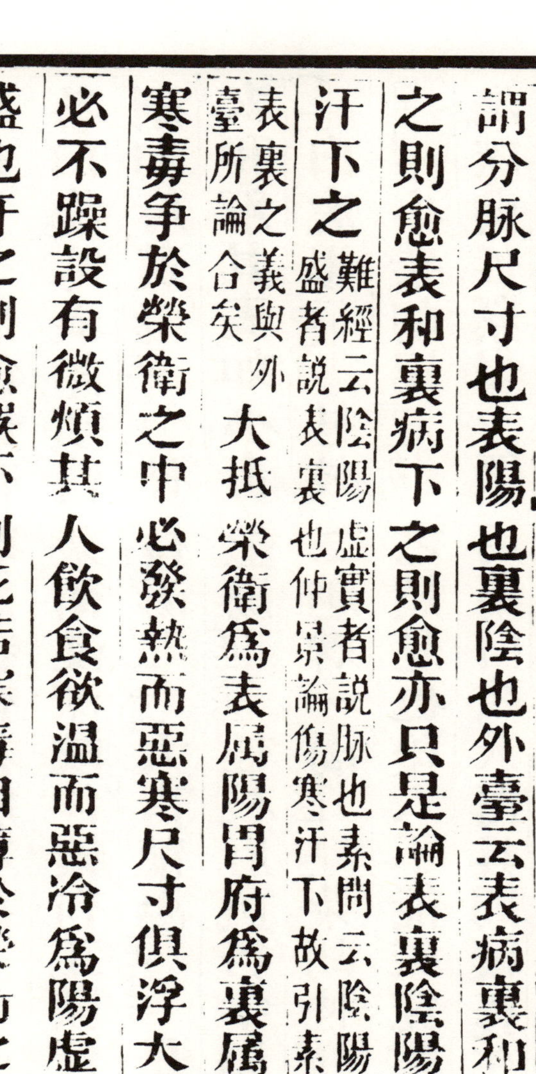

謂分脉尺寸也表陽也裏陰也外臺云表病裏和汗之則愈表和裏病下之則愈亦只是論表裏陰陽以汗下之（難經云陰陽虛實者說脉也素問云陰陽虛盛者說表裏也仲景論傷寒汗下故引素問表裏之義與外臺所論合矣）大抵榮衛爲表屬陽胃府爲裏屬陰寒毒爭於榮衛之中必發熱而惡寒尺寸俱浮大内必不躁設有微煩其人飲食欲温而惡冷爲陽虛陰盛也汗之則愈誤下則死若寒毒相薄於榮衛之内而陽盛陰衰極陰變陽寒盛生熱而陽熱之氣盛而入裏熱毒居胃水液乾涸燥糞結聚其人外不惡寒

必蒸蒸發熱而躁甚則讝語其脉浮滑而數或洪實爲陽盛陰虚也下之則愈誤汗則死

(三六)問仲景有發汗者有和解之者

荅曰傷寒表證須看榮衛淺深故仲景有正發汗湯劑如麻黄湯[正二十]桂枝湯[正一]大青龍湯[正三五]是也(④)表和解其表如小青龍湯[正三六]桂枝麻黄各半湯[正二]白虎湯[正六四]桂枝二越婢一湯[正四]柴胡桂枝湯[正三十二]小柴胡湯[正二十九]之類是也後人不能深究寒邪淺深藥性緊慢一槩用藥因兹夭傷其間縱獲生全

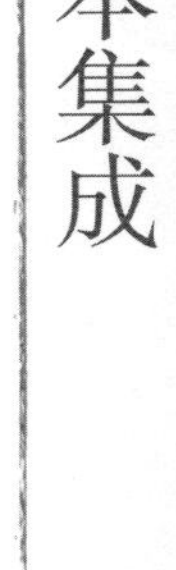
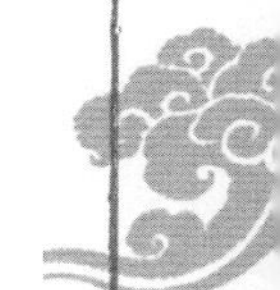

往往汗後虛乏遂致勞復或變生百病淹引歲月卒至不救此皆由汗下過度陰陽並竭血氣羸損以致此禍如遇病輕但當和解之所謂和其榮衛以通津液令其自解也

(三十五) 問仲景有宜下之有微和其胃氣者

荅曰傷寒裏證須看熱氣淺深故仲景有宜下之如大承氣湯(正四一)小承氣湯(正四二)十棗湯(正八九)大柴胡湯(正三十)是也有微和其胃氣如調胃承氣湯(正四三)脾約圓(雜六六)少與小承氣(正四二)微和之之類是也金匱

玉函云虛者十補勿一瀉強實者瀉之虛實等者瀉勿大泄之故王叔和序傷寒有承氣之戒○又問轉藥孰緊荅曰大承氣最緊小承氣次之調胃承氣湯又次之大柴胡又次之仲景治法蕩滌熱積皆用湯液不得用圓子藥不可不知也大柴胡加大黃小柴胡加芒硝方爲轉藥蓋爲病輕者設也

（三六）問傷寒一日頭疼口乾煩滿而渴二日腹滿身熱不欲食譫語三日耳聾囊縮而厥水漿不入不知人

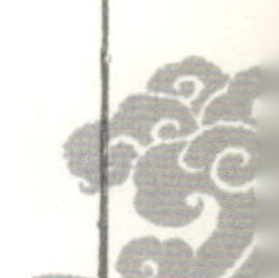

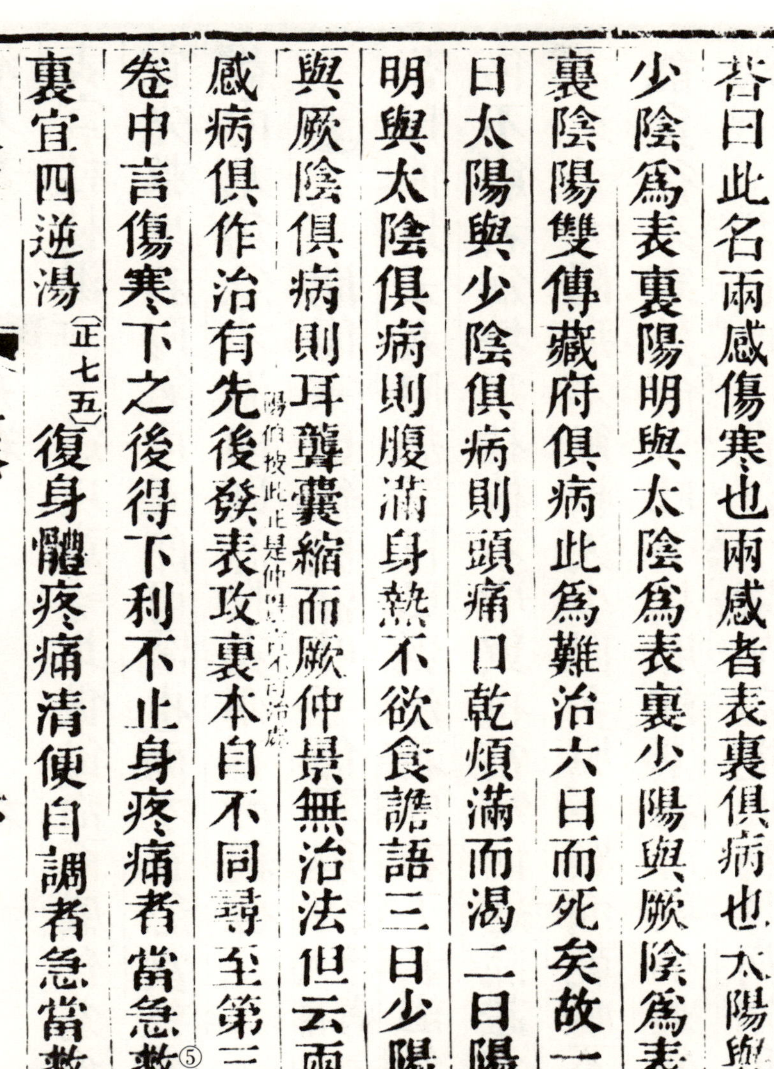
荅曰此名兩感傷寒也兩感者表裏俱病也太陽與少陰爲表裏陽明與太陰爲表裏少陽與厥陰爲表裏陰陽雙傳藏府俱病此爲難治六日而死矣故一日太陽與少陰俱病則頭痛口乾煩滿而渴二日陽明與太陰俱病則腹滿身熱不欲食譫語三日少陽與厥陰俱病則耳聾囊縮而厥仲景無治法但云兩

陽伯按此正是仲景言不可治處

感病俱作治有先後發表攻裏本自不同尋至第三卷中言傷寒下之後得下利不止身疼痛者當急救⑤裏宜四逆湯〔正七五〕復身體疼痛清便自調者急當救

表宜桂枝湯（正一）遂以意尋比倣傚治兩感有先後宜先救裏若陽氣內正即可醫也內才正急當救表蓋內尤爲急才溫內則急救表亦不可緩也

（三十七）問傷寒已經發汗吐下仍不解古人謂之壞病

荅曰仲景云太陽病三日已發汗若吐若下若溫針仍不解者爲壞病桂枝不中與也當知何逆隨證治之又云太陽病不解轉入少陽者脇下鞕滿乾嘔不能食往來寒熱尚未吐下其脉沉緊者可與小柴胡湯（正二十九）陽伯按既云吐下發汗又云鍼果何耶若已吐下發汗小柴胡證罷此爲壞病知犯

何逆以法治之蓋爲病中又感異氣變爲壞病以時令寒暑燥濕風火六節⑥脈息與少陽相異（小柴胡證脈）證候與（傷寒）不同（麻黄桂枝不中與也）明當消息其由以法治之若脈尺寸俱盛重感於寒變爲溫瘧（先熱後寒名曰溫瘧在第六卷四十四問）陽脈浮滑陰脈濡弱更遇於風變爲風溫（四肢不收頭疼身熱常自汗出在第六卷四十五問）陽脈洪數陰脈實大更遇溫熱變爲溫毒爲病最重（春月肌肉發班名曰溫毒在第六卷五十一問）陽脈濡弱陰脈弦緊更遇溫氣變爲溫疫（一歲之中長幼疾狀多相似感四時不正之氣在第六卷四十六問）脈證之變方治不同仲景謂溫病之脈

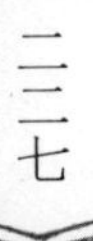

行在諸經不知何經之動隨其經而取之也又有傷寒過經再受熱邪留畜藏府病候多變久而不差陰陽無復綱紀及傷寒解後虛羸少氣皆名壞傷寒也知母麻黄湯（雜十八）鱉甲散（雜十九）黑奴圓（雜二十）檢方與病證相參選用之若傷寒解後虛羸少氣氣逆吐者竹葉石膏湯主之（陽伯按奉議此條議論頗乖長沙宗旨春沂公辨之甚明余始按讀便疑及觀春沂公辨嘆其先得我心然以言变證頗悉）

活人書卷第五終

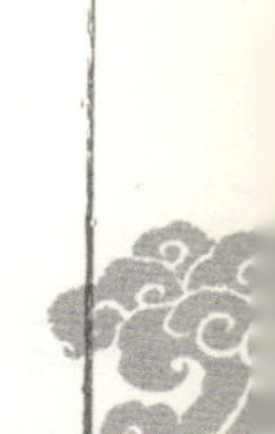

校注

①救：徐本作『殺』，义胜。

②治：徐本作『法』。

③而：徐本作『無』，义胜。

④表：徐本作『有』，义胜。

⑤急救：此下徐本有『裏，宜四逆湯。複身體疼痛，清便自調者，急當救』。当从。

⑥火六：徐本作『火不』，吴本作『氣不』，据文义当从徐本。

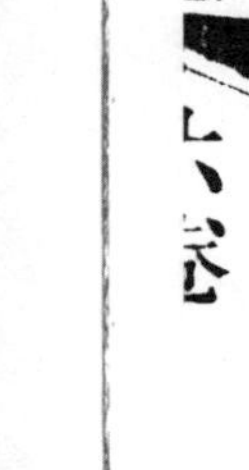

活人書卷第六

此一卷論傷寒傷風熱病中暑温病温瘧風温温疫中濕濕温痓病温毒之名天下之事名定而實辨言順則事成又況傷寒之名種種不同若識其名縱有差失功有淺深効有遲速耳不得其名妄加治療往往中暑乃作熱病治之反用温藥濕温乃作風温治之復加發汗名實混淆是非紛亂性命之寄危於風燭今於逐問下詳載疾狀而名之曰某病庶幾因名識病因病識證如暗得明胷中

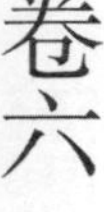

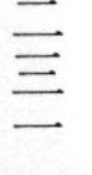

曉然無復疑慮而處①病不差矣

（三八）問脉浮而緊濇頭疼身體拘急惡寒無汗寒多熱少面色慘而不舒腰脊疼痛手足指末微厥不煩躁

荅曰此名傷寒也傷寒之候發熱惡寒頭疼腰脊痛脉緊無汗宜發汗而解麻黄湯主之（正三十）輕者只與桂枝麻黄各半湯（正二）人參順氣湯（雜三十）葱豉湯（雜十四）蒼朮散（雜三十一）麻黄葛根湯（雜三十二）可選而用之然太陽病亦有熱多寒少者須仔細看脉與證也熱多寒

少不嘔清便自可宜桂枝麻黃各半湯若脉浮者雖熱多寒少自可發汗若脉弱者無陽也桂枝二越婢一湯主之〔正四〕熱多寒少而尺脉遲者榮氣不足血少故也先以小建中湯〔正三十七〕加黃耆最良尺脉尙遲再作一劑或太陽證宜汗而其人適失血及下利則頻頻與少桂枝湯〔正二〕使體潤漐漐連日當自解假如淋家衄血家法不可汗亦可以小柴胡〔正三十九〕之類和解之

（三九）問脉浮而緩寸大而尺弱自汗體熱頭疼

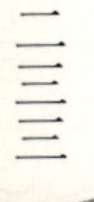

惡風熱多寒少其面光而不慘煩躁手足不冷

荅曰此名傷風也傷風之候頭疼發熱脉緩汗出惡風當須解肌宜桂枝湯主之（正二）輕者只與柴胡桂枝湯（正三十二）敗毒散（雜三十三）獨活散（雜三十四）可選用治太陽中風有汗用桂枝湯凡脉緊必無汗雖濡而緊却自汗勿誤用小建中湯也（正三十七）須是脉浮而緩者方可用桂枝也項背强者桂枝湯加葛根也（正十八）本草葛根主傷風有濕開竅解肌葯桂枝加葛根者謂中風有濕當加之去其風濕取微汗者風濕去也裏寒者不飲水者是也桂枝去芍藥加附子湯也（正八）凡發汗

後汗不止爲漏風桂枝加附子湯主之（正十六）腹滿者太陰證脉浮者可服桂枝湯微發汗腹痛者桂枝加芍藥湯（正十三）痛甚者桂枝加大黄湯也（正十四）雖然桂枝湯自西北二方居人四時行之無不應驗自江淮間唯冬及春初可行自春末及夏至已前桂枝證可加黄芩半兩也（陽旦湯是　雜百十六）夏至後有桂枝證可加知母一兩石膏二兩或加升麻半兩若病人素虛寒者正用古方不在加減也（岐伯所謂同病異治者此也大抵用温藥當避春用熱藥當避夏素問所謂用温遠温用熱遠熱者也）

又問傷寒與傷風何以别之荅

曰傷寒者脉緊而澁傷風者脉浮而緩傷寒者無汗脉澁故也傷風者有汗傷寒者畏寒不畏風傷風者畏風不畏寒太抵太陽病者必脉浮發熱惡風惡寒也惡寒者不當風而自增寒惡風者當風而增寒也六經皆有傷風傷寒其證各異太陽脉浮有汗為中風脉緊無汗為傷寒陽明善肌為中風不食為傷寒少陽兩耳聾目赤胷滿而煩為中風口苦咽乾目眩為傷寒若三陰傷風無變異形證但四肢煩疼餘證同三陽也

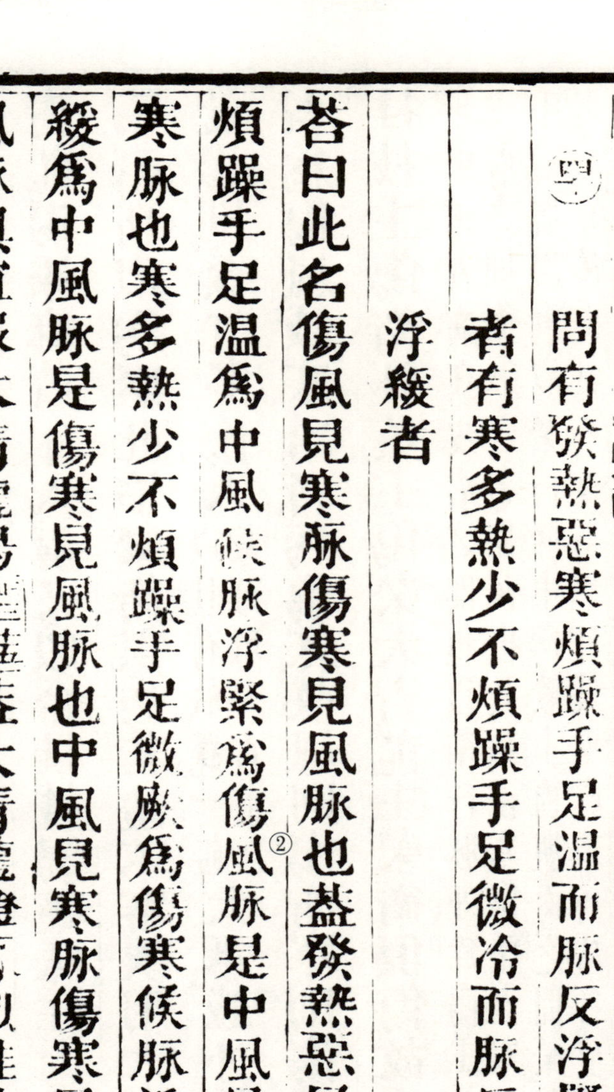
（四）問有發熱惡寒煩躁手足温而脉反浮緊者有寒多熱少不煩躁手足微冷而脉反浮緩者

荅曰此名傷風見寒脉傷寒見風脉也盖發熱惡風煩躁手足温為中風候脉浮緊為傷②風脉是中風見寒脉也寒多熱少不煩躁手足微厥為傷寒候脉浮緩為中風脉是傷寒見風脉也中風見寒脉傷寒見風脉俱宜服大青龍湯（十五）盖大青龍證脉似桂枝反無汗病似麻黄反煩躁是也脉弱有汗為桂枝證脉緊不煩躁為麻黄

證 大青龍湯治病與麻黃湯證相似但病尤重而又加煩躁者用大青龍湯也以其中風并傷寒俱盛故青龍湯添麻黃作六兩又似合桂枝湯藥味在內添石膏所以為緊此治榮衛俱病若證不審誤用大青龍湯則發汗多傷人以其有煩躁一證故可用大青龍 大抵感外風者為傷風感寒冷者為傷寒故風則傷衛寒則傷榮桂枝主傷衛麻黃主傷榮大青龍主榮衛俱傷故也

風傷衛者病在皮膚之間也以衛行脉外為陽主外皮膚之間衛氣之道路故也其病淺寒傷榮者寒氣中於肌肉也以榮行脉中為陰主內肌肉之間榮氣之道路故也其病深所以桂枝與麻黃所施各異戒

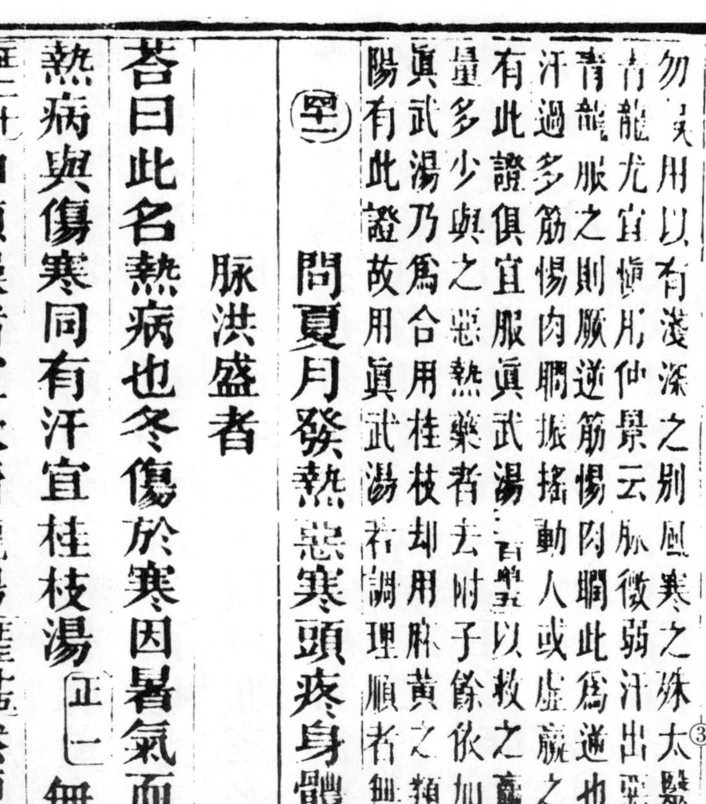

勿夬用以有淺深之別風寒之殊太③醫當宜寒④論大青龍尤宜慎用仲景云脉微弱汗出惡風者不可服青龍服之則厥逆筋惕肉瞤此爲逆也類證云凡發汗過多筋惕肉瞤振搖動人或虛羸之人微汗出便有此證俱宜服眞武湯〔百四十五〕以救之羸甚者芍藥或量多少與之惡熱藥者去附子餘依加減法仲景製眞武湯乃爲合用桂枝却用麻黄之類發汗多亡陽有此證故用眞武湯若調理順者無此證也

（四十二）問夏月發熱惡寒頭疼身體肢節痛重其脉洪盛者

荅曰此名熱病也冬傷於寒因暑氣而發爲熱病治熱病與傷寒同有汗宜桂枝湯〔正一〕無汗宜麻黄湯〔正二十〕加煩躁者宜大青龍湯〔正三十五〕然夏月藥性須帶

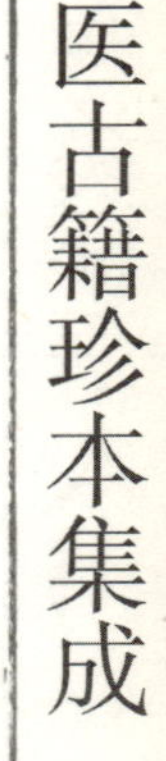
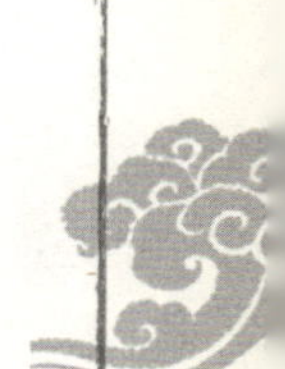

涼不可太溫桂枝麻黃大青龍須用加減法夏至前桂枝加黃芩半兩夏至後桂枝麻黃大青龍加知母一兩石膏二兩或加升麻半兩也蓋桂枝麻黃湯性熱地暖之處非西北之比夏月服之必有發黃班出之失熱病三日外與湯不差脉勢仍數邪氣猶在經絡未入藏府者桂枝石膏湯主之（雜三十五）此方夏至後代桂枝證用若加麻黃半兩可代麻黃青龍湯用也古方三月至夏爲晚發傷寒梔子升麻湯（雜三十六）亦可選用之○又問夏至後皆可行白虎湯液耶答曰白

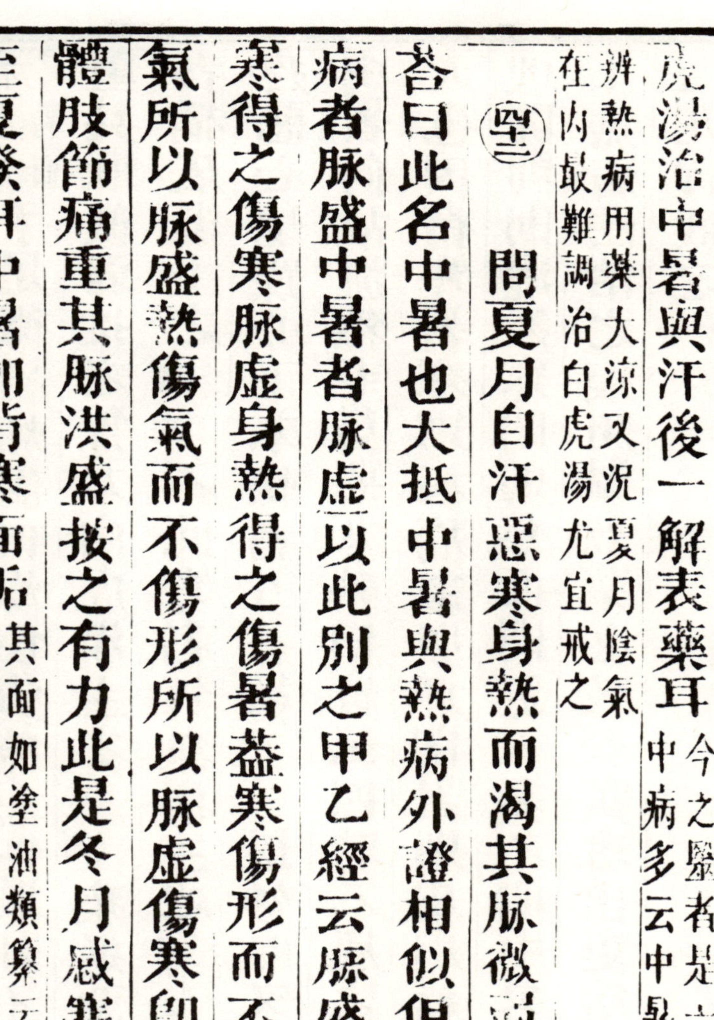

虎湯治中暑與汗後一解表藥耳今之醫者是六月⑤中病多云中暑不辨熱病用藥大涼又況夏月陰氣在內最難調治白虎湯尤宜戒之

（四十二）問夏月自汗惡寒身熱而渴其脈微弱者

荅曰此名中暑也大抵中暑與熱病外證相似但熱病者脈盛中暑者脈虛以此別之甲乙經云脈盛身寒得之傷寒脈虛身熱得之傷暑蓋寒傷形而不傷氣所以脈盛熱傷氣而不傷形所以脈虛傷寒即身體肢節痛重其脈洪盛按之有力此是冬月感寒深至夏發耳中暑即背寒面垢其面如塗油類纂云面垢者陽證也一名面塵

若塵埃之着面手足微冷煩渴口燥但覺倦怠四肢却不痛重其脉微弱按之無力白虎湯主之（正六四）痰逆惡寒者橘皮湯主之（雜四）不惡寒者竹葉湯主之（正九五）頭疼惡心煩躁心下不快者五苓散（正六六）最妙○又問中暑何故灑然毛聳惡寒答曰經云四時八風之中人也因有寒暑寒則皮膚急腠理閉暑則皮膚緩腠理開開則灑然寒閉則熱而悶近人多不明中暑或作熱病法治之復用溫熱藥必致發黄斑出更爲蓄血尤宜戒之

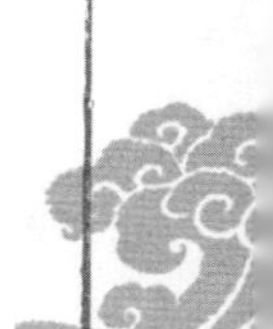

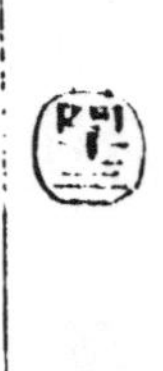

問夏至已前發熱惡寒頭疼身體痛其脉浮緊

荅曰此名溫病也春月傷寒謂之溫病冬傷於寒輕者夏至已前發爲溫病蓋因春溫暖之氣而發也又非溫疫也治溫病與冬月傷寒夏月熱病不同蓋熱輕故也春初秋末陽氣在裏其病稍輕縱不用藥治之五六日亦自安升麻湯（雜一）解肌湯（雜三八）柴胡桂枝湯（正三二）最良熱多者小柴胡湯主之（正二九）不渴外有微熱者小柴胡加桂枝也嗽者小柴胡加五味子也煩躁發渴脉實大便秘澀者大柴

胡微利也或煩渴發熱不惡寒與虛煩者並竹葉石膏湯（正九五）次第服之麻黃桂枝大青龍唯西北二方四時行之無有不驗若江淮間地偏暖處惟冬月及正初乃可用正方自春末至夏至已前桂枝麻黃大青龍内宜加減也

（醫）問病人先熱後寒尺寸脉俱盛

荅曰此名温瘧也先熱後寒名曰温瘧病人尺寸俱盛重感於寒變成温瘧小柴胡湯主之（正二九）瘧疾寒熱相等及先熱後寒者俱宜以小柴胡湯先寒後熱

者小柴胡加桂湯（雜三九）有多熱但熱者白虎加桂湯（雜四十）有多寒但寒者柴胡桂薑湯（雜四一）有汗多煩渴小便赤澁素有瘴氣及不服水土嘔吐甚者可服五苓散（正六六）脉小緊寒熱嘔吐間日頻日發作無時大便秘者可服大柴胡湯下之（正三十）脉浮大寒熱往來者可服祛邪圓吐之（雜四四）久不愈者服瘧母煎圓（雜四三）當自愈治瘧之法無以踰也○大抵瘧脉自弦弦數者多熱弦遲者多寒弦小緊者可下之弦遲者可溫之弦緊者可發汗浮者可吐之夏傷於暑秋必病瘧

此非傷寒之謂以其壞傷寒有温瘧一證故因而反之

㊺ 問脉尺寸俱浮頭疼身熱常自汗出體重其息必喘四肢不收嘿嘿但欲眠

荅曰此名風温也其人素傷於風因復傷於熱風熱相搏即發風温主四肢不收（左傳曰風淫末疾）頭疼身熱常自汗出不解治在少陰厥陰（少陰火厥陰風）不可發汗發汗即讝語獨語内煩躁擾不得卧若驚癇目亂無精療之者復發其汗如此死者醫殺之也風温不可發汗

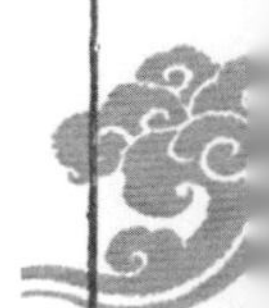

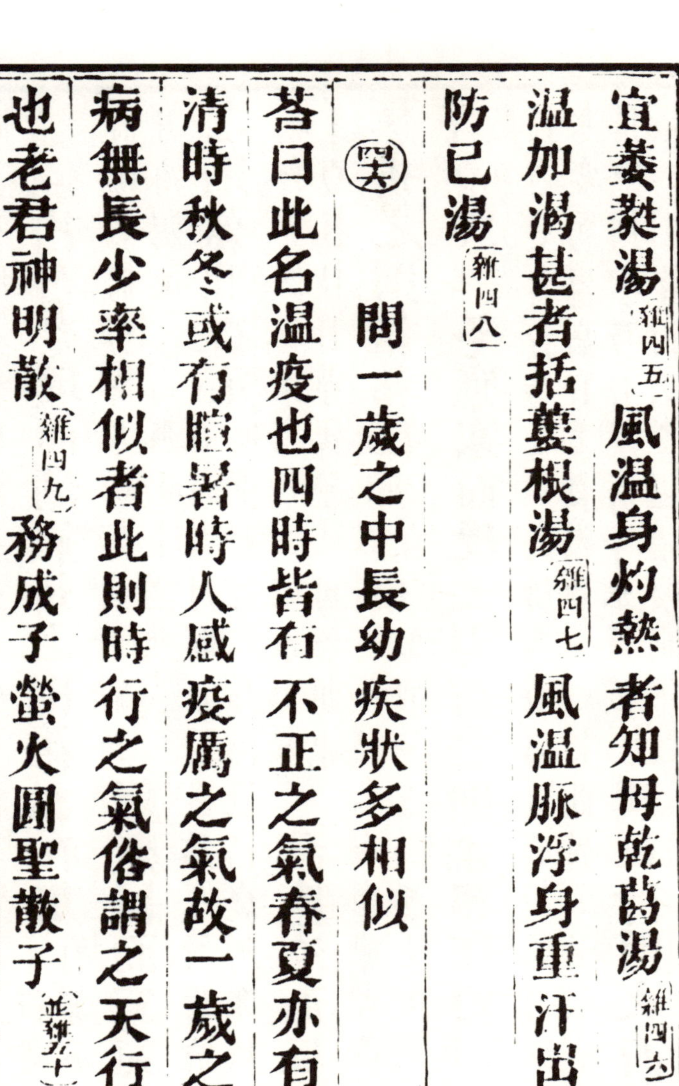

宜萎蕤湯〔雜四五〕風溫身灼熱者知母乾葛湯〔雜四六〕風溫加渴甚者栝蔞根湯〔雜四七〕風溫脉浮身重汗出漢防己湯〔雜四八〕

㊻問一歲之中長幼疾狀多相似

荅曰此名溫疫也四時皆有不正之氣春夏亦有寒清時秋冬或有暄暑時人感疫厲之氣故一歲之中病無長少率相似者此則時行之氣俗謂之天行是也老君神明散〔雜四九〕務成子螢火圓聖散子〔並雜五十〕敗毒散〔雜三十三〕冬氣溫春氣寒夏氣冷秋氣熱爲時氣時氣與傷寒同而治有異者蓋因四時不正之氣

而變更不拘以日數淺深汗吐下隨證施行所以聖散子不問表裏陰陽者此也唯聖散子性差熱用者宜詳之 若春應暖而清氣折之則雜邪在肝⑥ 三四月或有暴寒其時陽氣尚弱爲寒所折病熱猶輕升麻湯（雜一）解肌湯主之（雜十八） 夏應暑而寒氣折之則雜邪在心 五月六月陽氣已盛爲寒所折病熱則重七月八月陽氣已衰爲寒所折病熱亦微調中湯（雜五十二）射干湯（雜五三）半夏桂枝甘草湯（雜五十三）可選用也 秋應涼而反大熱折之則雜邪在肺 濕熱相薄民多病癉癉者黃也宜白虎加蒼朮湯（雜百十七）煎茵陳汁調五苓散（百六六） 冬應寒而反大溫折之則雜邪在腎 其冬有非節之暖者名爲冬溫此屬春時陽氣發於冬時則伏寒變爲溫病宜萎蕤湯（雜四五）○按此屬云云溫病仲景無則字乃春溫病今奉議以添一則字而云冬溫溫疫何耶 土無正行因火而名

當隨其經而取之也（別本無土無至之也十六字）仲景云冬溫之毒與傷寒大異蓋傷寒者傷寒氣而作冬溫者感溫氣而作寒疫者暴寒折人非觸冒之過其治法不同所施寒熱溫涼之劑亦異不可拘以日數發汗吐下隨證施行要之治熱以寒溫而行之治溫以清冷而行之治寒以熱涼而行之治清以溫熱而行之以平爲期不可以過此爲大法（清音淨下同　此寒疫與溫疫不同奉議公不解仲景前後兩說不同而混爲一證誤之甚矣所以溫疫有條而寒疫則無條矣溫疫則春夏秋冬俱有而寒疫止春三月起至秋八月止矣）

（四七）問一身盡痛發熱身黃小便不利大便反快者

答曰此名中濕也風雨襲虛山澤蒸氣人多中濕濕流關節須身體煩痛其脉沉緩爲中濕脉細者非也主一身盡痛發熱身黃小便自利者朮附湯（正七十）若小便不利大便反快當利其小便宜甘草附子湯（正七二）五苓散（正六六）主之至真要論云治濕之法不利小便非其治也金匱要略云濕家身煩痛可與麻黃湯加白朮四分發其汗慎不可以火攻之濕家雖身體痛不可大發汗汗出則作痓大抵中濕者水濕之蒸氣及汗出當風取冷過度或中霧露與其風寒氣合者曰痺皆由中於濕而後挾以異氣

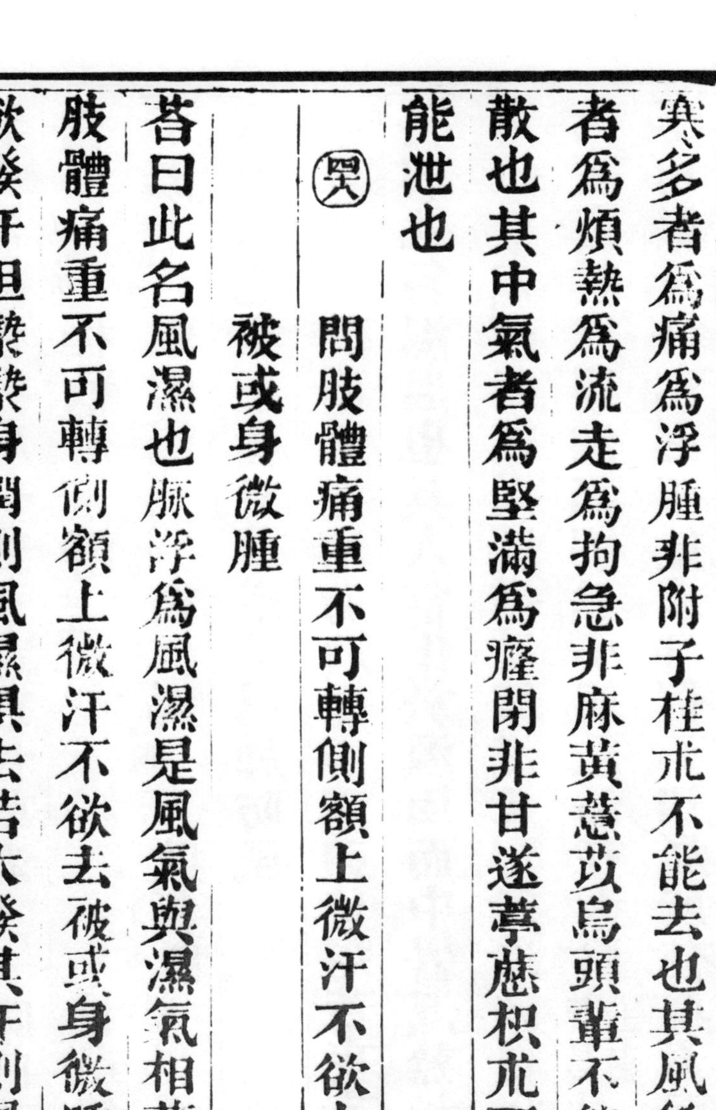

寒多者爲痛爲浮腫非附子桂朮不能去也其風多者爲煩熱爲流走爲拘急非麻黃薏苡烏頭輩不能散也其中氣者爲堅滿爲癃閉非甘遂葶藶枳朮不能泄也

〔四八〕問肢體痛重不可轉側額上微汗不欲去被或身微腫

荅曰此名風濕也脉浮爲風濕是風氣與濕氣相薄肢體痛重不可轉側額上微汗不欲去被或身微腫欲發汗但漐漐身潤則風濕俱去若大發其汗則風

氣去濕氣在矣麻黃杏子薏苡甘草湯雜五四防已黃耆湯雜五五桂枝附子湯正六九甘草附子湯正七一朮附湯正七十杏仁湯雜五六敗毒散雜二十二可選而用之身腫者甘草附子湯加防風

四九 問兩脛逆冷胸腹滿多汗頭目痛苦妄言

荅曰此名濕溫也其人嘗傷於濕因而中暑濕熱相薄則發濕溫病苦兩脛逆冷腹滿叉胷多汗頭目痛苦妄言其脉陽濡而弱陰小而急治在太陰脾屬土主濕不可發汗汗出必不能言耳聾不知痛所在身青面

色變名曰重暍如此死者醫殺之耳白虎加蒼朮湯雜證十七主之此方出傷寒微旨亦倣金匱白虎加桂湯雜四十

（五十）問發熱惡寒頸項強急腰身反張如中風狀或瘈瘲口噤

答曰此名痓也傷風頭項強急身體反張屬太陽經先因傷風又感寒濕而致然也古人謂之痓病痓音熾又作痙巨郢反痓者強直也古人以強直爲痓金匱要略云太陽病其身體几几便爲痓也外證發熱惡寒與傷寒相似但其脈沉遲弦細而項背反張強鞕如發癇之狀此爲異耳新產血虛多汗出喜中風亦有此證當察

其有汗無汗以分剛痓柔痓無汗惡寒名剛痓有熱汗不惡寒名柔痓汗葛根湯主之正二十六有汗桂枝加葛根湯正十八主之本草葛根主傷風有濕開腠解肌凡剛柔二痓小續命湯雜五七並可與之有汗者小續命湯去麻黄加葛根也若審知剛痓胷滿口噤其人卧不着席脚攣急咬齒當行大承氣湯正四一外臺云熱而痓者死熱病痓者反折瘈瘲齒噤齘也◯又問剛柔二痓與陰陽二痙是如何痓亦作痙陽痙屬剛痓陰痙屬柔痓附朮散雜五八桂心白朮湯雜五九附子防風散雜六十八物白朮散雜六一⑦桂桂黄散可選而用之

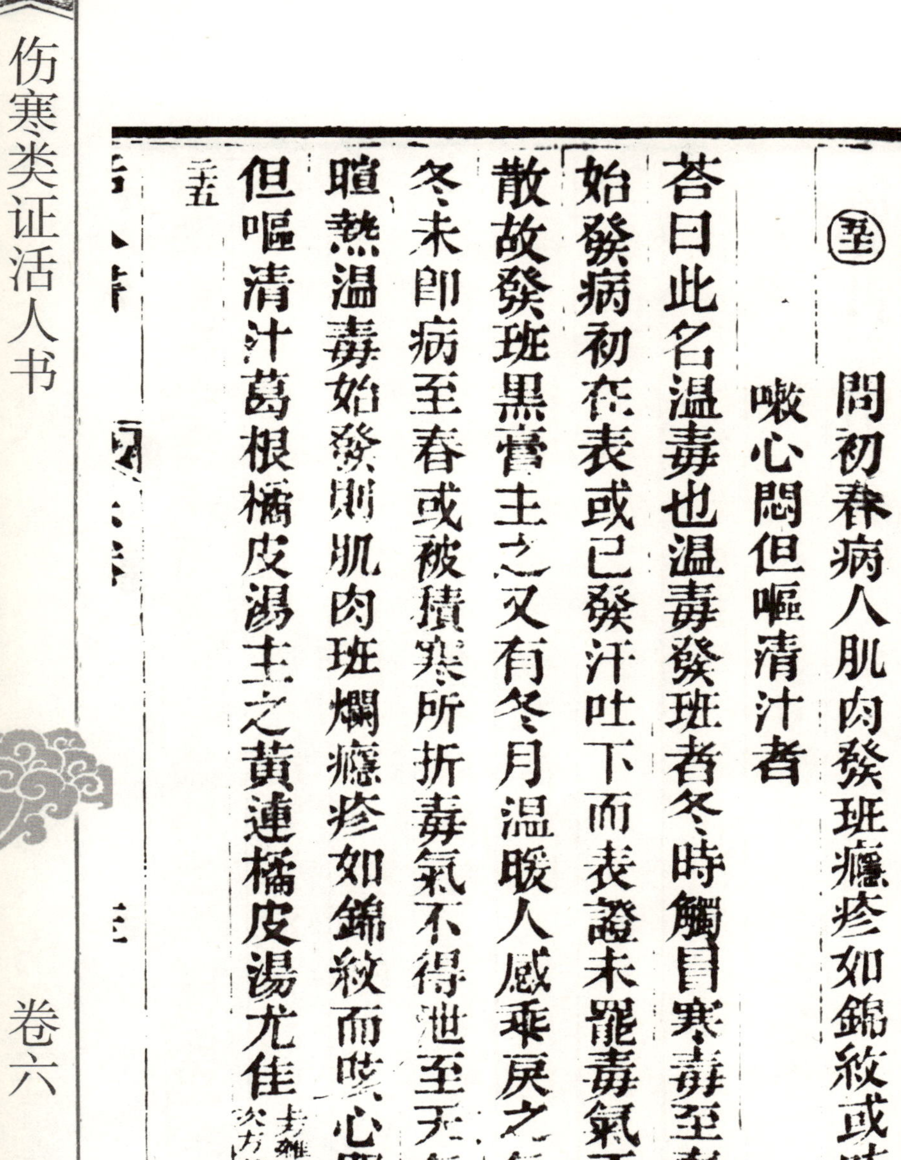

(至)問初春病人肌肉發班癮疹如錦紋或咳嗽心悶但嘔清汁者

荅曰此名温毒也温毒發班者冬時觸冒寒毒至春始發病初在表或已發汗吐下而表證未罷毒氣不散故發班黑膏主之又有冬月温暖人感乖戾之氣冬未即病至春或被積寒所折毒氣不得泄至天氣暄熱温毒始發則肌肉班爛癮疹如錦紋而咳心悶但嘔清汁葛根橘皮湯主之黃連橘皮湯尤佳方雜九問次方[illegible]

二五

活人書卷第六終

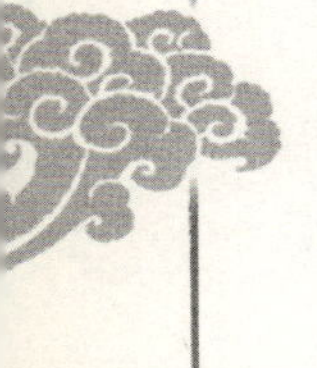

校注

①處：处置，处方之意。

②風：徐本作『寒』，当从。

③太：徐本作『大』，吴本作『夫』，据文义当从徐本。

④寒：徐本作『審』，当从。

⑤是：徐本与清本同，吴本作『見』，当从吴本。

⑥雜：徐本作『責』。下同。

⑦桂：徐本与清本同，吴本作『枝』，当从吴本。

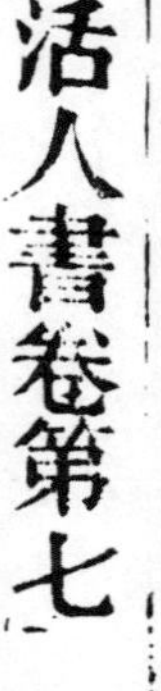

活人書卷第七

此一卷論痰證食積虛煩脚氣與傷寒相似實非傷寒也所謂朱紫相陵玉石不分醫者處病滅裂①見其發熱惡寒往往作傷寒治之發汗吐下因兹夭橫者多矣今特立一門别而論之庶幾覽者知其非傷寒也

（六十三）問憎寒發熱惡風自汗寸口脉浮胷膈痞滿氣上衝咽喉不得息而頭不疼項不强

荅曰此名有痰也中脘有痰亦令人憎寒發熱胷膈

濟人書　十卷　一

痞滿有類傷寒但頭不疼項不強爲異耳宜服柴胡

半夏湯（雜六三）金沸草散（雜六二）大半夏湯（雜六四）若氣上

衝咽喉不得息者用瓜蒂散吐之古法服瓜蒂散（正百）

十二　凡服一錢七藥下便臥欲吐且忍之良久不吐取

三錢七湯二合和服以手指摘②之便吐矣不吐復稍

增之以吐爲度若吐少病不除明日如前法再服之

可至再三不可令人虛也藥力過時不吐者啜熱湯

一升以助藥力吐許③便可食無復餘毒若服藥過多

者飲水解之

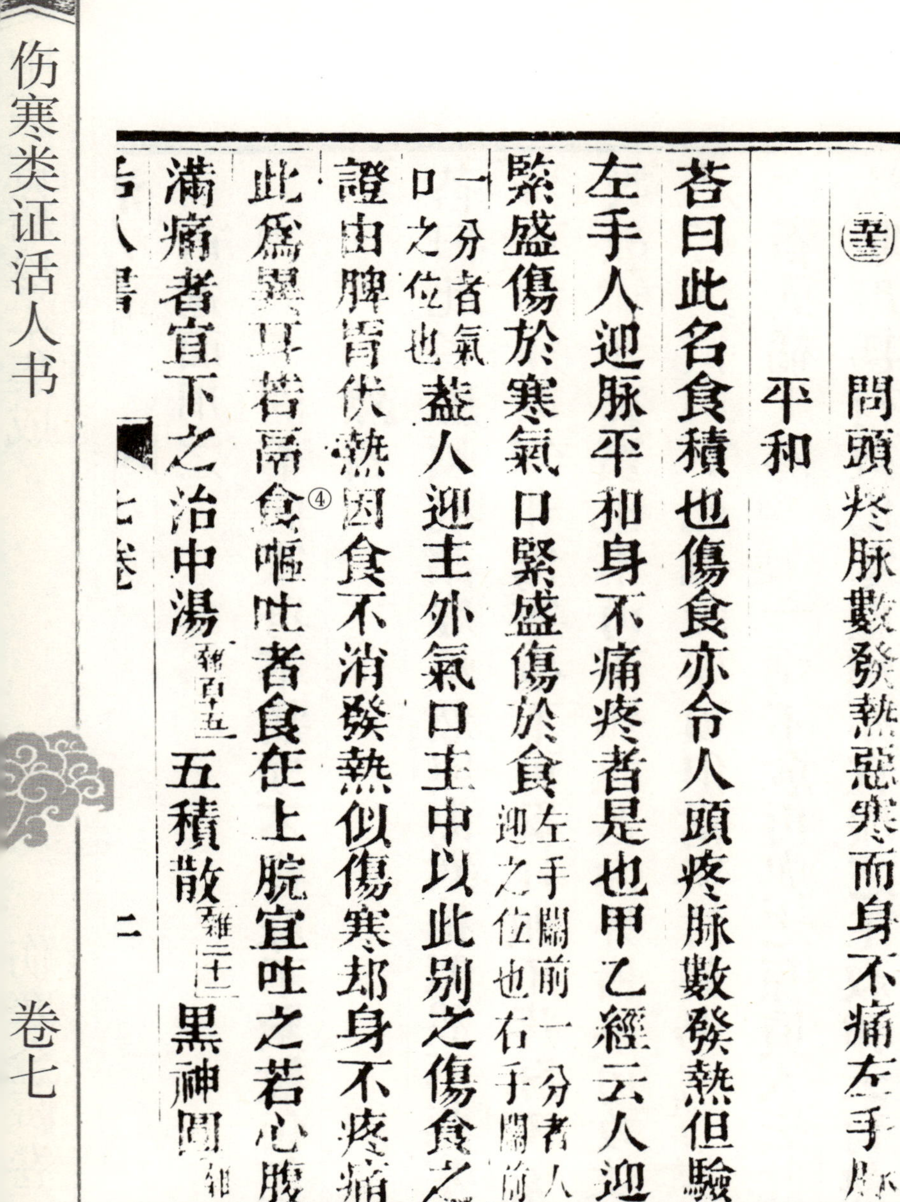

（卅五）問頭疼脉數發熱惡寒而身不痛左手脉平和

答曰此名食積也傷食亦令人頭疼脉數發熱但驗左手人迎脉平和身不痛疼者是也甲乙經云人迎緊盛傷於寒氣口緊盛傷於食（左手關前一分者人迎之位也右手關前一分者氣口之位也）蓋人迎主外氣口主中以此別之傷食之證由脾胃伏熱因食不消發熱似傷寒却身不疼痛此爲異耳④若膈食嘔吐者食在上脘宜吐之若心腹滿痛者宜下之治中湯（雜百五）五積散（雜二十）黑神圓（雜

活人書　卷七　二

左 可選而用之

(九十四) 問不惡寒身不痛頭不疼脉不緊數但煩熱者

荅曰此名虛煩也諸虛煩熱與傷寒相似然不惡寒身不疼痛故知非傷寒也不可發汗頭不疼脉不緊數故知非裏實也不可下如此者內外皆不可攻攻之必遂損竭多死也此虛煩但當與竹葉湯（正九五）若嘔者與橘皮湯（雜三十七）一劑不愈再與之孫真人云此法數用甚有效傷寒虛煩亦宜服之王叔和云有熱

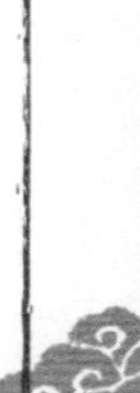

不可大攻之熱去則寒起正宜服竹葉湯

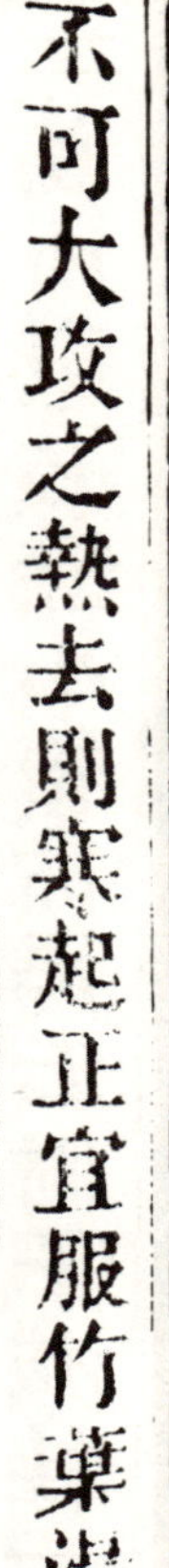

問傷寒頭疼身熱肢節痛大便秘或嘔逆而脚屈弱者

荅曰此名脚氣也傷寒只傳足經不傳手經地之寒暑風濕皆作蒸氣足當⑤履之遂成脚氣所以病證與傷寒相近其脉浮而弦者起於風濡而弱者起於濕洪而數者起於熱遲而濇者起於寒風者汗而愈濕者溫而愈熱者下而愈寒者熨而愈脚氣之病始得不覺因他病乃知毒氣入心則小腹頑痺不仁令人嘔吐死在朝夕矣然終是與傷寒不同者孫眞人云猝起脚屈弱

不能轉動有此爲異耳要之有脚氣之人先從脚起或先緩弱疼痺（寒氣勝者爲痛痺有寒故痛也）或行起忽倒或兩脛腫痛（亦有不腫者）或脚膝枯細或心中忪悸或小腹不仁（病久入深榮衛之行濇皮膚不榮故爲不仁不仁者皮頑不知有無也）或舉體轉筋或見食嘔逆惡聞食氣或胷滿氣急或遍體酸痛皆脚氣候也黃帝所謂緩風濕痺是也頑弱名緩風疼痛爲濕痺（痺者閉也閉而不仁故曰痺）寒中三陽所患必冷越婢湯（雜六五）小續命湯（雜五十）主之（小續命煎湯成旋入生姜自然汁最快）暑中三陰所患必熱小續命湯去附子減桂一半（大煩躁者紫雪）

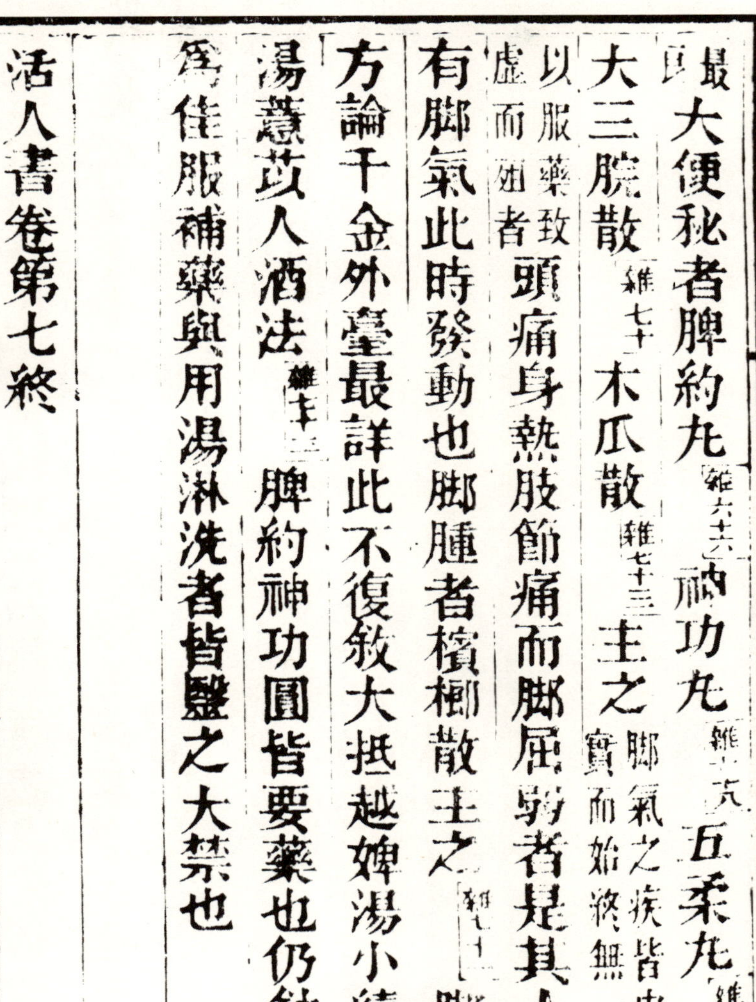
最大便秘者脾約丸（雜六十六）神功丸（雜十六）五柔丸（雜六十九）

大三脘散（雜七十）木瓜散（雜七十三）主之（脚氣之疾皆由氣實而始終無一人以服藥致虛而殂者）頭痛身熱肢節痛而脚屈弱者是其人素

有脚氣此時發動也脚腫者檳榔散主之（雜七十一）脚氣

方論千金外臺最詳此不復敘大抵越婢湯小續命

湯薏苡人酒法（雜七十三）脾約神功圓皆要藥也仍針灸

為佳服補藥與用湯淋洗者皆醫之大禁也

活人書卷第七終

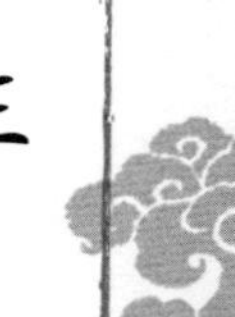
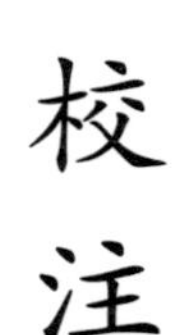
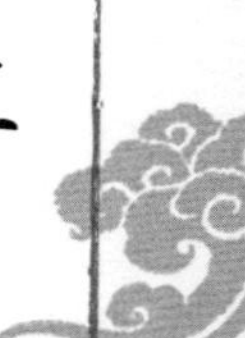

校注

①滅裂：草率，不当。

②擿（zhì）：搔，挠。

③許：徐本与清本同，吴本作『訖』，当从吴本。

④食：徐本作『實』，义胜。

⑤當：徐本与清本同，吴本作『常』。

活人書卷第八

此一卷論發熱大抵傷寒寒多易治熱多難愈傷寒發熱者以其寒極則生熱治法多用冷藥故令熱不去仲景熱多寒少用桂枝二越婢一湯不渴外有微熱者用小柴胡加桂湯皆温表之義也近時多行小柴胡湯不問陰陽表裏凡傷寒家皆令服之此藥差寒不可輕用雖不若大柴胡湯小承氣湯之緊要之藥洒不相主其爲害一也往往因服小柴胡湯而成陰證者甚多仲景雖云傷寒中

風有柴胡證但見一證便是不必悉具此爲是少陽證當服小柴胡不必少陽證悉具耳況本方又有加減隨證增損古人方治審諦如此後人妄投良可怪也

（三十六）問發熱

答曰發熱而惡寒者屬太陽也太陽病必發熱而惡寒。蓋太陽主氣以溫皮膚分肉寒氣留於外皮膚緻密則寒慄而發熱宜發其汗麻黃湯〔正方二十〕大青龍湯〔正方二十五〕主之若發熱微惡寒者柴胡桂枝湯〔正方三十二〕桂枝二越婢一湯〔正方四十〕主之若吐利而發熱惡寒者霍亂也太陽病發熱而渴不惡寒者爲溫病若發汗已身體灼熱者爲風溫也

○素問云汗出而身熱者風熱也其人素傷於風因

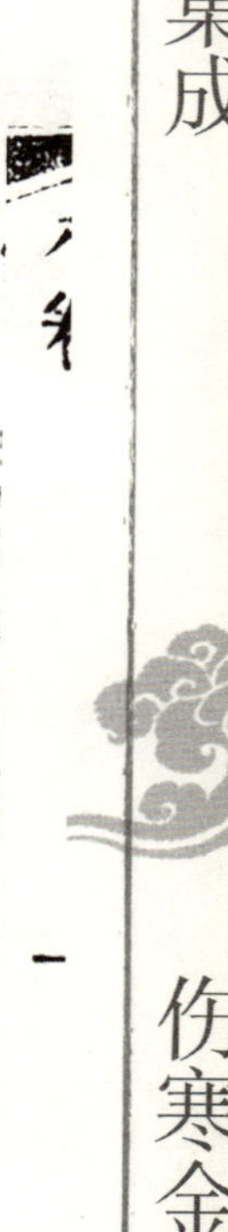

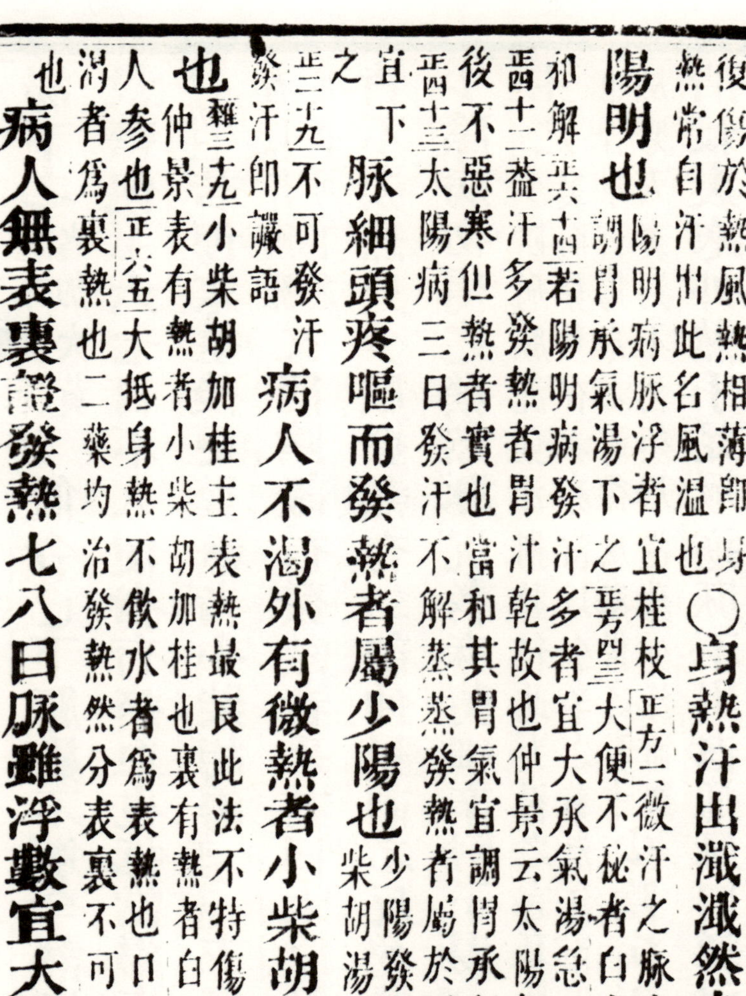

復傷於熱風熱相薄即身熱常自汗出此名風溫也〇身熱汗出濈濈然者屬陽明也陽明病脈浮者宜桂枝[正方二]微汗之脈實者調胃承氣湯下之[正方四三]大便不秘者白虎湯和解[正六十四]若陽明病發汗多者宜大承氣湯急下之[正四十二]蓋汗多發熱者胃汁乾故也仲景云太陽證汗後不惡寒但熱者實也當和其胃氣宜調胃承氣湯[正四十三]太陽病三日發汗不解蒸蒸發熱者屬於胃也宜下之

脈細頭疼嘔而發熱者屬少陽也少陽發熱小柴胡湯主之[正二十九]不可發汗發汗則讝語

病人不渴外有微熱者小柴胡加桂也[雜三十九]小柴胡加桂主表熱最良此法不特傷寒也仲景表有熱者小柴胡加桂也裏有熱者白虎加人參也[正六十五]大抵身熱不飲水者爲表熱也口燥煩渴者爲裏熱也二藥均治發熱然分表裏不可不知也

病人無表裏證發熱七八日脈雖浮數宜大柴胡

湯下之[正三十]大便秘者加大黃　假令已下脉數不解今熱則消穀善飢至六七日不大便者有瘀血也抵當湯主之[正九十]　若傷寒差後更發熱者小柴胡湯[正二十九]主之脉浮者以汗解脉實者可下之　又問陰證有發熱者乎荅曰太陰厥陰皆不發熱只少陰發熱有二證仲景謂之反發熱也少陰病初得之發熱脉沉者麻黃細辛附子湯[正二十三]主之少陰病脉沉發汗則動經此大畧之言耳脉應裏而發熱在表亦當以小辛之藥泄汗而溫散也仲景云傷寒之病從風寒得之表中風寒入裏則不消須用溫藥少汗而解　少陰病下利清穀裏寒外熱手足厥逆脉不出者通脉四逆湯主

之〔正八十二〕大抵陰證發熱終是不同脈須沉或下利手足厥也

〔五七〕問熱多寒少

答曰太陽熱多寒少有三證有熱多寒少而不嘔清便自可者有熱多寒少而脈微弱者有熱多寒少而尺脈遲者其用藥皆不同也太陽病八九日如瘧狀熱多寒少不嘔清便自可宜桂枝麻黃各半湯〔正方二〕熱多寒少而脈都大微弱者無陽也不可發汗宜桂枝二越婢一湯〔正方三〕王之若脈浮雖熱多寒少亦自可發汗熱多寒

少而尺中遲者血少也先以小建中加黃耆〔正三七〕以養其血尺尙遲再作一劑然後晬時用小柴胡湯〔正三十九〕桂枝二越婢一湯〔正三〕輩小劑隨證治之

(五八) 問潮熱

答曰潮熱者大率當下仲景云潮熱者實也大承氣湯證云其熱不潮未可與也則知潮熱當下無疑矣雖然更看脉與外證脉若弦若浮及外證惡寒猶有表證目①以小柴胡湯以解之〔正三十九〕若腹大滿不通者可與小承氣湯〔正四十二〕微和其胃氣勿令大泄也仲景云曰

晡發熱者屬陽明也脉實者大承氣〔正四二〕大柴胡也〔正三十〕脉虛者桂枝也〔正一〕縱使潮熱當行大承氣亦須先少與小承氣若不轉失氣不可攻之復發熱[2]復硬者大柴胡下之〔正三十〕若胷脇滿而嘔日晡發潮熱者小柴胡加芒消〔正三十四〕主之又有日晡發潮熱已而微利者又有微發潮熱而大便溏者或潮熱而咳逆者皆當用小柴胡也〔正二十九〕傷寒十三日不解胷脇滿而嘔日晡發潮熱已而微利潮熱者實也先服小柴胡以解外後以柴胡加芒消湯下之陽明潮熱大便溏胷滿不去者小柴胡主之冬陽明潮熱當行黃芩湯冬陽明病脉浮而緊必發潮熱發作有時但脉浮者必盗汗黃芩湯主之〔正八五〕已上潮熱並屬陽明也太

陽有潮熱乎仲景大陷胸湯一證〔正二十八〕結胷有潮熱者爲大結胷屬太陽也晡音逋日加申時

〔五十九〕問往來寒熱

答曰往來寒熱者陰陽相勝也陽不足則先寒後熱陰不足則先熱後寒大抵有三證有表證而往來寒熱者用小柴胡也〔正二十九〕有裏證而往來寒熱者大柴胡也〔正三十〕已表或已下而往來寒熱者皆可用柴胡桂枝乾薑湯〔正三十一〕仲景云血弱氣盡腠理開邪氣因入與正氣分爭往來寒熱休作有時小柴胡湯主之又

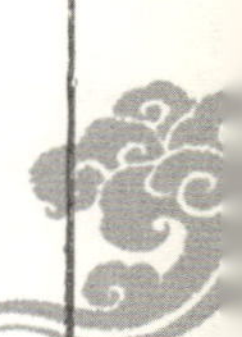

云傷寒五六日中風往來寒熱胷脇苦滿默默不欲食心煩喜嘔或胷煩而不嘔或渴或腹中痛或脇下痞鞕或心下悸小便不利或不渴身有微熱或欬者小柴胡主之傷寒十餘日熱結在裏往來寒熱者大柴胡主之傷寒五六日已發汗復下之胷脇滿小便不利渴而不嘔頭汗出往來寒熱心煩柴胡桂枝乾薑湯也

（卆）問傷寒痓狀

荅曰形證似痓有太陽證有陽明證有婦人熱入血

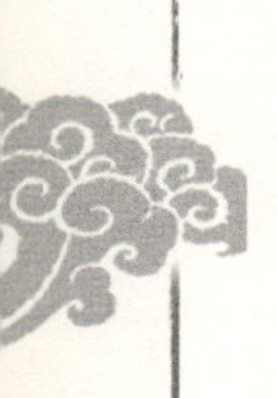

室證太陽證服桂枝湯〔正〕大汗出脉洪大者與桂枝湯如前法若形似瘧一日再發者汗出必解宜桂枝二麻黃一湯〔正三〕傷寒八九日如瘧狀熱多寒少其人不嘔清便欲自可日一二發者麻黃桂枝各半湯太陽證形似瘧寒熱等者與桂枝二麻黃一湯寒多熱少者麻黃桂枝各半湯〔正二〕有陽明證病人煩熱汗出如瘧狀日晡發熱而脉浮虛者與桂枝湯脉實者宜承氣湯〔正四十二〕婦人熱入血室其血必結故使如瘧狀小柴胡主之〔正三十九〕

〔卆〕　問汗之而寒熱者

答曰太陽證發汗後依前寒熱者須看脉如何若脉浮數或洪大則表證猶在當在表也加桂枝湯③〔正二〕或桂枝二麻黄一〔正三〕之類蓋人爲見已汗或已下而發寒熱不敢再表誤矣蓋脉浮爲在表表之必愈也或得汗而解復如瘧狀日晡而發者此屬陽明也若脉實者可下之宜大柴胡〔正三十〕大承氣〔正四二〕也若發汗後只惡寒者虛也發汗後只發熱者實也只惡寒屬芍藥甘草附子湯〔正七三〕只發熱屬調胃承氣湯〔正四三〕若厥陰證大汗出熱不去內拘急四肢疼④入下

利厥逆而惡寒者四逆湯主之（正七五）

（七十三）問汗之而仍發熱者

荅曰素問云溫病汗出輒復熱而脉躁疾不爲汗衰狂言不能食謂之陰陽交交者死也又云熱病已得汗而脉躁盛者死今不與汗相應是不勝其病也其死明矣大抵病人得汗而脉靜者生今汗之而仍發熱者若脉浮數則表證猶在汗之必愈也（仲景云發汗解半日許復熱煩脉浮數者可更發汗宜桂枝湯正三）發汗後不敢再表者爲脉沉實耳脉若浮者須再汗也發汗後不惡寒只發熱脉

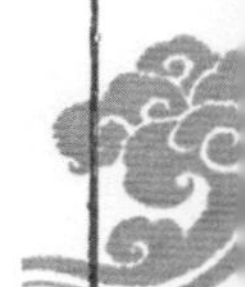

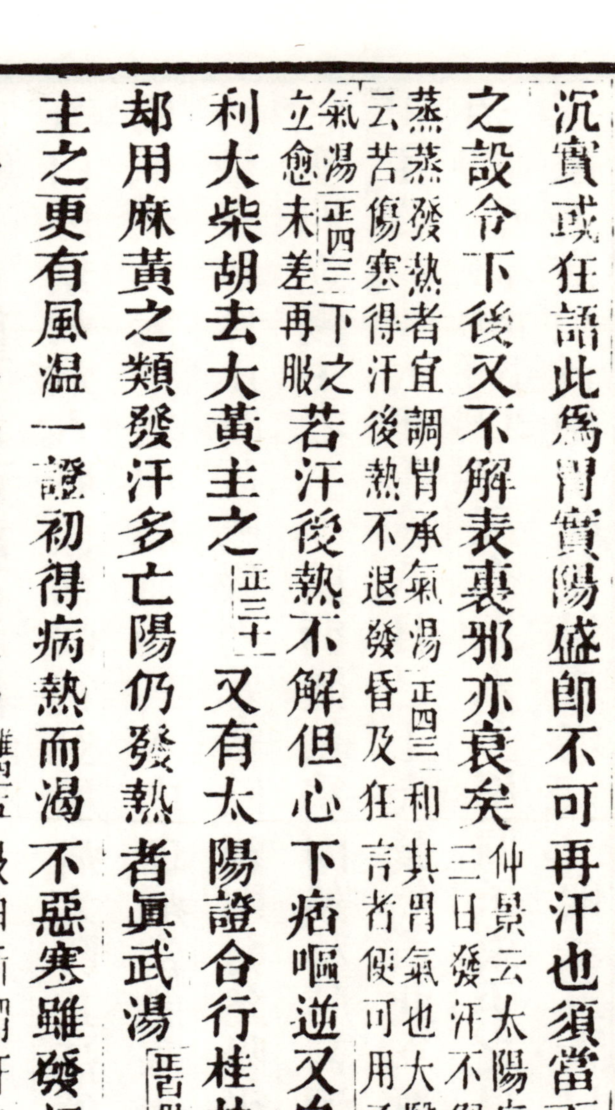
沉實或狂語此爲胃實陽盛即不可再汗也須當下之設令下後又不解表裏邪亦衰矣（仲景云太陽病三日發汗不解蒸蒸發熱者宜調胃承氣湯〔正四三〕和其胃氣也大驗云若傷寒得汗後熱不退發昏及狂言者便可用承氣湯〔正四三〕下之立愈未差再服）若汗後熱不解但心下痞嘔逆又自利大柴胡去大黃主之〔正三十〕又有太陽證合行桂枝却用麻黃之類發汗多亡陽仍發熱者真武湯〔正百五〕主之更有風溫一證初得病熱而渴不惡寒雖發汗已身灼熱者爲風溫屬萎蕤湯〔雜四十五〕（岐伯所謂汗出而身熱者風熱也）若傷寒得汗後病解虛羸微熱不去可行竹葉石膏

活人書　卷八　七

湯〔正九五〕隨其虛實而治之

（六十三）問下之而熱不退者勞復食復附

荅曰仲景云病人脉微而濇爲醫所病大發其汗使陽氣微又大下之使陰氣弱其人亡血病當惡寒後乃發熱無休止時蓋陽微則惡寒陰弱則發熱陽微惡寒四逆湯主之〔正七五〕陰弱發熱爲内熱葶藶苦酒湯主之〔雜十五〕大抵傷寒八日已上大發熱者此爲難治仲景云脉陰陽俱虛熱不止者死又有醫人多用圓子藥下之身熱不去微煩者梔子乾姜湯主之〔正四九〕傷寒五六日

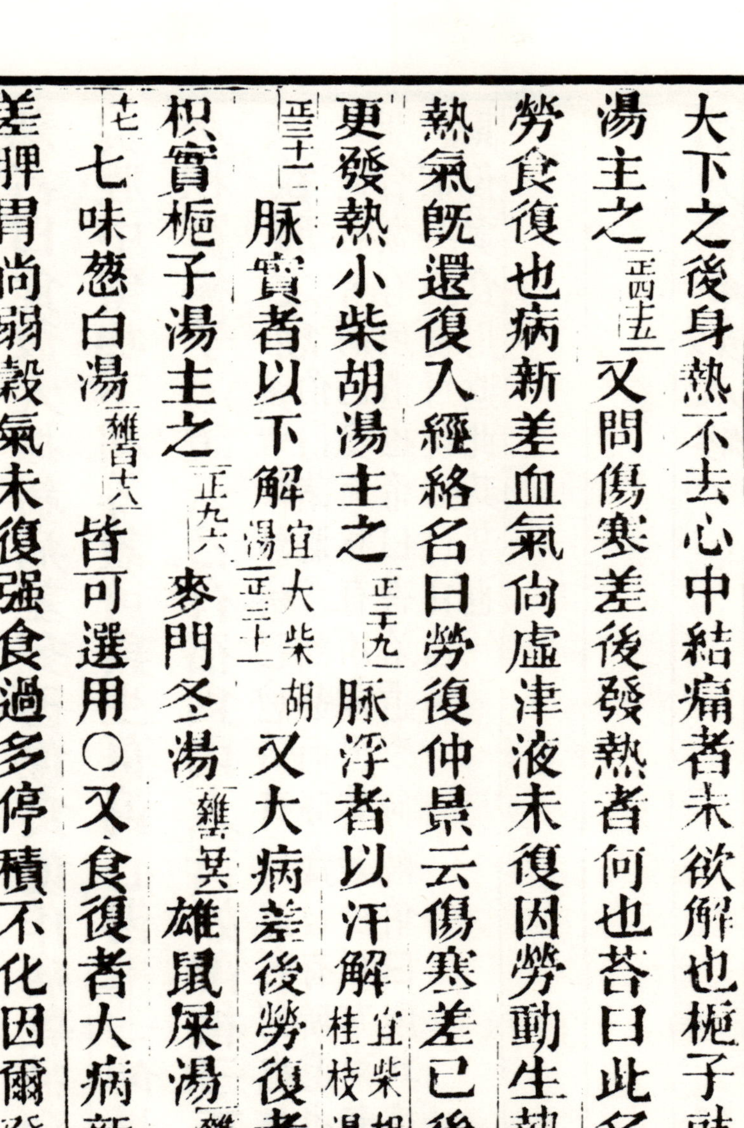

大下之後身熱不去心中結痛者未欲解也梔子豉湯主之正四十五又問傷寒差後發熱者何也荅曰此名勞食復也病新差血氣尚虛津液未復因勞動生熱熱氣既還復入經絡名曰勞復仲景云傷寒差已後更發熱小柴胡湯主之正三十九脉浮者以汗解宜柴胡桂枝湯正三十二脉實者以下解宜大柴胡湯正三十又大病差後勞復者枳實梔子湯主之正九十六麥門冬湯雜三十五雄鼠屎湯雜七十七七味葱白湯雜百十八皆可選用○又食復者大病新差脾胃尚弱穀氣未復強食過多停積不化因爾發

熱名曰食復大抵新病差多因傷食便作痞乾噫食臭腹中雷鳴下利等證可與生薑瀉心湯正六十三仲景於枳實梔子湯證云若有宿食⑤內大黃如⑥薄棋子五六枚服之愈黃帝曰熱病已愈時有所遺者何也岐伯曰諸遺者熱甚而強食故有所遺也若此者皆病已衰而熱有所藏因其穀食相薄兩熱相合故有所遺也帝曰善治遺奈何岐伯曰視其虛實調其逆從可使必已食肉則復多食則遺此其禁也

活人書卷第八終

校注

①以：徐本作「與」。

②復：据文义当作「腹」。

③加：徐本作「如」，义胜。

④入：徐本作「又」。当从。

⑤内：同「納」。

⑥薄：宋本、成无己本《伤寒论》作「博」。

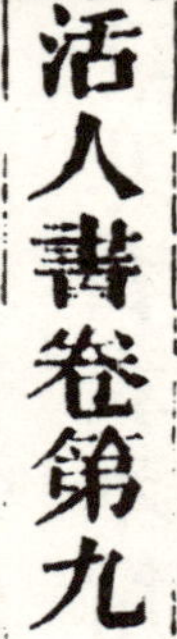

活人書卷第九

此一卷首論惡寒大抵太陽病必發熱而惡寒惡寒家慎不可過當覆衣被及近火氣寒熱相薄脉道沉伏愈令病人寒不可遏但去被徹火兼飲以和表之藥自然不惡寒矣婦人惡寒尤不可近火寒氣入腹血室結聚針藥所不能治矣

（六四）問惡寒

荅曰惡寒有二證發熱而惡寒者發於陽也無熱而惡寒者發於陰也發於陽者宜解表脉必浮數屬桂

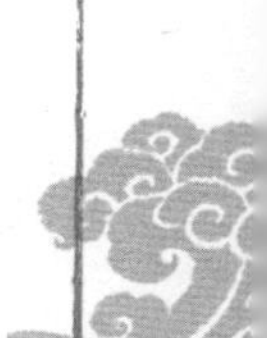

①桂湯正二桂枝二越婢一湯正四麻黃湯正二十青龍湯正三十六證也發於陰者宜溫裏脉必沉細屬理中湯正七四若少陰病惡寒而踡時時自煩不欲厚衣用大柴胡湯下之正三十四逆湯正七五證也少陰病下利已惡寒而踡手足溫者可治宜建中湯正三十七若發熱微惡寒者屬柴胡桂枝湯也正三十二發汗後反惡寒者虛故也屬芍藥甘草附子湯正七三脉微而惡寒者此陰陽俱虛也不可更吐下也發汗而色赤有熱者為欲解宜桂枝麻黃各半湯正二傷寒大下後復發汗心下痞惡寒者表未解也不可攻其痞當先解表表解乃可

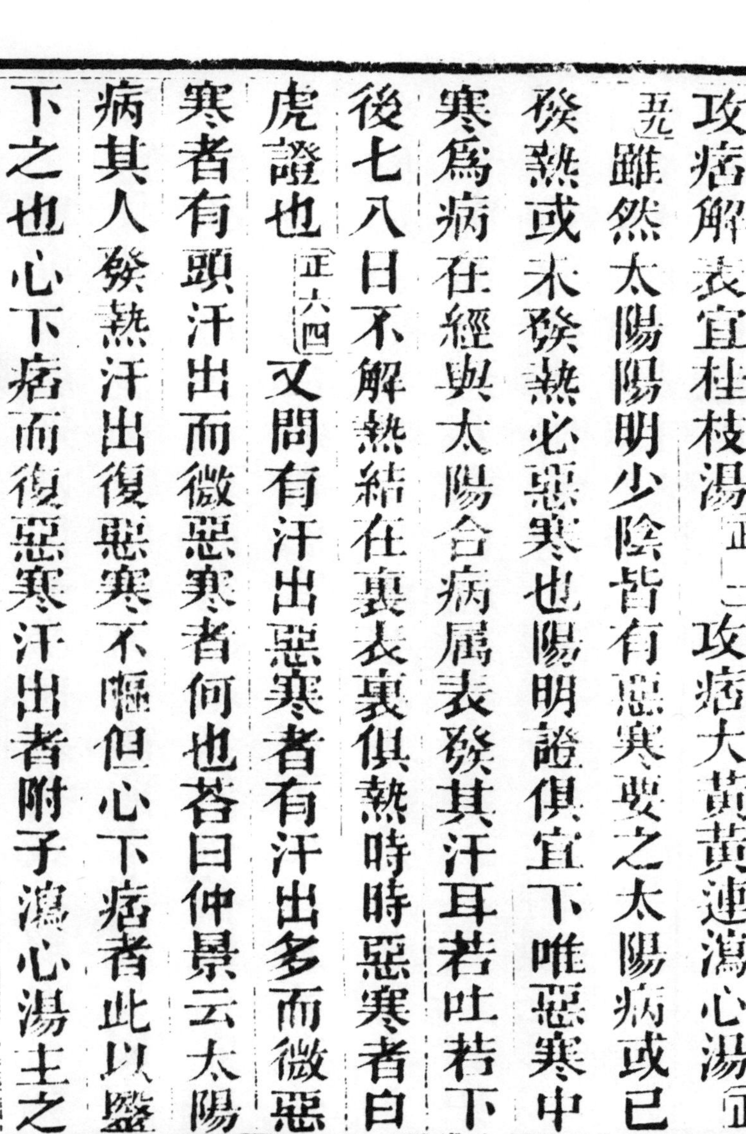

攻痞解表宜桂枝湯〔正二〕攻痞大黄黄連瀉心湯〔正五九〕雖然太陽陽明少陰皆有惡寒要之太陽病或已發熱或未發熱必惡寒也陽明證俱宜下唯惡寒中寒爲病在經與太陽合病屬表發其汗耳若吐若下後七八日不解熱結在裏表裏俱熱時時惡寒者白虎證也〔正六四〕又問有汗出惡寒者有汗出多而微惡寒者有頭汗出而微惡寒者何也荅曰仲景云太陽病其人發熱汗出復惡寒不嘔但心下痞者此以醫下之也心下痞而復惡寒汗出者附子瀉心湯主之

〔正六十〕陽明病脉遲汗出多微惡寒者表未解也可發汗宜桂枝湯也〔正二〕頭汗出而微惡寒者屬少陽宜小柴胡湯也〔正二九〕又問背惡寒者何也荅曰背惡寒有兩證三陽合病背惡寒者口中不仁口燥舌乾也少陰病背惡寒者口中和也以此別之口中不仁口燥舌乾而背惡寒者白虎加人參湯主之〔正六五〕口中和而背惡寒者附子湯主之〔正六八〕仍灸之仲景云少陰病得之一二日口中和其背惡寒者當灸之附子湯主之

〔五三〕問惡風

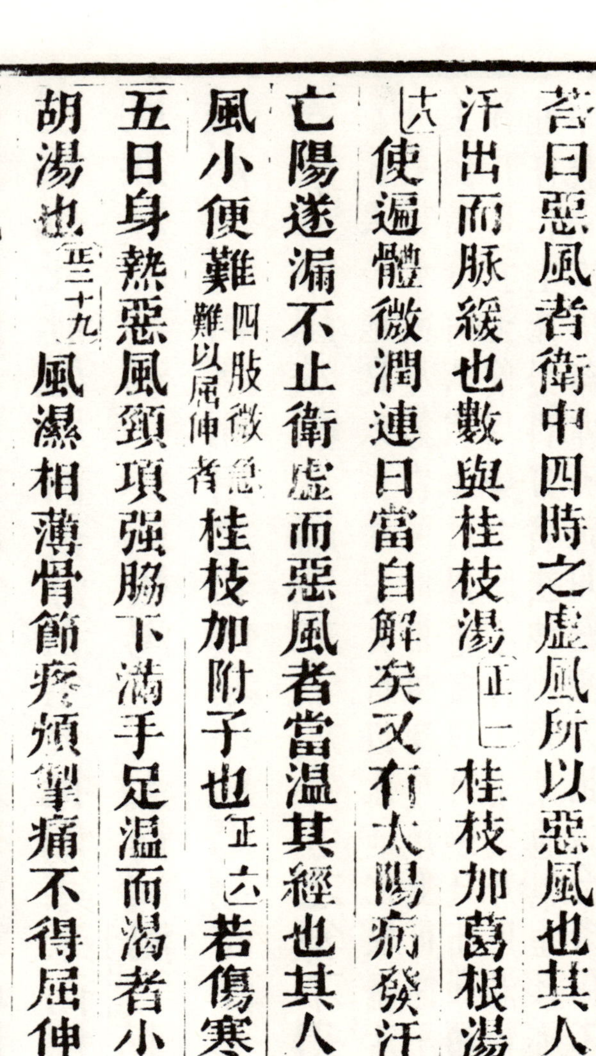
荅曰惡風者衛中四時之虛風所以惡風也其人當汗出而脉緩也數與桂枝湯〔正一〕　桂枝加葛根湯〔正十六〕使遍體微潤連日當自解矣又有太陽病發汗多亡陽遂漏不止衛虛而惡風者當溫其經也其人惡風小便難四肢微急難以屈伸者　桂枝加附子也〔正六〕　若傷寒四五日身熱惡風頸項强脇下滿手足溫而渴者小柴胡湯也〔正三十九〕　風濕相薄骨節疼煩掣痛不得屈伸汗出短氣小便不利惡風不欲去衣或身微腫者甘草附子湯主之〔正七十二〕

活人書　卷九　三

（六六）問傷寒不得汗

荅曰：甲乙經云：熱病脉常躁盛而不得汗者，此陽脉之極也，死；脉盛躁而得汗者，生。大抵傷寒榮衛俱病則無汗，麻黄湯（正十）、葛根湯（正三十六）、大青龍湯（正三十五）、煮豉湯（雜七四）可選而用之。若傷寒連服湯劑而汗不出者死，如中風法蒸之，濕熱之氣於外迎之，無不得汗也。薪火燒地良久，掃除去火，可以水洒之，取蚕沙、栢葉、桃葉、糠及麩皆可用，相和鋪燒地上，可側手厚，上鋪蓆，令病人當上卧，温覆之。夏月熱，只布單覆之。汗移時立至，俟周身至脚心皆汗漐漐，乃用温粉撲止汗，移上床。最②得力者蚕沙、桃栢葉也，無蚕沙亦得，單桃葉亦得，蒴藋亦可用，麩糠乃助添令多爾，不用

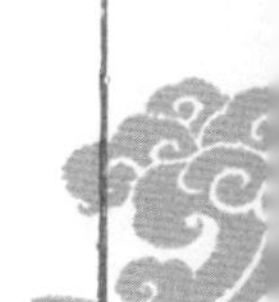

亦得傷寒亦有氣虛不能作汗者仲景云脉浮而遲遲爲無陽不能作汗其身必痒宜桂枝麻黃各半湯主之〔正一二〕陽明病法多汗反無汗如蟲行皮中狀者此久虛故也宜朮附湯〔正七十〕黃耆建中湯〔正三十七〕

（六十七）問自汗

荅曰傷寒無汗者七證自汗者九證太陽傷寒剛痓病太陰病少陰病厥陰病陰易病冬陽明病皆無汗凡少陰證無汗類麻黃湯之證然類麻黃證脉陰陽俱緊少陰脉微細爲異也又汗出爲陽微故仲景云陰不得有汗脉陰陽俱緊而反汗出爲亡陽屬少陰也汗出者九證衛不和自

病人藏無他病時發熱自汗出而不愈者衛不和汗也先其時發汗則愈屬桂枝也（正二）大陽病發熱汗出者此爲榮弱衛強故汗出欲救風邪者宜桂枝湯又云病常自汗出者此爲榮氣和榮氣和者外不諧也以衛氣不共榮氣諧故爾以榮行脉中衛行脉外復發其汗榮衛和則愈

傷風自汗

太陽病發熱汗出惡風脉緩爲中③氣屬桂枝湯（正二）又云太陽病項背強几几反汗出惡風桂枝加葛根湯（正十八）主之汗出而渴者五苓散（正六十六）不渴者茯苓甘草湯（正五十三）雖然仲景云傷風自汗用桂枝然桂枝湯難用須是仔細消息之假令傷風自汗若脉浮而弱設當行桂枝服湯後無桂枝脉息證候而煩者即不可再服也若傷風自汗出而小便數者切不可與桂枝也仲景云太陽病自汗四肢拘急難以屈伸若小便難者可桂枝湯內加附子服之（正六）若小便數者慎不可與桂枝附子湯宜服芍藥甘草湯（正五十七）若悞行桂枝附子攻表便咽乾煩燥厥逆嘔吐作甘草乾姜湯（正五十五）與之以復其陽若厥愈足溫更作芍藥甘草

湯與之，其腳即伸。若胃氣不和譫語者，與調胃承氣湯〔正四十三〕，微溏則止其譫語。緣芍藥甘草湯主脉浮自汗、小便數者，寸口脉浮爲風，大爲虛，風則生微熱，虛則兩脛攣，小便數仍汗出爲津液少，不可誤用桂枝，宜服芍藥甘草補虛退風熱，通治誤服桂枝湯後病證仍存者。

風温自汗

太陽病，發熱而渴，不惡寒者爲温病。若發汗已，身灼熱者，爲風温。風温爲病，脉陰陽俱浮，自汗出，身重多眠睡，鼻息必鼾，語言難，屬萎蕤湯〔雜四十五〕。

中濕自汗

風濕相搏，關節煩疼，脉沉而細，汗出短氣，小便不利。難經云：何以知傷濕得之？然：當喜汗出不可止。何以言之？腎主濕，故知腎入心爲汗出不可止也。

中暑自汗

太陽中熱者，暍是也。其人汗出惡寒，身熱而渴，屬白虎湯〔正六十四〕。

陽明病自汗

不惡寒，反惡熱，濈濈然汗自出者，屬陽明也。若陽明病汗出多而渴者，不可與五苓散，以汗多胃中燥，猪苓復利其小便故也。故仲景云：陽明病發熱汗多者，急下之。陽明病其人汗多，以津液外出，胃中燥，大便必鞕，譫語者屬調胃承氣湯[正四三]雖然陽明汗多急下若小便自利者此爲津液内竭雖然不可攻之須自大便導之宜用蜜煎導法[正一亘]陽病汗出而脉遲微惡寒者④者表未解也宜桂枝湯[正二]陽明法多汗則脉浮無汗而喘者發汗則愈宜麻黄湯[正二十]

亡陽自汗

太陽病發汗多遂漏不止其人惡風當溫其經宜桂枝加附子湯[正六]傷寒尺寸脉俱緊而汗出者亡陽也此屬少陰法當咽痛而復吐利其人熱不去内拘急四肢疼厥逆而惡寒者四逆湯[正七十五]主之汗多不止者可用溫粉撲之若汗多不止必惡風煩躁不得卧者先服防風白朮牡蠣湯[雜四]次服小建中湯[正三七]

柔痓自汗

太陽病發熱脉沉細搖頭口噤背反張汗出而不惡寒者名柔痓小續命湯主之也[雜五十七]

霍亂自汗

虻利汗出發熱惡寒四肢拘急手足厥冷者四逆湯主之[正七十五]

雖然少陰不得有汗而少陰亦有反自汗出之證

陰證四肢逆冷額上及手背冷汗濈濈者亡陽也

陽明病

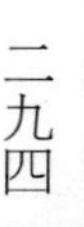

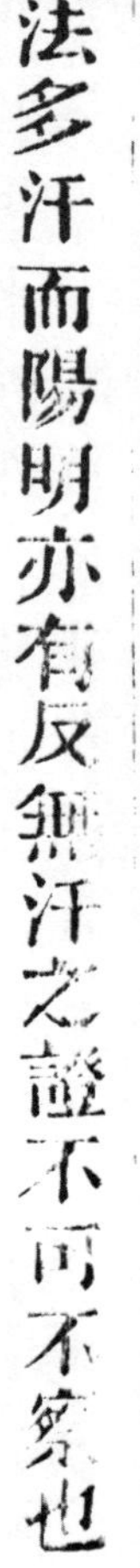
法多汗而陽明亦有反無汗之證不可不察也

(六十)　問頭汗出

荅曰病人表實裏虛玄府不開則陽氣上出汗見於頭凡頭汗出者五內乾枯胞中空虛津液少也愼不可下下之者謂之重虛然頭汗出者有數證傷寒五六日頭汗出微惡寒手足冷心下滿口不欲食大便鞕脉細者此爲陽微結必有表復有裏也脉沉亦在裏也汗出爲陽微假令純陰結不得復有外證悉入在裏此爲半在裏半在外也脉雖沉緊不得爲少陰

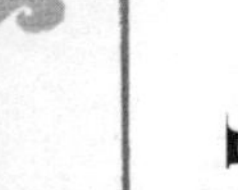

病所以然者陰不得有汗今頭汗出故知非少陰也小柴胡湯主之（正三十九）傷寒五六日已汗下胷脇滿微結小便不利渴而不嘔但頭汗出往來寒熱心煩者此表未解也柴胡桂枝乾姜湯主之（正三十三）病人但頭汗出身無汗劑頸而還小便不利渴飲水漿者此爲瘀熱在裏身必發黃五苓散（正六十三）茵陳湯（正九十三）○陽明病下之其外有熱手足溫不結胷心中懊憹饑不能食但頭汗出者梔子鼓湯主之（正四十五）心下緊滿無大熱頭汗出者苓苓湯⑤主之（雜八十四）仲景云傷寒心下緊滿無大熱但頭汗出者此名爲水結在胷脇以頭汗出別水結證小半夏加茯苓湯（雜八三）○陽明病下血譫

語者此爲熱入血室但頭汗出者刺期門隨其實而瀉之濈然汗出則愈汗出譫語有燥屎也過經乃可下也下之者若早語言必亂以表實裏虛故也下之愈宜承氣湯主之

(究) 問頭疼

答曰頭疼者陽證也太陽證頭疼必發熱惡寒無汗者麻黃湯 正二十 有汗者桂枝湯 正二 若已發汗或未發汗頭痛如破者連鬚葱白湯 雜七五 服湯不止者葛根葱白湯主之 雜七十六 陽明證頭疼不惡寒反惡熱胃實故也陽明氣實故攻頭也調胃承氣湯 正四三 主之 仲景云傷寒不大便六七日頭疼有熱者與承氣湯其小便清者知不在裏續在表也當須發汗若頭疼

者必衄屬桂枝湯正二脉弦細頭痛發熱者屬少陽也少陽不可發汗小柴胡主之正三十九太陰少陰經從足至⑥胃俱不至頭唯厥陰經挾胃屬肝絡膽循喉嚨上頏顙連目繫出額故太陰少陰並無頭疼之證仲景只有厥陰一證吳茱萸湯正一百治乾嘔吐涎沫頭疼而已大抵屬三陽者頭疼爲多也孫真人云陽傷寒者體熱頭疼是也陰傷寒者不壯熱不頭痛是也若非次頭疼⑦胃中滿及發寒熱脉緊而不大者即是鬲上有涎宜用瓜蔕末一錢暖水調下吐涎立愈又問病人頭痛鼻塞而煩者何證也答曰此屬

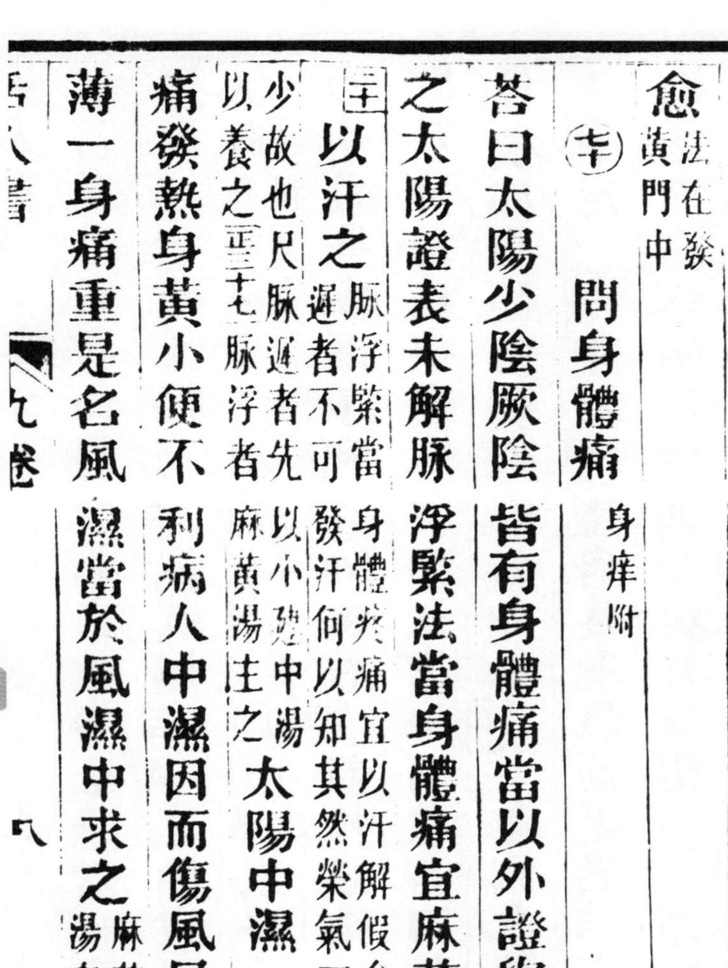

濕家頭中寒濕故鼻塞而頭疼也内瓜蒂末鼻中則愈法在發黄門中

（七十）問身體痛身痒附

荅曰太陽少陰厥陰皆有身體痛當以外證與脉別之太陽證表未解脉浮緊法當身體痛宜麻黄湯（正）（三十）以汗之脉浮緊當身體疼痛宜以汗解假令尺脉遲者不可發汗何以知其然榮氣不足血少故也尺脉遲者先以小建中湯以養之（三十七）脉浮者麻黄湯主之太陽中濕一身盡痛發熱身黄小便不利病人中濕因而傷風風濕相薄一身痛重是名風濕當於風濕中求之麻黄加朮湯主之

活人書　卷九　八

〔廿二〕若脉沉自利而身體痛者陰證也急當救裏宜四逆湯〔正七十五〕附子湯〔正六十八〕真武湯〔百五〕⑧之類以温之大抵大便利而身體疼者當救裏大便如常而身體痛者急當救表不可不知也或身重背强腹中絞痛咽喉不利身如被杖者當作陰毒治之又問發汗後身疼痛脉沉而遲當用何藥荅曰仲景有桂枝加芍藥生姜人參新加湯〔正十二〕葢爲此證也小建中湯〔正三十七〕兼治汗後身疼脉沉而遲者若霍亂吐瀉止而身疼痛不休者少與桂枝湯〔正二〕即愈金匱云瘡家雖身體痛不可發汗汗出作痓又問身痒者

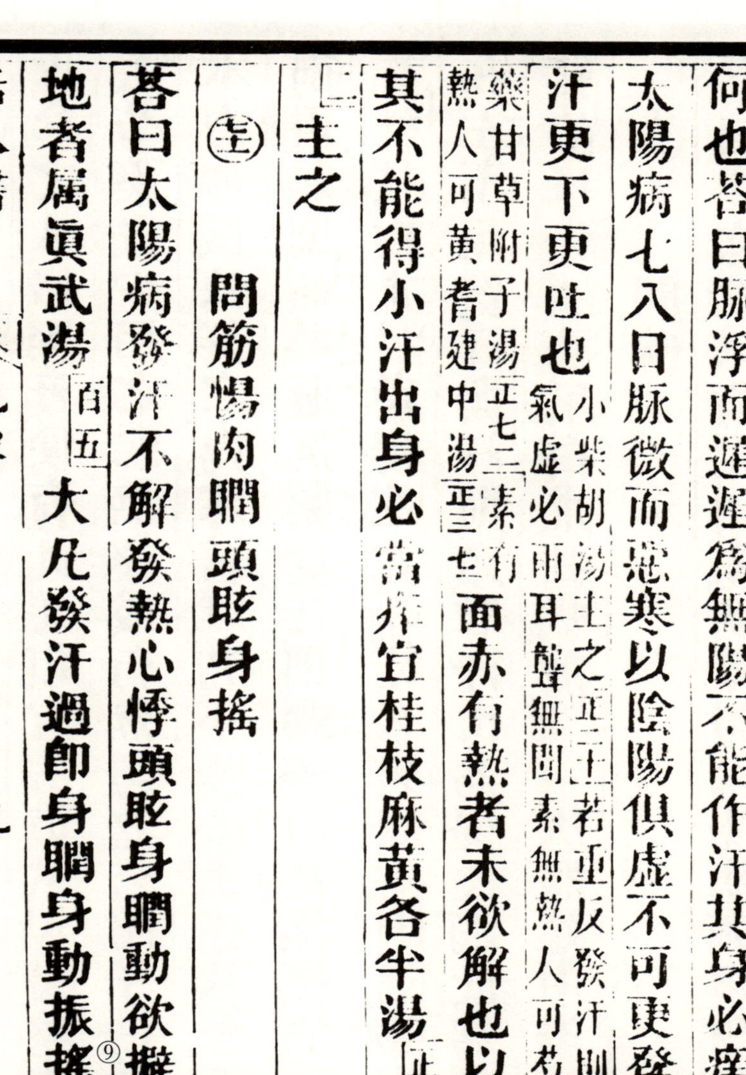

何也荅曰脉浮而遲遲爲無陽不能作汗其身必痒
太陽病七八日脉微而惡寒以陰陽俱虚不可更發汗更下更吐也小柴胡湯主之正二十若更反發汗則氣虚必兩耳聾無聞素無熱人可芍藥甘草附子湯正七三素有熱人可黄耆建中湯正三七面赤有熱者未欲解也以其不能得小汗出身必當痒宜桂枝麻黄各半湯正二主之

㉓問筋惕肉瞤頭眩身摇

荅曰太陽病發汗不解發熱心悸頭眩身瞤動欲擗地者屬眞武湯百五大凡發汗過卽身瞤身動振摇⑨

活人書　卷九　九

虛羸之人微發汗便有此證俱宜服眞武湯羸甚者去芍藥或少用之惡熱藥或有熱證者去附子餘依本方加減法詳之傷寒若吐若下後心上⑩逆滿氣上衝胃⑪起則頭眩脉沉緊發汗則動經身爲振搖者茯苓桂枝白朮甘草湯主之〔正五二〕傷寒應發汗而動氣在左不可發汗發汗則頭眩汗出筋惕肉瞤此爲逆難治且先服防風白朮牡蠣散〔雜二〕次服建中湯〔廿七〕

（十二）問喘

答曰傷寒喘只有太陽陽明二證太陽病頭疼發熱

身疼惡風無汗而喘者宜汗屬麻黄湯[正二十]桂枝證醫反下之利遂不止脉促者表未解也喘而汗出者葛根黄芩黄連湯也[正十九]太陽病下之微喘者表未解故也桂枝加厚朴杏子湯也[正十九]發汗後不可更行桂枝湯汗出而喘無大熱者可與麻黄杏子甘草石膏湯也[正廿]

陽明病汗出不惡寒腹滿而喘有潮熱者宜下屬承氣湯[正四十二]然陽明病脉浮無汗而⑫喘發汗則愈宜麻黄湯[正二十]太陽與陽明合病喘而胃滿者不可下宜麻黄湯又發汗後飲水多欬而微喘者水停心下腎氣乘心故也小青龍去麻黄加杏仁[正三十六]也小腹滿者去麻黄加茯苓也[正三十七]麻黄主喘何故去之此治心下有水而喘不當汗也小便不利小腹滿故去麻黄加茯苓也若陰證喘

促脉伏而厥者唯返陰丹五味子湯主之

㊲問渴

答曰脉浮而渴屬太陽傷寒表不解心下有水氣而渴者小青龍去半夏加括蔞根[正二十六]太陽病服桂枝大汗出後大煩渴者白虎加人參湯若脉浮小便不利微熱消渴者五苓散[正六六]太陽證身體灼熱而渴者為風温括蔞湯主之⑬之[雜四十七]有汗而渴屬陽明白虎加人參湯主之虛人老人及春秋月可與竹葉石膏湯[正九五]陽明病但頭汗出小便不利渴飲水漿身必發黄宜茵蔯湯[正九十三]陽明病脇下鞕不大便而嘔舌上白胎⑭而渴者小柴胡去半夏加人參括蔞根[正二十九]傷風寒熱或發熱惡風而渴屬少陽傷寒四五日身熱惡風脇下滿手足温而渴者小柴胡去半夏加人參括蔞湯[正三十九]自利而渴屬少陰傷寒熱入於藏

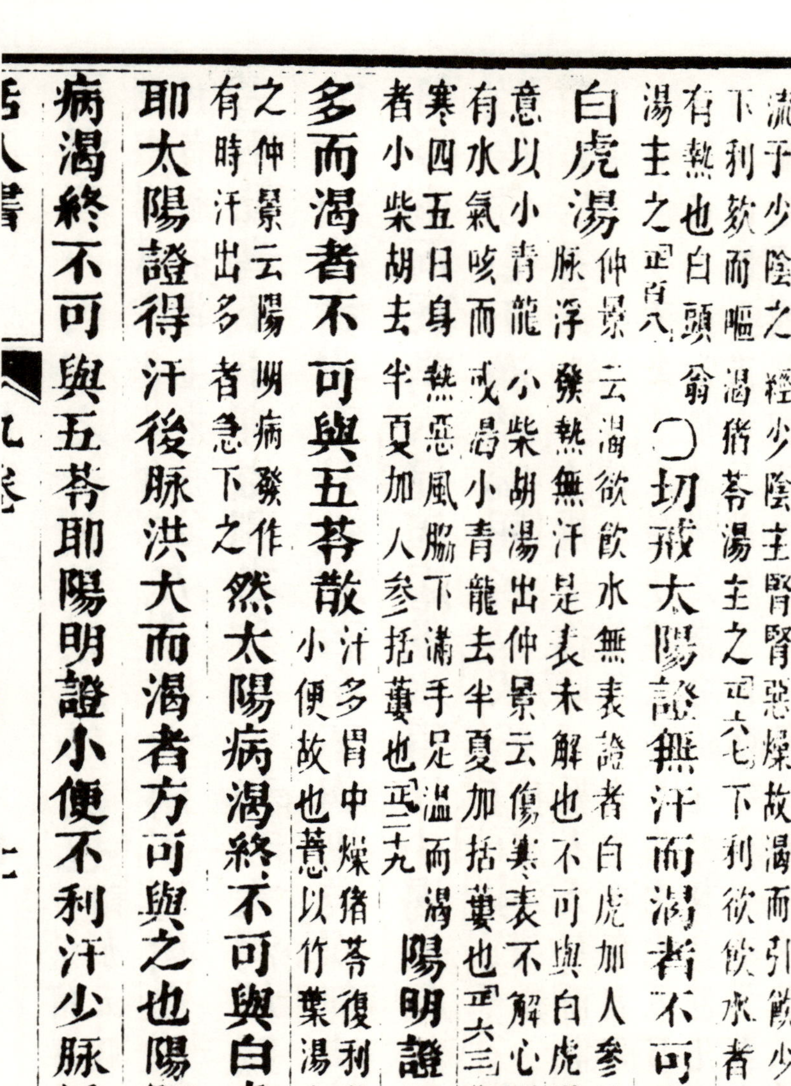

流于少陰之經少陰主腎腎惡燥故渴而引飲少陰下利欬而嘔渴猪苓湯主之（正六七）下利欲飲水者以有熱也白頭翁湯主之（正百八）〇切戒太陽證無汗而渴者不可與白虎湯仲景云渴欲飲水無表證者白虎加人參湯脉浮發熱無汗是表未解也不可與白虎湯意以小青龍小柴胡湯出仲景云傷寒表不解心下有水氣欬而或渴小青龍去半夏加括蔞也（正六三）傷寒四五日身熱惡風脇下滿手足溫而渴者小柴胡去半夏加人參括蔞也（正三九）陽明證汗多而渴者不可與五苓散汗多胃中燥猪苓復利其小便故也意以竹葉湯與之仲景云陽明病發作有時汗出多者急下之然太陽病渴終不可與白虎耶太陽證得汗後脉洪大而渴者方可與之也陽明病渴終不可與五苓耶陽明證小便不利汗少脉浮

而渴者方可與之此皆仲景之妙法也仲景猪苓湯證亦云脉浮發熱渴欲飲水小便不利者猪苓湯主之正六七凡病非大渴不可與水若小渴咽乾者小小呷滋潤之令胃中和若大渴煩躁甚能飲一斗者與五升飲之若全不與則乾燥無由作汗發喘而死常人見因渴飲水得汗小渴遂劇飲之致停飲心下滿結喘死者甚衆當以五苓散正六六或陷胷丸正三十九與之金匱云得時氣至五六日而渴欲飲水不能多不當與也何者以腹中熱尚少不能消之便更為人作病矣至七八日大渴欲飲水猶當依證與之常令不足勿極意也凡人但見仲景云得病反能飲水此為欲愈遂小渴者乃强飲之因成其禍不可勝數大抵傷寒水氣皆因飲

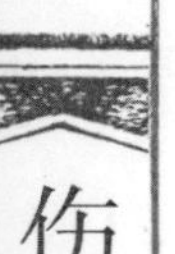

水過多所致水停心下氣上乘心則爲悸爲喘結於胷脇則爲水結胷胃中虛冷則爲嘔爲噦冷氣相薄則爲噎上迫於肺肺則爲咳漬入腸中則爲利邪熱所薄畜於下焦則爲小便不利小腹滿或裏急溢于皮膚則爲腫若陽毒倍常躁盛大渴者黑奴丸主之「雜二十」中暑伏熱深累取不差其人發渴不已酒蒸黃連丸主之「雜十九」

(三十) 問鼻衄

荅曰傷寒太陽證衄血者乃解蓋陽氣重故也仲景所謂陽盛則衄若脉浮緊無汗服麻黃湯「正二十」不中病其人發煩目瞑劇者必衄小衄而脉尚浮緊者宜

再與麻黃湯也衄後脉已微者不可行麻黃湯也若脉浮自汗⑮脉桂枝湯「正一」不中病桂枝證尚在必頭疼甚而致衄小衄而脉尚浮者宜再與桂枝也衄後脉已微者不可行桂枝湯也大抵傷寒衄血不可發汗者爲脉微故也治法衄家不可發汗汗出額上陷脉緊急直視不能瞬不得眠然而無汗而衄脉尚浮緊者須再與麻黃湯有汗而衄脉尚浮緩者須再與桂枝湯脉已微者黃芩芍藥湯「雜・七八」犀角地黃湯「雜八六」衄血不止者茅花湯「雜八十」若衄而渴心煩飲則吐水先服五苓散「正六六」次服竹葉湯「正九五」又問陰證有衄血者乎答曰陰證

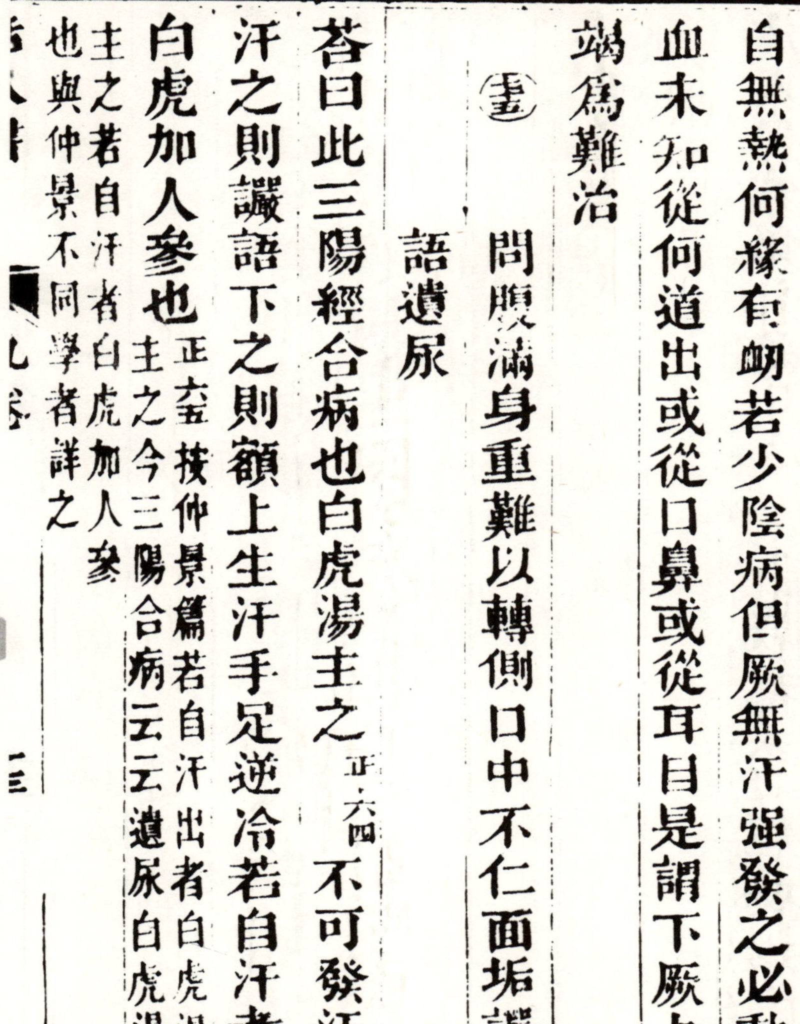

自無熱何緣有衄若少陰病但厥無汗强發之必動血未知從何道出或從口鼻或從耳目是謂下厥上竭為難治

（三五）問腹滿身重難以轉側口中不仁面垢讝語遺尿

荅曰此三陽經合病也白虎湯主之（正·六四）不可發汗汗之則讝語下之則額上生汗手足逆冷若自汗者白虎加人參也（正六五按仲景篇若自汗出者白虎湯主之今三陽合病云云遺尿白虎湯主之若自汗者白虎加人參也與仲景不同學者詳之）

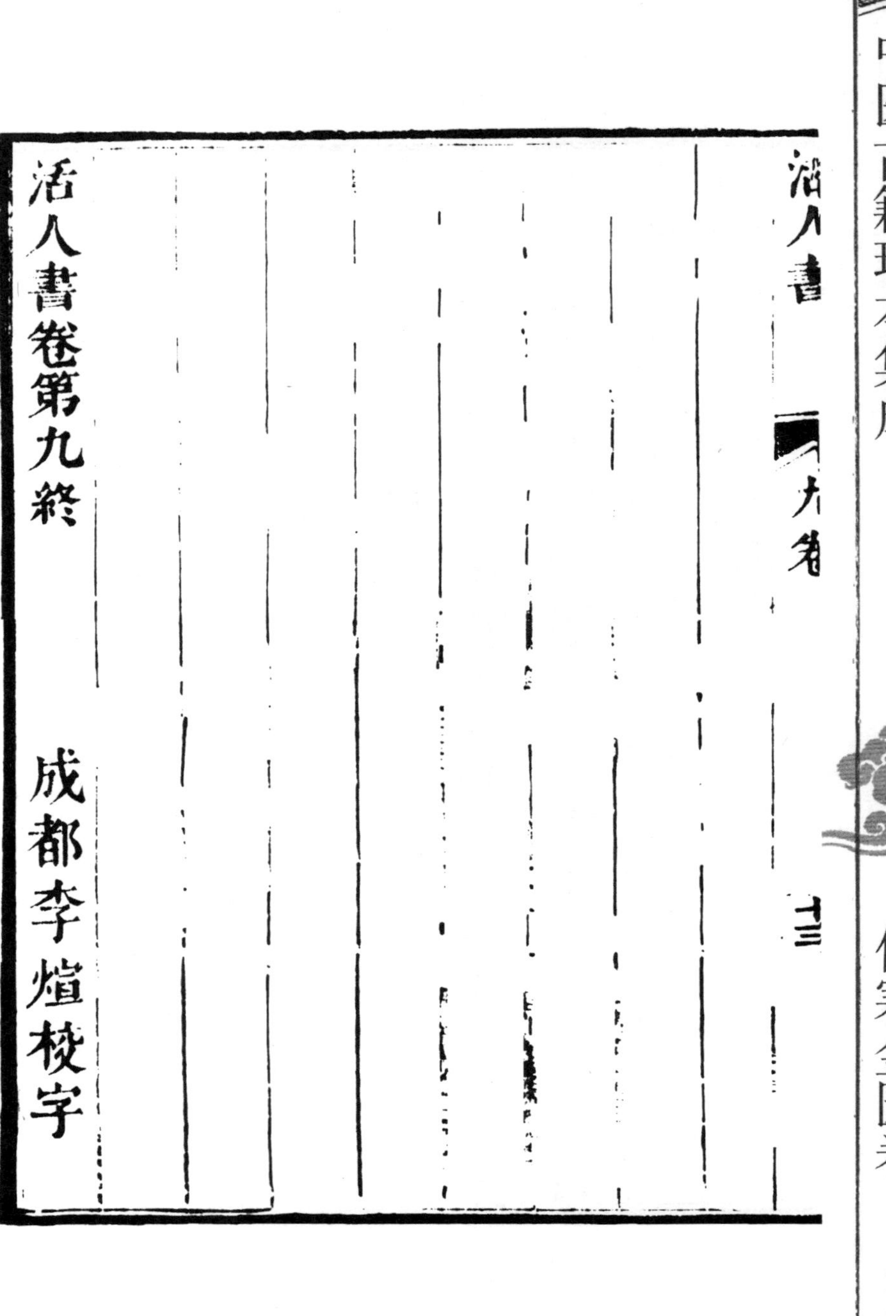

活人書卷第九終

成都李煊校字

活人書　九卷　十三

校注

①桂：据文义当作『枝』。
②蒴藋：味酸，温，有毒，主治风瘙瘾疹身痒。
③氣：徐本与清本同，吴本作『風』，当从吴本。
④者：衍文，据文义当删。
⑤苓苓湯：据文义当作『茯苓湯』。
⑥胃：徐本作『胸』，义胜。
⑦胃：徐本作『胸』。
⑧百五：据目录当作『百四』。
⑨大凡發汗過卽身瞤身動振搖：徐本此句作『大凡發汗過多即身瞤動振搖』。
⑩上：徐本作『下』。当从。
⑪胃：徐本作『胸』，义胜。
⑫胃：徐本作『胸』，义胜。
⑬之：衍文，据文义当删。
⑭胎：舌上的垢腻。下同。
⑮脉：徐本作『服』。当从。

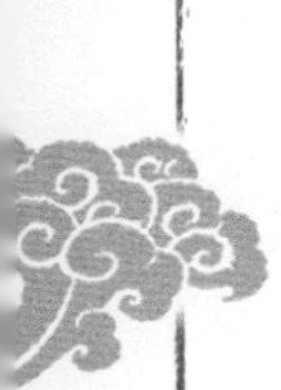

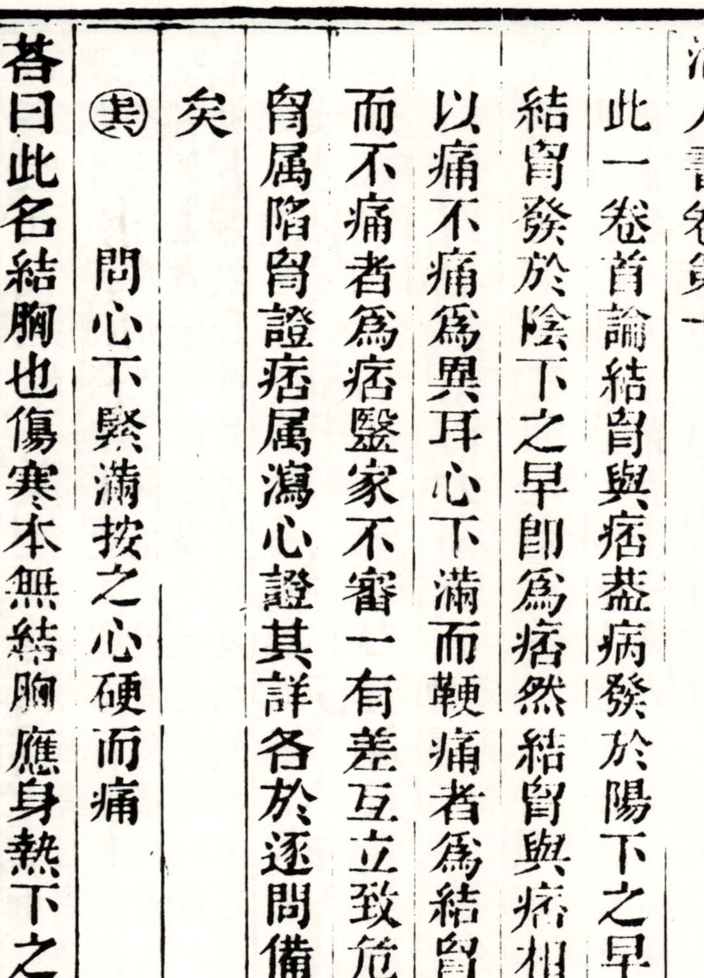

活人書卷第十

此一卷首論結胷與痞蓋病發於陽下之早卽爲結胷發於陰下之早卽爲痞然結胷與痞相似但以痛不痛爲異耳心下滿而鞕痛者爲結胷但滿而不痛者爲痞醫家不審一有差互立致危殆結胷屬陷胷證痞屬瀉心證其詳各於逐問備論之矣

（三十六）問心下緊滿按之心硬而痛

荅曰此名結胸也傷寒本無結胸應身熱下之早熱

氣乘虛而入痞結不散便成結胸若已誤轉了初未成結胸者急頻與理中湯〔正七四〕自然解了更不作結胸蓋理中治中焦故也此古人亦說不到後人因消息得之若大段轉損有厥證者兼與四逆湯〔正七五〕便安胃中雖和傷寒未退者即候日數足可下却以承氣再下之〔正四二〕蓋前來下得未是故也其證心下緊滿按之石鞕而痛項強如柔痓狀發熱汗出不惡寒名曰柔痓其脉寸口浮關尺皆沉或沉緊名曰結胸也治結胸大率當下仲景云下之則和然脉浮與大皆不可下下之則死尚宜發汗也仲景云結胸脉浮者不可下只可用小陷胸湯〔正四十〕大抵脉浮是尚有表證兼以小柴胡湯等〔正三九〕先發表表證罷方用下結胸藥便安

○西晉崔行功云傷寒結胸欲絕心膈高起手不得

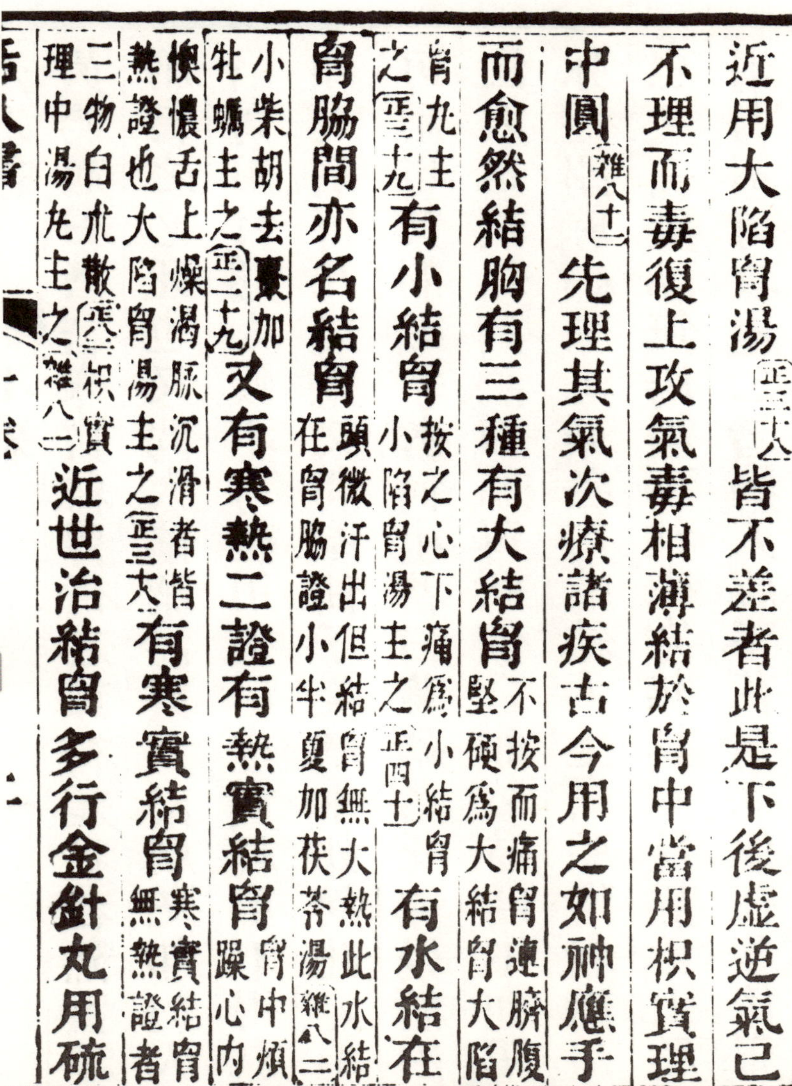

近用大陷胸湯（正三十八）皆不差者，此是下後虛逆，氣已不理而毒復上攻，氣毒相搏，結於胸中，當用枳實理中圓（雜八十一）先理其氣，次療諸疾，古今用之，如神應手而愈。然結胸有三種：有大結胸（不按而痛，胸連臍腹堅硬，爲大結胸，大陷胸丸主之。正三十九）；有小結胸（按之心下痛，爲小結胸，小陷胸湯主之。正四十）；有水結在胸脇間，亦名結胸（頭微汗出，但結胸無大熱，此水結在胸脇證，小半夏加茯苓湯（雜八二）、小柴胡去棗加牡蠣主之。正三十九）。又有寒熱二證：有熱實結胸（胸中煩躁，心內懊憹，舌上燥渴，脈沉滑者，皆熱證也，大陷胸湯主之。正三十八）；有寒實結胸（寒實結胸無熱證者，三物白朮散（正六十）、枳實理中湯丸主之。雜八二）。近世治結胸，多行金針丸，用硫

黄陽起石者治寒實結胷行之或有差者若熱實結胸行之必死也又問大陷胸湯與大陷胸丸如何大陷胷用甘遂太峻不可輕用須量虛實輕重不得已即大陷胷丸最穩又問聖餅子灸臍中如何此尤不可用也又問藏結者何也荅曰藏結者死仲景無治法大抵藏結其證如結胷狀飲食如故時時下利陽脉浮關脉小細沉緊名曰藏結舌上白胎滑者難治也又云藏結無陽證不往來寒熱其人反靜舌上胎滑者不可攻也二者病人脇下舊有痞連在臍傍痛

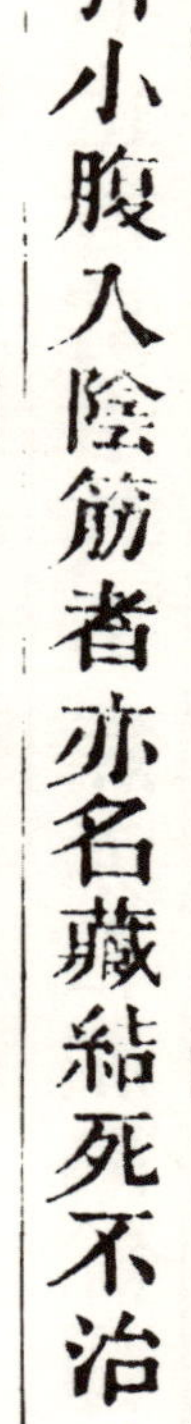

引小腹入陰筋者亦名藏結死不治

（七十七）問心下滿而不痛

荅曰此名痞也傷寒本無痞應身冷醫反下之遂成痞枳實理中丸[雜八二]最良仲景治痞氣諸湯中有生薑瀉心湯[正六三]半夏瀉心湯[正六二]此二方平和宜常用仲景云滿而不痛者為痞柴胡不中與也半夏瀉心湯主之此湯藥味蓋本理中①人參黃芩湯方也審知是痞先用桔梗枳殼湯尤妙[雜八三]緣桔梗枳殼行氣下膈先用之無不驗也結胸與痞關脉須皆沉若關脉浮者大黃黃連黃芩瀉心湯[正五九]主之關浮則結熱三黃以瀉肝

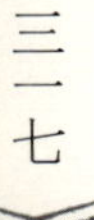

若復惡寒汗出者附子瀉心湯〔正六十〕主之病人心下痞與瀉心湯痞不解發渴口燥煩小便不利者五苓散〔正六六〕主之汗出表解而胃中不和心下痞鞕乾噫食臭脇下有水氣腹中雷鳴下利者生薑瀉心湯主之〔正六三〕下利日數十行穀不化腹中雷鳴心下痞鞕而滿此以醫下之也若復下之其痞益甚甘草瀉心湯主之〔正六二〕蓋此非結熱以胃中虛客氣上逆故使鞕也下利而心下痞服生姜瀉心湯甘草瀉心湯利不止者當治其下焦赤石脂禹餘糧湯主之〔正一百九〕蓋

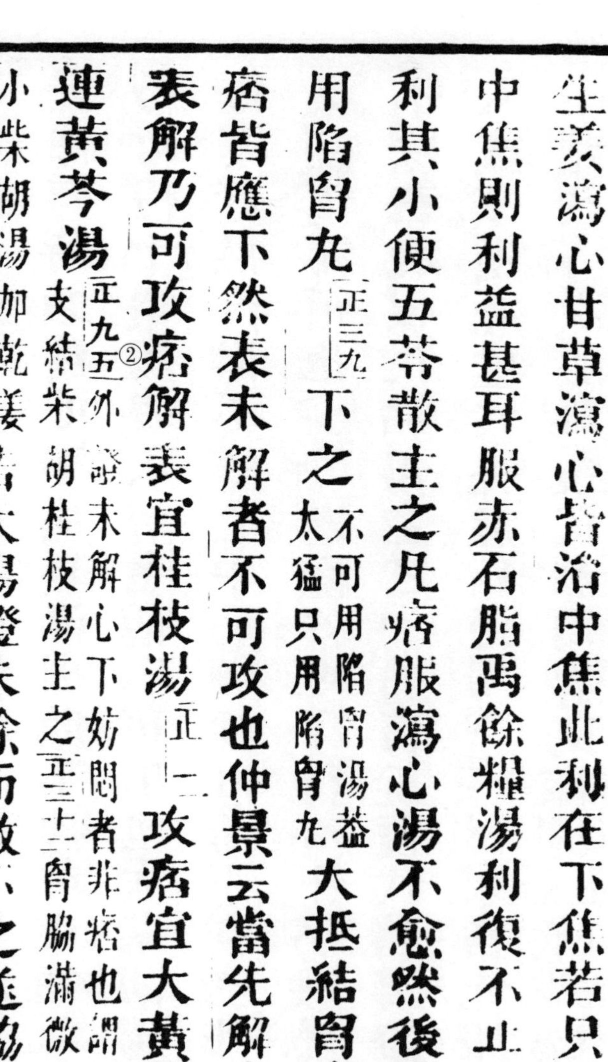
生姜瀉心甘草瀉心皆治中焦此利在下焦若只治中焦則利益甚耳服赤石脂禹餘糧湯利復不止當利其小便五苓散主之凡痞服瀉心湯不愈然後可用陷胷丸[正三九]下之不可用陷胷湯蓋太猛只用陷胷丸大抵結胷與痞皆應下然表未解者不可攻也仲景云當先解表表解乃可攻痞解表宜桂枝湯[正一]攻痞宜大黃黃連黃芩湯[正九五②]外證未解心下妨悶者非痞也謂之支結柴胡桂枝湯主之[正三十二]胷脇滿微結小柴胡湯加乾姜牡蠣湯主之[正一九]若太陽證未除而數下之遂協熱而利利不止心下痞鞕表裏不解者桂枝人參湯主

活人書　十卷　四

之[正十六]十棗湯[正十九]大柴胡湯[正三十]皆治心下痞此方尤難用須是表證罷不惡寒身涼其人漐漐汗出發作有時頭疼心下痞鞕滿引脇下疼乾嘔短氣者乃可行十棗湯表未解者愼不可用也大柴胡湯治傷寒發熱汗出不解心中痞鞕嘔吐而下利者非大柴胡湯不可也[正二十]若發汗吐下後心下痞鞕噫氣不除者旋復代赭湯主之[正百十]有旋復代赭湯證其人或咳逆氣虛者先服四逆湯[正七五]胃寒者先服理中丸[正七四]次服旋復代赭湯爲良旋覆花代赭湯是解後心下痞鞕證

（三十八）問嘔者乾嘔附

答曰：無陽則厥，無陰則嘔。嘔者，足陽明胃之經，足陽明之氣下行，今厥而上行，故爲氣逆，氣逆則嘔。仲景云：嘔多雖不大便，不可下，可與小柴胡湯。正三十九上焦得通，津液得下，胃氣因和，濈然汗出而解。大抵嘔證不一，各有治法，要之小柴胡湯尤相主當耳。與小柴胡湯，胷脇滿而嘔，日晡發潮熱者，可與小柴胡湯加芒硝也。正三十四若嘔不止，心下急，鬱鬱微煩者，與大柴胡湯也。正三十大便秘者，方加大黃。大柴胡治嘔最妙，爲內有積實故也。

枳實去穢壓虛氣須是去大黄仲景云嘔多雖有陽明證慎不可下宜局桔梗湯最良亦用枳實耳方具第十七卷古人治嘔多用半夏生薑孫真人云生薑是嘔家聖藥仲景治嘔皆用之太陽與陽明合病必下利若不利但嘔者葛根加半夏生薑湯主之〔正三十七〕胸中有熱胃中有邪氣腹痛欲嘔者黄連湯主之〔正八十三〕太陽與少陽合病而自利若嘔者黄芩加半夏生薑湯主之〔正八十六〕金匱諸嘔吐穀不得下者小半夏湯小半夏加茯苓湯〔雜八十二〕小半夏加橘皮湯皆可選用也嘔而發熱者小柴胡湯主之〔正二十九〕嘔而發渴者猪苓湯主之〔正六十七〕先嘔却渴者此為欲解急與之水先渴却嘔者為水停心下此屬飲家仲景云本渴飲

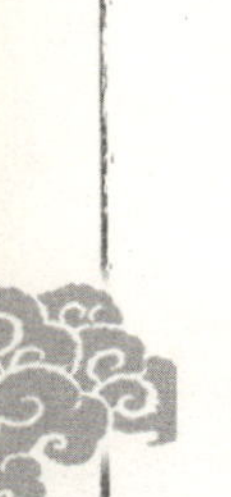

水而嘔者柴胡不中與也宜治鬲間有水赤茯苓湯
主之雜八十四若少陰證而嘔者眞武湯去附子加生薑
也正百四十五若汗若吐若下後虛煩不得眠若嘔者梔子
生薑湯正四十七二之傷寒差後嘔者有餘熱在胃脘竹
葉湯③加生薑主之正九十五④又問有乾嘔者何也荅曰大
凡嘔者飲食不下乾嘔者今人所謂噦⑤也或因汗出
或因有水或因下利脾胃有熱故使乾嘔官局中桔
梗湯最佳雜百廿一仲景治法汗自出乾嘔者桂枝證也
正一表不解心下有水氣乾嘔發熱者小青龍也正

活人書　卷　六

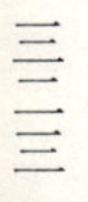

〔正十六〕身涼汗出兩脇痛或乾嘔者十棗湯也〔正八十九〕少陰下利脈微與白通湯〔正九十七〕利不止厥逆無脈乾嘔煩者白通加猪膽汁湯也〔正九十八〕少陰下利裏寒外熱脈微欲絶或乾嘔者通脈四逆湯也〔正八十二〕乾嘔吐涎沫頭痛者吳茱萸湯也〔正一百〕傷寒論云食穀欲嘔者屬陽明也吳茱萸湯主之得湯反劇者屬上焦也仲景無治法大抵吳茱萸湯治少陰證也穀入胃而嘔屬陽明宜與小柴胡湯正二九

〔一〕若病人直患嘔吐而復腳弱或疼乃是腳氣當作腳氣治之

〔十九〕問吐

咨曰吐有冷熱二證寸口脉數手心熱煩渴而吐以有熱在胃脘五苓散主之[正六十六]傷寒有表證渴欲食水也水入口即吐者名曰水⑥逆由心經受熱而小腸不通故也宜與五苓散發汗後水藥不得入口為逆若更發汗必吐下不止小半夏加茯苓湯大半夏加橘皮湯主之　曾經汗下關脉遲胃中虛冷而吐乾薑黃芩黃連人參湯主之[正百七]寒多不飲水而吐者理中湯去朮加生薑主之[正七十四]少陰病飲食入口則吐心中温温欲吐復不能吐始得之手足寒脉弦遲者此胷中實不可下也當吐之若膈上有寒飲乾嘔者不可吐也當温之宜四逆湯[正十五]吐利手足

逆冷煩燥甚者吳茱萸湯主之[正一百] 若傷寒解後虛羸少氣氣逆欲吐竹葉石膏湯主之[正九十五]

㊇ 問嘔吐而利

荅曰嘔吐而下利有兩證仲景云傷寒發熱汗出不解心中痞硬嘔吐而下利者大柴胡湯下之[正卅] 又有霍亂證霍亂嘔吐而利熱多而渴者五苓散[正六十六] 寒多不飲水者理中丸[正七十四] 或有寒腹滿痛或四肢拘急下利脚轉筋理中湯加附子一枚生用並麗末作湯服之[正七十四] 吐利汗出發熱惡寒四肢拘急手足厥冷者四逆湯主之[正七十五] 少陰病吐利手足逆冷

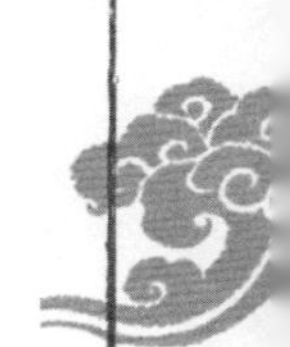

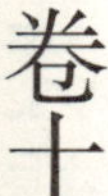

煩燥欲死吳茱萸湯主之［正一百］吐利止而身體痛不休者當消息和解其外宜桂枝湯［正二］仲景大柴胡一證云傷寒發熱汗出不解心中痞嘔吐而下利者大柴胡主之即非霍亂也吐利已汗出而厥四肢拘急不解脉微欲絶者通脉四逆加猪膽湯［正三五］若夏月中暑霍亂上吐下利心腹撮痛大渴煩躁四肢逆冷冷汗自出兩脚轉筋宜服香薷散［全三］須井中沉令極冷頓服之乃効香薷散夏月預宜合下以備此證其他藥不能救仍須極冷併服之

（全二）問咳嗽

荅曰傷寒咳嗽有兩證有太陽證咳嗽小青龍湯［正五］

[十六]小柴胡也有少陰證咳嗽眞武湯[一百五]四逆散[平十六]猪苓湯也大抵熱在上焦其人必飲水水停心下則肺爲之浮肺主於咳水氣乘之故嗽而微喘仲景云傷寒表不解心下有水乾嘔發熱而咳小青龍湯主之小便不利小腹滿者去麻黄加茯苓[一百三十六]往來寒熱胸脇滿痛或咳者小柴胡湯主之小柴胡去人參大棗加五味子乾薑[一百三十九]若少陰證咳嗽四肢沉重疼痛小便不利自下利而咳眞武湯主之眞武湯加五味子乾薑大抵傷寒水氣皆因飲水過多古人

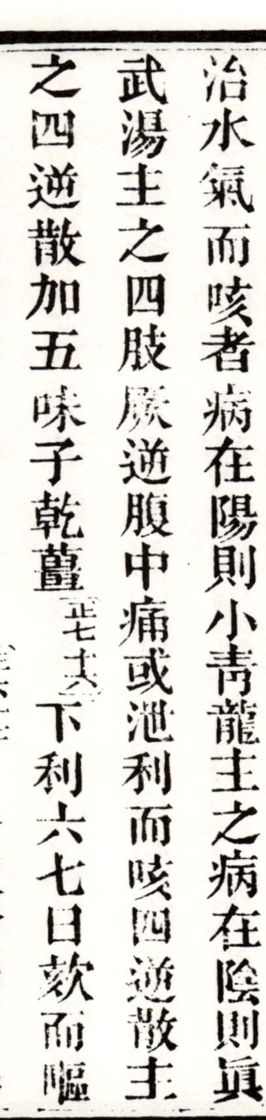
治水氣而咳者病在陽則小青龍主之病在陰則眞武湯主之四肢厥逆腹中痛或泄利而咳四逆散主之四逆散加五味子乾薑〔正七十八〕下利六七日欬而嘔渴心煩不得眠猪苓湯主之〔正六十七〕古今錄驗橘皮湯治嗽佳

（七十三）問咽喉痛

荅曰咽喉痛有陰陽二證脉浮數面赤斑斑如錦文咽喉痛唾膿血者此陽毒也脉沉遲手足厥冷或吐利而咽中痛此少陰證也病源云此爲下部脉都不

至陰陽膈絕⑦邪客於足少陰之絡毒氣上衝故咽喉不利或痛而生瘡也傷寒脉陰陽俱緊反汗出者亡陽也此屬少陰法當咽痛而復吐利此候汗下熏熨俱不可汗出者藁本粉傳⑧之咽喉痛者甘草湯〔五十四〕桔梗湯〔正百二十〕猪膚湯〔正百一〕半夏散〔正一百三〕通脉四逆去芍藥加桔梗湯〔正八十二〕麻黄升麻湯〔正二十五〕可選而用之又有伏氣之病謂非時有暴寒中人伏氣於少陰經始不覺病旬月乃發脉微弱法先咽痛似傷寒非喉痺之病次必下利始用半夏桂甘湯〔正五十三〕次四逆散

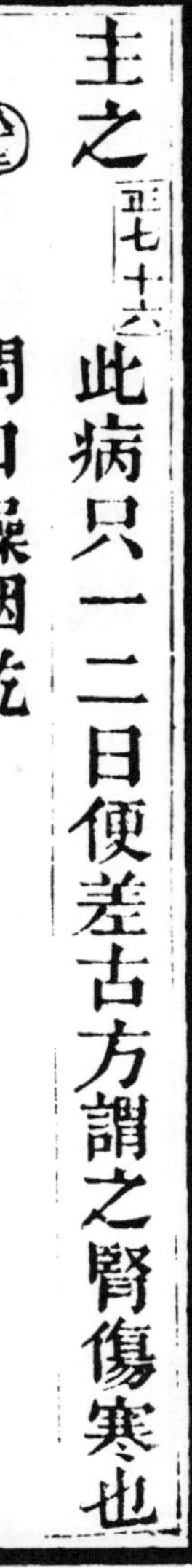

主之〔正七十六〕此病只一二日便差古方謂之腎傷寒也

（七十二）問口燥咽乾

荅曰脾藏有熱則津液枯少故令口燥而舌乾仲景云傷寒無大熱口燥渴而煩背微寒者白虎湯加人參也〔正六十五〕又云陽明病渴欲飲水口乾舌燥者白虎加人參湯主之〔正六十五〕若咽乾者慎不可發汗發汗則重亡津液少陽證口苦咽乾者小柴胡主之〔正二十九〕少陰證口燥咽乾者急下之病人默默欲眠目不能閉起居不安其聲嗄或咽乾者當作狐惑治之

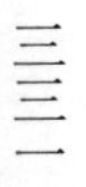

(六四) 問病人但漱水不欲嚥

荅曰陽明病頭疼身熱口燥但漱水不欲入咽者必衄也若病人無表證不發寒熱胷腹滿脣燥但欲漱水不欲嚥者此爲有瘀血必發狂也輕者犀角地黃湯[八十六]甚者抵當湯[九十二]陽明病其人喜忘者必有蓄血所以然者本有久瘀血故令喜忘屎雖鞕大便反易其色必黑者宜此藥下之假令已下病人無表裏證發熱七八日雖脈浮數者可下之假令已下脈數不解合熱則消穀善飢或太陽病身黃脈沉結小腹鞕小便不利者無血也小便自利其人如狂者血證諦也至六七日不大便者有瘀血也宜服此藥屬陽明

(六五) 問不欲眠

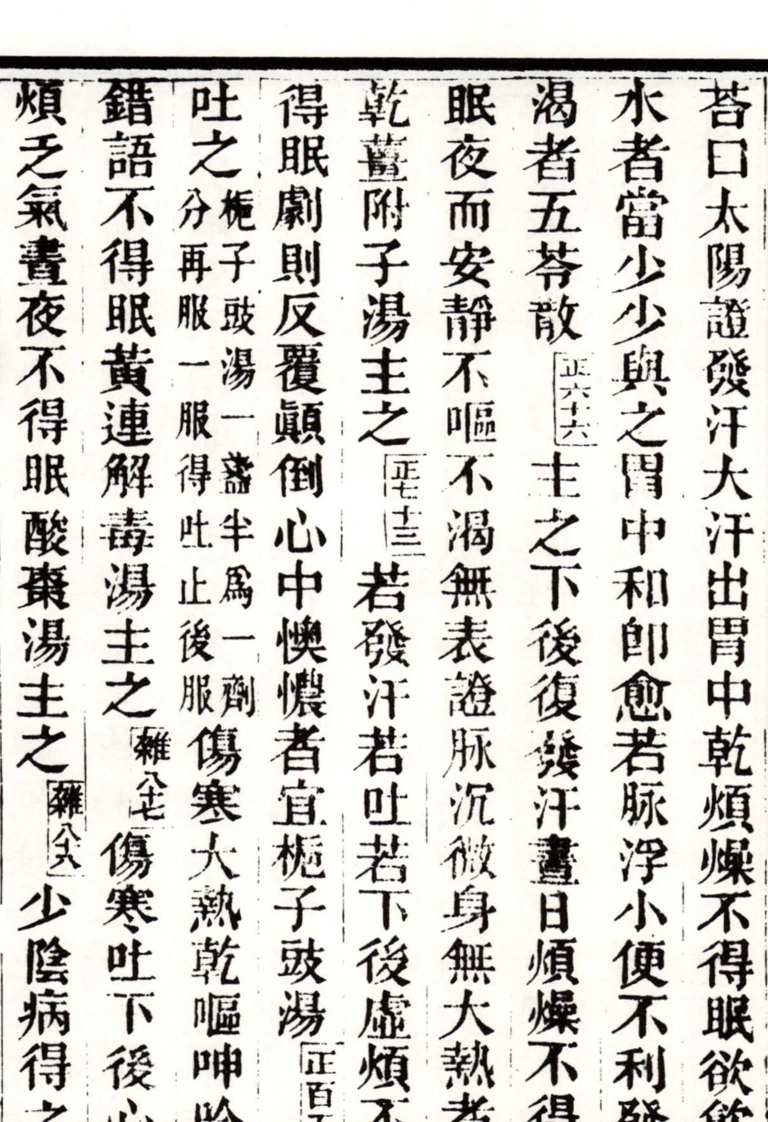

荅曰太陽證發汗大汗出胃中乾煩燥不得眠欲飲水者當少少與之胃中和卽愈若脉浮小便不利發渴者五苓散[正六十六]主之下後復發汗晝日煩燥不得眠夜而安靜不嘔不渴無表證脉沉微身無大熱者乾薑附子湯主之[正七十三]若發汗若吐若下後虛煩不得眠劇則反覆顛倒心中懊憹者宜梔子豉湯[正百五]吐之（梔子豉湯一盞半爲一劑分再服一服得吐止後服）傷寒大熱乾嘔呻吟錯語不得眠黃連解毒湯主之[雜八十七]傷寒吐下後心煩乏氣晝夜不得眠酸棗湯主之[雜八十六]少陰病得之

二三日已上心中煩不得眠黃連阿膠湯主之（雜百卅）
若少陰病下利而渴不得眠猪苓湯主之（正六七）又問
傷寒差後不得眠何也盖熱氣與諸陽相并陰氣未
復所以病後仍不得睡也梔子烏梅湯主之（雜八十九）

（卆六）問多眠

荅曰多眠有四證有風溫證有小柴胡證有少陰證
有狐惑證病人尺寸脉俱浮頭疼身熱常自汗出體
重其息必喘四肢不收默默但欲眠者風溫證也風
溫不可發汗宜萎蕤湯（雜四十五）〇病人脉浮頭項强痛

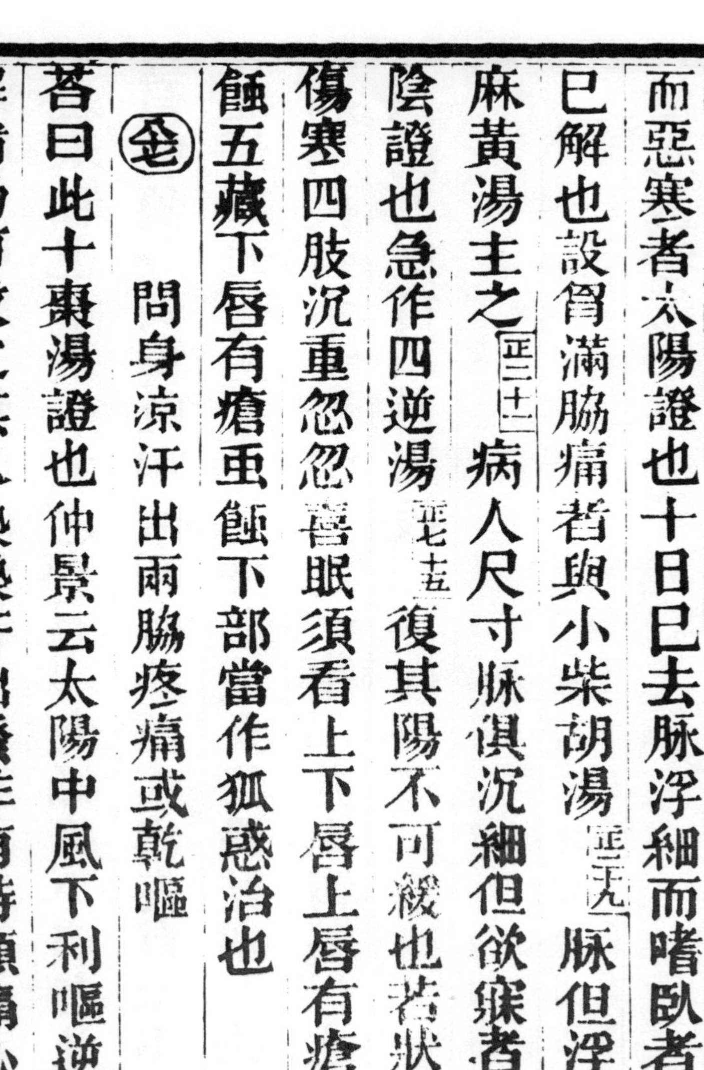

而惡寒者太陽證也十日已去脉浮細而嗜卧者外已解也設胷滿脇痛者與小柴胡湯〔正二十九〕脉但浮者麻黄湯主之〔正二十二〕病人尺寸脉俱沉細但欲寐者少陰證也急作四逆湯〔正七十五〕復其陽不可緩也若狀如傷寒四肢沉重忽忽喜眠須看上下唇上唇有瘡虫蝕五藏下唇有瘡虫蝕下部當作狐惑治也

（八十七）問身涼汗出兩脇疼痛或乾嘔

荅曰此十棗湯證也仲景云太陽中風下利嘔逆表解者乃可攻之其人漐漐汗出發作有時頭痛心中

痞鞕滿引脇下痛乾嘔短氣汗出不惡寒者此表解裏未和也十棗湯主之〔八十九〕大抵脇下痛者此爲有飲須分表裏乾嘔微利發熱而咳爲表有水小青龍湯加芫花主之〔三十六 正〕身體涼表證罷乾嘔而脇下痛爲裏有水十棗湯主之十棗湯非小青龍湯之比須量人虛實不可妄投

活人書卷第十終

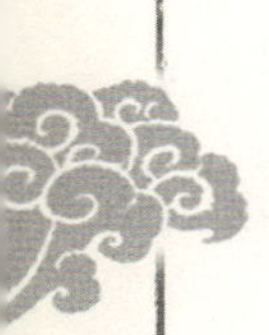

校注

①玅：『妙』的异体字。

②正九五：据目录当作『正五九』。

③竹葉湯：宋本、成无己本《伤寒论》作『竹葉石膏湯』。当从。

④正九十五：据目录当作『正九十四』。

⑤啘（yè）：干呕。

⑥食水：宋本、成无己本《伤寒论》作『飲水』。

⑦膈：徐本作『隔』。当从。

⑧傅：通『敷』。

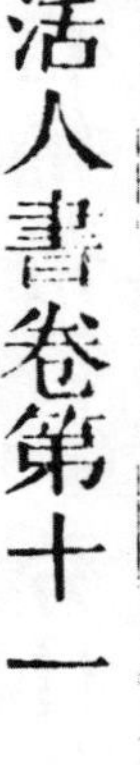

活人書卷第十一

此一卷首論咳逆傷寒咳逆此證極惡仲景經中不載孫眞人云咳逆遍尋方論無此名稱深窮其狀咳逆者噦逆之名葢古人以咳逆爲噦耳大抵咳逆者古人所謂噦是也啘者今人所謂乾嘔是也

（卅八）問咳逆

荅曰咳逆者仲景所謂噦者是也噦逆氣也胃寒所生傷寒本虛攻其熱必噦又云傷寒大吐下之極虛復

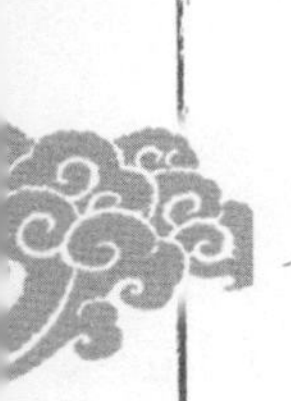

發汗者其人外怫鬱復與之水以發其汗因得噦所以然者胃中寒故也橘皮乾薑湯[雜九十]羌活附子散[雜九十二]半夏生薑湯[雜九十三]退陰散主之[雜十四]若服藥不差者灸之必愈其法婦人屈乳頭向下盡處骨間灸三壯丈夫及乳小者以一指爲率正也男左女右艾炷如小豆許與乳相直間陷中動脈處是然亦有陽證咳逆者小柴胡湯[正三十九]橘皮竹茹湯[雜五]仲景又云傷寒噦而腹滿視其前後知何部不利利之即愈仲景無方前部宜猪苓湯[正六十七]後部宜調胃承氣湯[正四十三]扁鵲中藏經治傷寒咳逆丁香散丁香柿蒂各一分甘草良薑各半錢沸湯點作一服乘

熱猛喫[1]極効三因第十一卷又有竹茹湯等方亦丁香散方竹茹湯治陽證也本事方第八卷治傷寒候咳逆豆蔻湯治陰證咳逆丁香茴香肉豆蔻等藥若陽證不可用凡咳逆多有先熱而喫生冷或涼藥多相激而成蓋陰陽二氣相搏林人之僕本發大熱以涼藥下之想太甚咳逆四五日竟至於服丁香柿蒂而後却再以小柴胡之屬解其餘熱遂愈下后蓋以身熱不解治傷寒咳逆後二方出撫州華蓋山周先生

惟一 備急方救急方香附子橘核各半兩細剉用

酒半盞先將藥在石銀器内炒漸漸滴酒炒藥燋黄色研細末每二錢水一小盞②前至八分細細旋呷服一方單用香附子末又方大蒜頭二箇煨動研爆入白薑末丸得爲度研和如梧桐子大搗薤菜自然汁吞下二十圓病退再服一十五圓

（究）問發黄

荅曰病人寒濕在裏不散熱畜於脾胃腠理不開瘀熱與宿穀相薄鬱蒸不消化故發黄漢贊南方暑濕近夏癉熱蓋癉者黄也古人以黄爲癉溫熱③相薄民多病癉甚爲跗腫然發黄與瘀血外證及

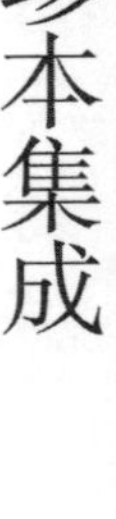

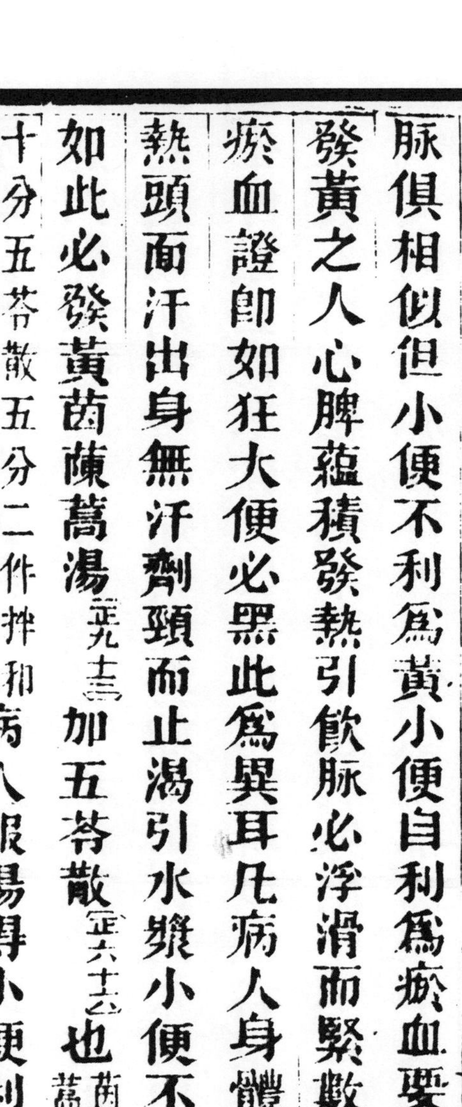
脉俱相似但小便不利為黄小便自利為瘀血要之發黄之人心脾藴積發熱引飲脉必浮滑而緊數若瘀血證即如狂大便必黑此為異耳凡病人身體發熱頭面汗出身無汗劑頸而止渴引水漿小便不利如此必發黄茵蔯蒿湯(正九十三)加五苓散(正六十六)也(茵蔯蒿湯十分五苓散五分二件拌和每服一錢沸水調下日三服)病人服湯得小便利如皂莢汁赤一宿腹減則黄從小便中出也古人云治濕不利小便非其治也(大抵發黄者瘀熱在裏由小便不利而致也)梔子

④蘗皮湯(正五十)麻黄連翹赤小豆湯(正二十四)可選而用之

又方傷寒欲發黄者急用瓜蔕末口啥水搐一字許入鼻中出黄水甚驗即用茵蔯蒿湯調五苓散服之最良又問白虎證亦身熱煩渴引飲小便不利何以不發黄答曰白虎與發黄證相近遍身汗出此爲熱越白虎證也頭面汗出頭已下都無汗發黄證也又問、太陽病一身盡痛發熱身如熏黄者何太陽中濕也仲景云傷寒發汗已身目爲黄所以然者以寒濕在裏不解故也以爲不可下也於寒濕中求之第六卷第

十問　又問病人脉弦浮大而短氣腹都滿⑤脇下及心痛

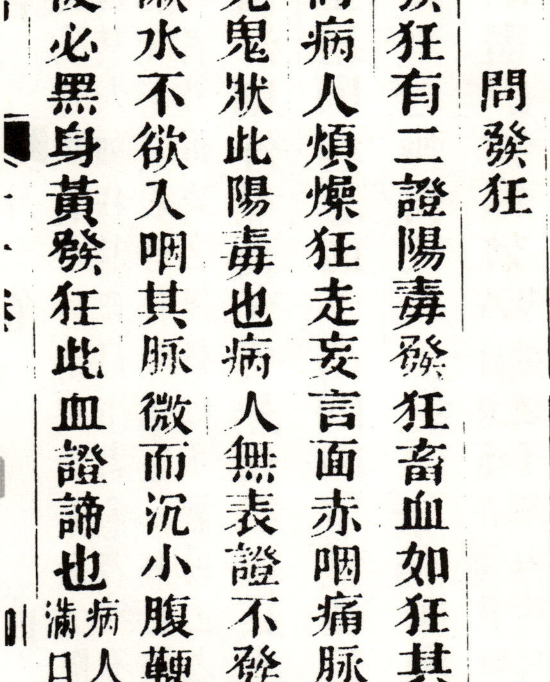

久按之氣不通鼻乾不行汗嗜卧一身及目悉黄小便難有潮熱時時咳嗽者何也答曰少陽中風也小柴胡湯主之（正三十九）

（九十）問發狂

答曰發狂有二證陽毒發狂畜血如狂其外證與脉皆不同病人煩燥狂走妄言面赤咽痛脉實潮熱獨語如見鬼狀此陽毒也病人無表證不發寒熱唇燥但欲漱水不欲入咽其脉微而沉小腹鞕滿小便反利大便必黑身黃發狂此血證諦也病人加熱狀煩滿口燥其脉反

無熱此爲陰伏其血證審矣仲景云太陽病不解熱結膀胱其人如狂其血自下者愈若外不解者尚未可攻當先解其表宜桂枝湯(正二)外已解但小腹急結者乃可攻之屬桃仁承氣湯主之(正四十四)大抵傷寒當汗則汗熱畜在裏熱化爲血其人喜忘而如狂血上逆則喜忘血下畜則内爭甚者抵當湯(正九十一)抵當圓(正九十二)輕者桃人承氣湯(正四十四)犀角地黄湯(雜十六)須取盡黑物爲効先汗熱畜⑥在膀胱經若用抵當湯更須子細審其有無表證若有畜血證而外不解亦未可便用抵當湯先用桂枝湯以解其外緣熱在膀胱太陽經故也又有火邪發驚狂者醫以火於卧床下或周身用火迫刼汗出或熨而成火邪其人亡陽煩躁驚狂卧起不安

桂枝去芍藥加蜀漆牡蠣龍骨救逆湯（正十）桂枝甘草龍骨牡蠣湯（正十四）主之（凡灸及燒針後證似火劫者並用劫法治之金匱風引湯尤良柴胡加龍骨牡蠣湯更捷三十三）

（九十一）問發斑

荅曰發斑有兩證（溫毒發斑 熱毒發斑）溫毒發斑者冬月觸冒寒毒至春始發或已發汗吐下表證未除毒氣未解故發斑黑膏主之（雜九十三）或冬月溫暖人感乖戾之氣⑦至春初爲積寒所折毒氣未得泄迨天氣暄暖溫毒始發肌肉斑爛癮疹如錦文而咳心悶嘔清汁葛根

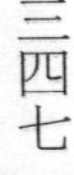

橘皮湯[雜九十四]屢用之驗黃連橘皮湯亦佳[雜百一五]廣州褚倅子斑如壞梨醫

熱病發斑者與時氣發斑同或未汗下或已汗下熱毒不散表虛裏實熱毒乘虛出於皮膚遂發斑瘡癮疹如錦紋俗呼麩瘡素問謂之疹發斑者下之太早熱氣乘虛入胃故也下之太遲熱留胃中亦發斑服熱藥過多亦發斑微者赤斑出五死一生劇者黑斑出十死一生大抵發斑不可用表藥表虛裏實若發其汗重令開泄更增斑爛也皆當用化斑湯[雜百二十]玄參升麻湯[雜九十五]阿膠大青湯[雜九十六]猪膽梔子湯[雜四十四]或與紫雪大妙可下者與調胃承氣湯[正四十二]暑月陽氣重者當宜體候才有赤點如蚊

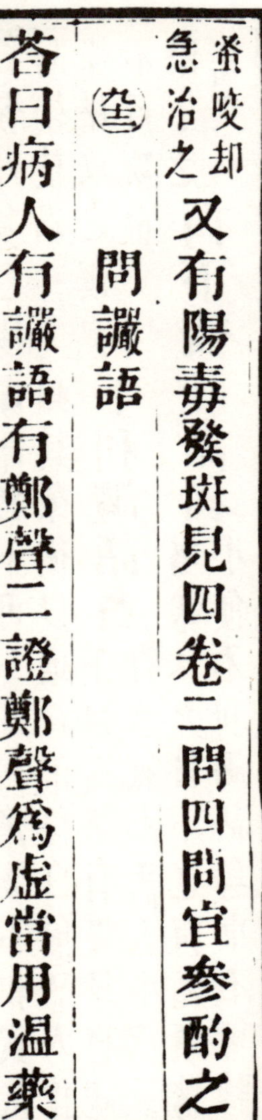

發咬却急治之又有陽毒發斑見四卷二問四問宜參酌之

(九十三)問讝語

荅曰病人有讝語有鄭聲二證鄭聲為虛當用溫藥白通湯主之[正九十七]讝語爲實當須調胃承氣湯主之[正四十三]服調胃承氣而讝語止或更衣者停後服不爾再與之仲景云實則讝語虛則鄭聲鄭重也重語也世多不別然讝語鄭聲亦相似難辨須更用外證與脉別之若大小便利手足冷脉微細者必鄭聲也大便秘小便赤手足溫脉洪數者必讝語也以此相參

然後用藥萬全矣大抵傷寒不應發汗即讝語仲景云傷寒四五日脉沉而喘滿沉為在裏反發其汗津液越出大便為難表虛裏實實則讝語讝語屬胃和中則愈不和則煩而躁宜調胃承氣湯然亦有

三陽合病讝語者三陽合病腹滿身重難以轉側口中不仁面垢讝語遺溺其脉必滑實不可汗下宜白虎湯正六四

有胃實讝語者病人身熱汗出大便硬為胃實宜調胃承氣湯正四十三大承氣正四外臺承氣湯無芒硝尤穩

或發汗多亡陽讝語者仲景云發汗多亡陽讝語者不可下此為津液不和與柴胡桂枝湯正三十二和其榮衛以通津液後自愈恐人作燥屎攻之慎不可攻也

有下利讝語者下利讝語有燥屎也調胃承氣湯正四十三小承氣湯主之正四十三

有下後讝語者傷寒八九日下之胸滿煩驚小便不利讝語身重不可轉

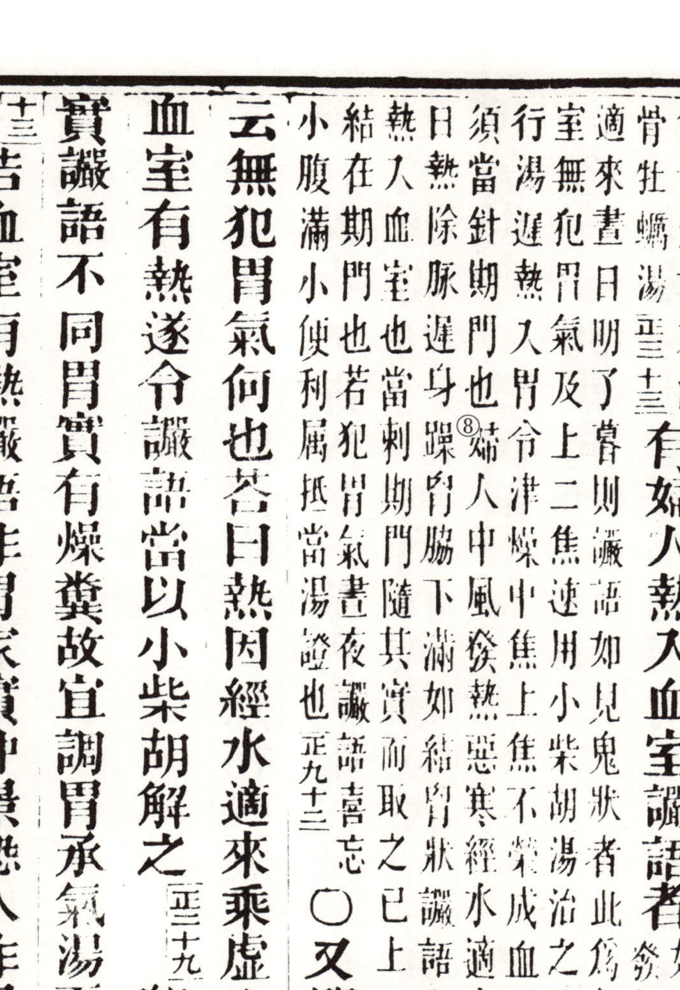
側者柴胡加龍骨牡蠣湯正三十三有婦人熱入血室譫語者婦人傷寒發熱經水適來晝日明了暮則譫語如見鬼狀者此爲熱入血室無犯胃氣及上二焦速用小柴胡湯治之正五十九若行湯遲熱入胃令津燥中焦上焦不榮成血結胸狀須當針期門也⑧婦人中風發熱惡寒經水適來七八日熱除脉遲身躁胸脇下滿如結胸狀譫語者此爲熱入血室也當刺期門隨其實而取之已上二焦熱結在期門也若犯胃氣晝夜譫語喜忘小腹滿小便利屬抵當湯證也正九十三〇又問仲景云無犯胃氣何也答曰熱因經水適來乘虛入室故血室有熱遂令譫語當以小柴胡解之正三十九即與胃實譫語不同胃實有燥糞故宜調胃承氣湯下之正四十三若血室有熱譫語非胃家實仲景恐人作胃實攻

活人書　十一卷　乙

之故曰無犯胃氣也大抵譫語是熱屬陽而反見陰證者逆

（九十三）問吐血

答曰傷寒吐血由諸陽受邪熱初在表應發汗而不發汗熱毒入深結於五藏內有瘀積故吐血也瘀血甚者抵當圓〔正九十〕輕者桃人承氣湯〔正四十四〕兼服犀角地黃湯〔雜八十六〕三黃圓〔雜八九〕

（九十四）問腹痛 腹脹滿附

答曰本太陽病醫反下之因爾腹滿時痛是有表復

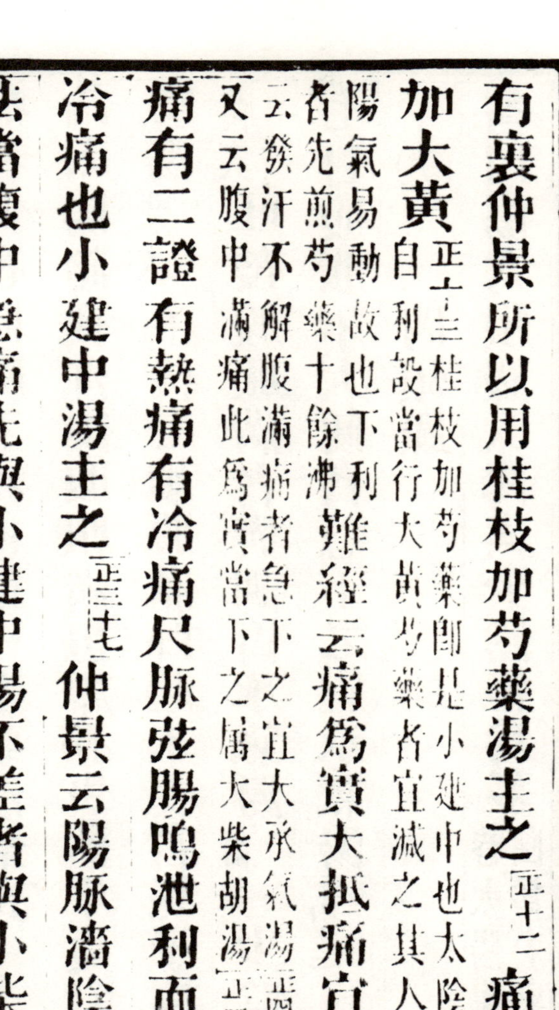

有裏仲景所以用桂枝加芍藥湯主之（正十二）痛甚者加大黃（正十三）桂枝加芍藥即是小建中也太陰脉弱自利設當行大黃芍藥者宜減之其人胃虛陽氣易動故也下利者先煎芍藥十餘沸難經云痛為實大抵痛宜下仲景云發汗不解腹滿痛者急下之宜大承氣湯（正四十三）又云腹中滿痛此為實當下之屬大柴胡湯（正三十一）腹痛有二證有熱痛有冷痛尺脉弦腸鳴泄利而痛者冷痛也小建中湯主之（正三十七）仲景云陽脉濇陰脉弦法當腹中急痛先與小建中湯不差者與小柴胡湯小柴胡去黃芩加芍藥（正三十九）陰證腹痛即四逆散（正七十六）通脉四逆加芍藥湯（正八十二）腹痛小便不利者真武湯（正百五）關脉

實腹滿大便秘按之而痛者實痛也桂枝加大黃湯〔正十二〕黃連湯〔正八十三〕大承氣湯主之〔正四十一〕○又問腹脹

⑨痛者何也陰陽不和也桔梗半夏湯最良〔雜九十九〕仲景論太陽證發汗後腹脹滿也厚朴生薑半夏甘草人參湯〔正五十八〕下後心煩腹滿卧起不安者梔子厚朴湯〔正四十八〕吐後腹脹滿者與調胃承氣湯〔正四十三〕少陰病六七日腹脹不大便者急下之宜承氣湯⑩〔正四十三〕

（九十五）問煩躁

荅曰傷寒煩躁太陽與少陰經爲多蓋太陽與少陰爲表裏陽

明經或因不大便中有燥屎故煩躁耳（仲景云病人不大便五六日遶臍痛煩躁發作有時者此有燥屎也宜承氣湯大抵得病二三日脉弱無太陽柴胡證煩躁心下鞕小便利屎定鞕以小承氣湯（正四十二）少少與微利之然有病已差尚微煩必大便鞕當問其小便日幾行若小便少津液當還入胃不須攻也）大抵陰氣少陽氣勝則熱而煩故

太陽經傷風多煩而躁也（仲景云太陽傷風服桂枝湯（正一）煩不解先刺風池風府却與桂枝湯又云太陽傷風脉浮緊發熱惡寒身疼痛無汗而煩躁者大青龍湯主之（正三十五）又云傷寒二三日心中悸而煩者小建中湯主之（正三十七）又云傷風發熱六七日不解而煩有表裏證渴欲飲水水入則吐五苓散主之（正六十六）又云傷寒得病無熱但狂言煩躁不安精氣不與人相當但與五苓散二大錢服之當與新汲井水飲一升許仍以指刺喉去之隨手愈然而太陽證自汗心煩若小便數者又不可用

桂枝表也陽虛陰盛亦發煩躁陽氣弱爲陰所乘而躁故

少陰病亦煩躁少陰病二三日已上心煩不得臥黃連阿膠湯主之正八十四少陰病吐利手足逆冷煩躁欲死者吳茱萸湯主之正一百少陰病下利咽痛胷滿心煩者猪膚湯主之正一百少陰下利六七日咳而嘔渴煩不得眠猪苓湯主之正六十四少陰病惡寒而踡時時自煩欲去衣被大柴胡下之正三十一

學者當以外證與脈別之寸關浮數身熱而煩者屬太陽也尺寸俱沉手足厥逆自利而煩者屬少陰也然有汗之而煩者仲景云太陽病發汗後大汗出胃中乾煩躁不得眠欲得飲水者少少與之令胃中和則愈若脈浮小便不利微熱消渴五苓散主之正六十六有下之而煩者仲景云下之後發汗晝日煩躁不得眠夜而安靜不嘔不渴無表證脈沉微者乾姜附子湯主之正七十三又云發汗吐下後虛煩不得眠心中懊憹者梔子豉湯主之正四十五發汗若下之病

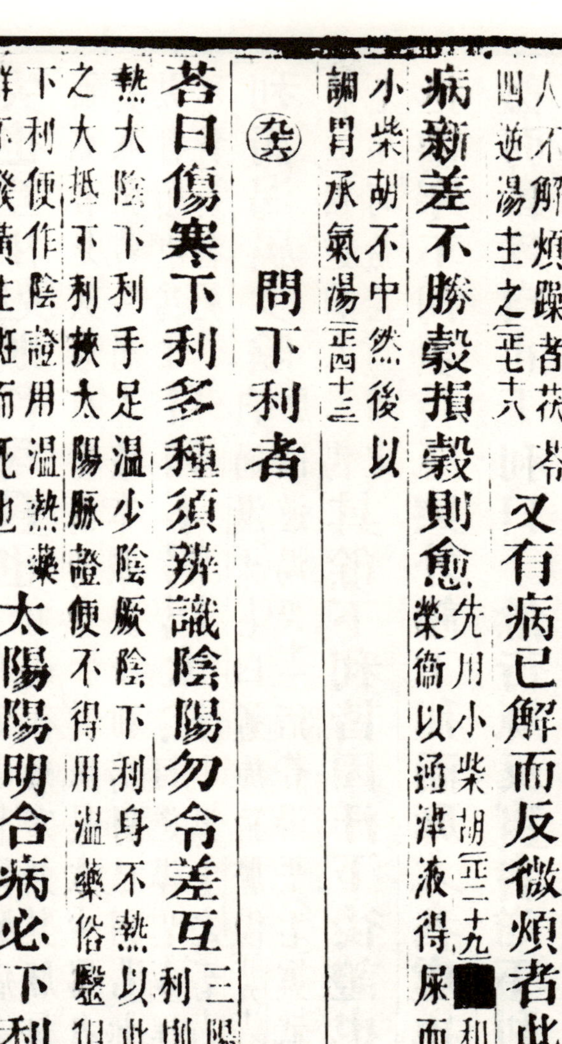
人不解煩躁者茯苓四逆湯主之(正七十八)又有病已解而反微煩者此由病新差不勝穀損穀則愈先用小柴胡(正二十九)■和其榮衛以通津液得屎而解小柴胡不中然後以調胃承氣湯(正四十三)

(卆六)問下利者

答曰傷寒下利多種須辨識陰陽勿令差互三陽下利則身熱太陰下利手足溫少陰厥陰下利身不熱以此別之大抵下利挾太陽脈證便不得用溫藥俗醫但見下利便作陰證用溫熱藥鮮不發黃生斑而死也太陽陽明合病必下利葛根湯(正二十六)主之下利而頭疼腰痛肌熱目疼鼻乾其脉浮大而長者是其證也太陽少陽合病自下利黃芩湯主之(正八十五)若嘔者黃芩湯

加半夏生薑也〔正六十六〕下利而頭疼胸滿或口苦咽乾或往來寒熱而嘔其脉浮大而弦者是其證也陽明少陽合病必下利其脉不負者順也負者失也互相尅賊名爲負也下利而身熱胸脇病滿乾嘔或往來寒熱其脉長大而弦者是其證也葢陽明者土其脉長大少陽者木其脉弦若台病土被木賊更下利爲胃已困若脉不弦者順也爲土不負負者死自利不渴屬太陰四逆湯〔正七十五〕理中湯主之〔正七十四〕自利而渴屬少陰白通湯〔正九十七〕白通加猪膽湯〔正九十八〕通脉四逆湯〔正八十二〕猪苓湯〔正六十七〕眞武湯〔正百五〕四逆加人参湯〔正七十七〕可檢證而用之其餘下利皆因汗下後證也大抵傷寒下利須看脉與外證下利而脉大者虛也脉微弱者爲自止下利日十餘行脉反實者逆下利脉

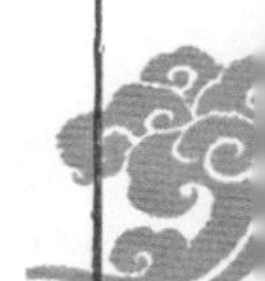

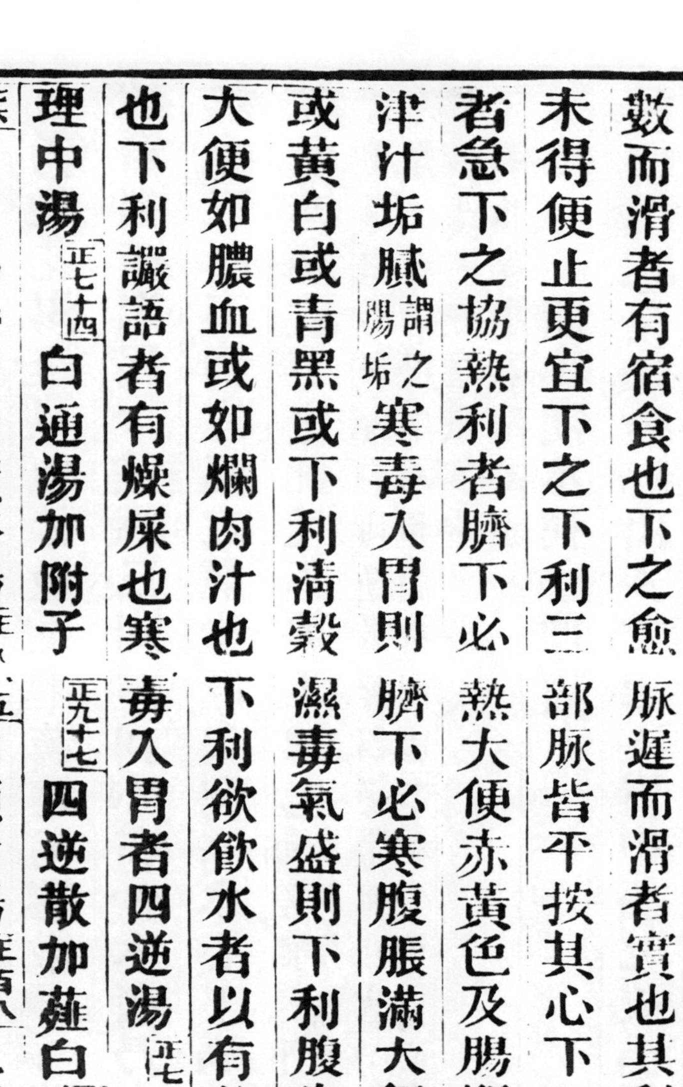

數而滑者有宿食也下之愈脉遲而滑者實也其利未得便止更宜下之下利三部脉皆平按其心下硬者急下之協熱利者臍下必熱大便赤黃色及腸間津汁垢膩謂之腸垢寒毒入胃則臍下必寒腹脹滿大便或黃白或青黑或下利清穀濕毒氣盛則下利腹痛大便如膿血或如爛肉汁也下利欲飲水者以有熱也下利譫語者有燥屎也寒毒入胃者四逆湯正七十五理中湯正七十四白通湯加附子正九十七四逆散加薤白正主之協熱利者黃芩湯正八十五白頭翁湯正百八三黃

活人書 卷十一 二

熟艾湯（雜一百）薤白湯（雜百二）赤石脂圓（雜百二）濕𧏾下膿血者桃花湯（正九十九）地榆散（雜六三）黃連阿膠散（雜百四）雖然自利而渴屬少陰然三陽下利亦有飲水者乃有熱也三陰下利宜溫之然少陰自利清水心下痛口乾燥者却宜下之此又不可不知也少陰泄利下重不可投熱藥先濃煎薤白湯（雜一百）內四逆散緣四逆散用枳實芍藥之類又尋常胃中不和腹中腸鳴下利生薑瀉心湯最妙（正六十三）此二法不特傷寒證也

（七十三）問小便不利小便難

答曰傷寒發汗後汗出多亡津液胃中極乾故小便

不利豈見小便不利往往利之誤矣類纂云胃中乾則無小便慎不可利故仲景云下之後復發汗小便不利者亡津液耳若傷寒引飲下焦有熱小便不通脉浮者五苓散〔正六十六〕脉沉者豬苓湯也〔正六十七〕表不解心下有水發熱而咳小腹滿小便不利者小青龍湯去麻黃加茯苓也〔正三十六〕傷寒無汗翕翕發熱頭項强痛小便不利者桂枝湯去桂加茯苓白朮也〔正方九〕嘔而發熱胃脇滿心下怔忪小便不利者小柴胡湯去黃芩加茯苓〔正二十九〕少陰病小便不利者四逆散加茯

苓也【正七十六】傷寒有所不利者行之取其滲泄也有渴而飲停者有躁而煩渴者有病氣去而水氣不得行者其表裏得見煩躁口燥欲飲水水入即吐病名水逆及霍亂頭痛發熱身疼痛欲引水者有發熱汗出復惡寒不嘔但心下痞者並宜五苓散其脈浮發熱渴欲飲水小便不利少陰病下利六七日欬而嘔渴心煩不得眠者宜與猪苓湯其大病差後從腰已下有水氣者牡蠣澤瀉散【正九四】此利水道滲洩之義也

大抵中濕與發黃以利小便為先陽明汗多以利小便為戒

○又問小便難何也陰虛故也陰虛者陽必湊之為陽所湊也故小便黃者中有熱也宜瞿麥滑石之類瀉之太陽病發汗遂漏不止其人惡風小便難四肢微急難以屈伸者桂枝加附子湯主之【正廿】

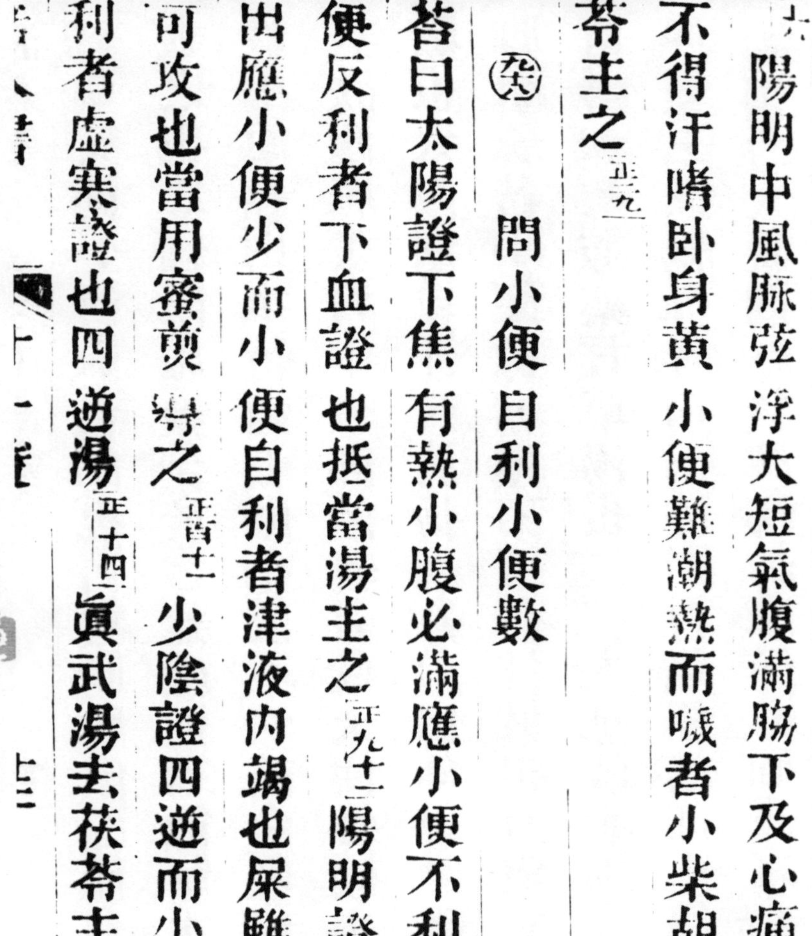

太陽明中風脉弦浮大短氣腹滿脇下及心痛鼻乾不得汗嗜卧身黄小便難潮熱而噦者小柴胡加茯苓主之正九

㊈問小便自利小便數

荅曰太陽證下焦有熱小腹必滿應小便不利而小便反利者下血證也抵當湯主之正九十二陽明證自汗出應小便少而小便自利者津液内竭也屎雖硬不可攻也當用蜜煎導之正百十一少陰證四逆而小便自利者虛寒證也四逆湯正十四真武湯去茯苓主之正

[正五]○又問小便數者何也腎與膀胱俱虛而有客熱乘之也二經既虛致受於客熱虛則不能制水故令數小便熱則水行澁澁則小便不快故令數起也診其趺陽脉數胃中熱即消穀引飲大便必硬小便即數也太陽病自汗四肢拘急難以屈伸心煩微惡寒脚攣急若小便數者慎不可行桂枝也宜與甘草乾薑湯[正五十五]芍藥甘草湯也[正五十七]大抵溲數則大便難仲景云趺陽脉浮而濇浮則胃氣強濇即小便數浮濇相薄大便則難其脾爲約麻子人圓主之[正九二]太

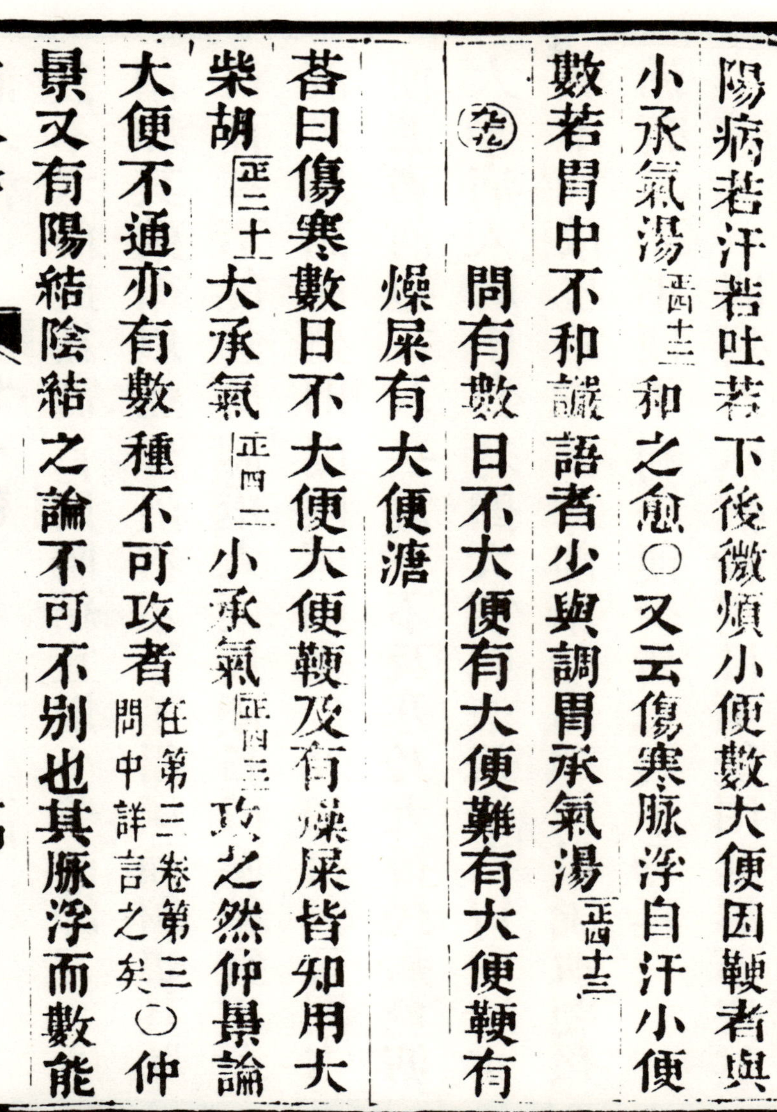

陽病若汗若吐若下後微煩小便數大便因鞕者與小承氣湯正四十三和之愈〇又云傷寒脉浮自汗小便數若胃中不和讝語者少與調胃承氣湯正四十三

（九十九）問有數日不大便有大便難有大便鞕有燥屎有大便溏

荅曰傷寒數日不大便大便鞕及有燥屎皆知用大柴胡正三十大承氣正四二小承氣正四三攻之然仲景論大便不通亦有數種不可攻者在第三卷第三問中詳言之矣〇仲景又有陽結陰結之論不可不別也其脉浮而數能

食不大便此爲實名曰陽結宜用小柴胡湯正二十九所謂和其榮衛以通津液縱不了了得屎而解也其脉沉而遲不能食身體重大便反硬名曰陰結宜用金液丹所謂陽盛則促陰盛則結促結同也〇又問大便溏者何也古人云歲火不及寒乃大行民病鶩溏大率病人腸中有寒即大便鴨溏蓋溏者胃中冷水穀不利故也華佗云寒即溏熱即垢仲景説初鞕後溏有二證小便不利小便少皆水穀不分耳

(百)問病人默默欲眠目不能閉起居不安其

聲嗄或咽乾⑪

答曰：此名狐惑傷寒也。狐惑與濕䘌皆蟲證，初得狀如傷寒，或因傷寒變成其疾。其候默默欲眠，目不能閉，起居不安。蟲蝕其喉爲惑，其聲嗄⑫；中食下部爲狐，其咽乾。狐惑之病，並惡飲水，面目乍赤、乍白、乍黑，是其證也。大抵傷寒病腹内熱，入食少，腸胃空虛，三蟲行作求食，蝕人五臟及下部，爲䘌病。其候齒無色，舌上盡白，甚者唇黑⑬有瘡，四肢沉重，忽忽喜眠。蟲蝕其肛，爛見五臟則死。當數看其上下唇，上唇有瘡，蟲食

其臟也下唇有瘡虫食其肛也殺人甚急多因下利而得治䘌桃人湯（雜百五）　黄連犀角湯（雜百六）　雄黄銳散主之（雜百七）

（百）問病人欲食復不能食常默默欲卧復不能卧欲⑭出行復不能行飲食復有美時或有不悅飯時如强健人而卧不能行如有寒如無寒如有熱復無熱口苦小便赤藥入即吐利

荅曰此名百合傷寒也百脉一宗悉致其病無復經

絡也其狀欲食復不能食常默默欲得卧復不能卧欲出行復不能行飲食或有美時或有不恢飯時如强健人而卧不能行如有寒如無寒如有熱復無熱口苦小便赤百合之病諸藥不治藥入即吐利如有神靈此多因傷寒虛勞大病之後不平復變成斯疾也百合知母湯雜百七 滑石代赭湯雜百九 雞子湯雜百十 百合地黄湯雜百十一 百合洗方雜百十二 括樓牡蠣散雜百十三 滑石散雜百十四 主之

活人書卷第十一終

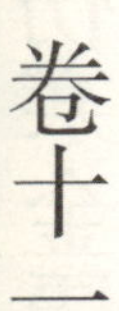

校注

①喫：『吃』的异体字。下同。
②前：徐本作『煎』。当从。
③温：徐本与清本同，吴本作『濕』。
④蘗：据文义应作『蘖』。
⑤腹都滿：据成无己本《伤寒论》疑作『腹部滿』。下同。
⑥子細：即仔细，精细。
⑦暄：温暖。
⑧脉遲身躁：成无己本《伤寒论》作『脈遲身涼』。
⑨痛：徐本作『滿』。当从。
⑩宜承氣湯：成无己本《伤寒论》作『宜大承氣湯』。当从。
⑪嗄（shà）：声音嘶哑。
⑫中：徐本作『蟲』。当从。下同。
⑬黑：徐本与清本同，吴本作『墨』。
⑭忺（xiān）：高兴，适意。

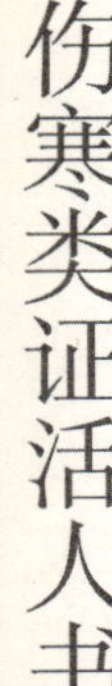

活人書卷第十二

此一卷說藥證并藥方加減法所謂藥證者藥方前有證也如某方治某病是也傷寒有證異而病同一病①藥同而或治兩證類而分之參而伍之審知某證者某經之病某湯者某證之藥然後用之萬全矣又況百問中一證下有數種藥方主之者須是將病對藥將藥合病乃可服之假如下利而心下痞稱十棗湯大柴胡湯生薑瀉心湯甘草瀉心湯赤石脂禹餘粮湯桂枝人參湯之類雖均是

治下利而心下痞其方有冷有熱子細詳藥證以對治之則無不中矣所謂藥方并加減法者仲景傷寒方一百一十三道病與方相應乃用正方稍有差別即隨證加減昔人云學方三年無病可醫療病三年無方可治往往世傳爲名論竟不知執方療病或中或否不知加減移咎於方古人用藥如斗運轉故攻病的②而取効速一服知二服愈假如理中圓證臍③築動者去白术小柴胡湯證小便不利者加茯苓蓋脾惡濕腎惡燥白术治濕茯苓

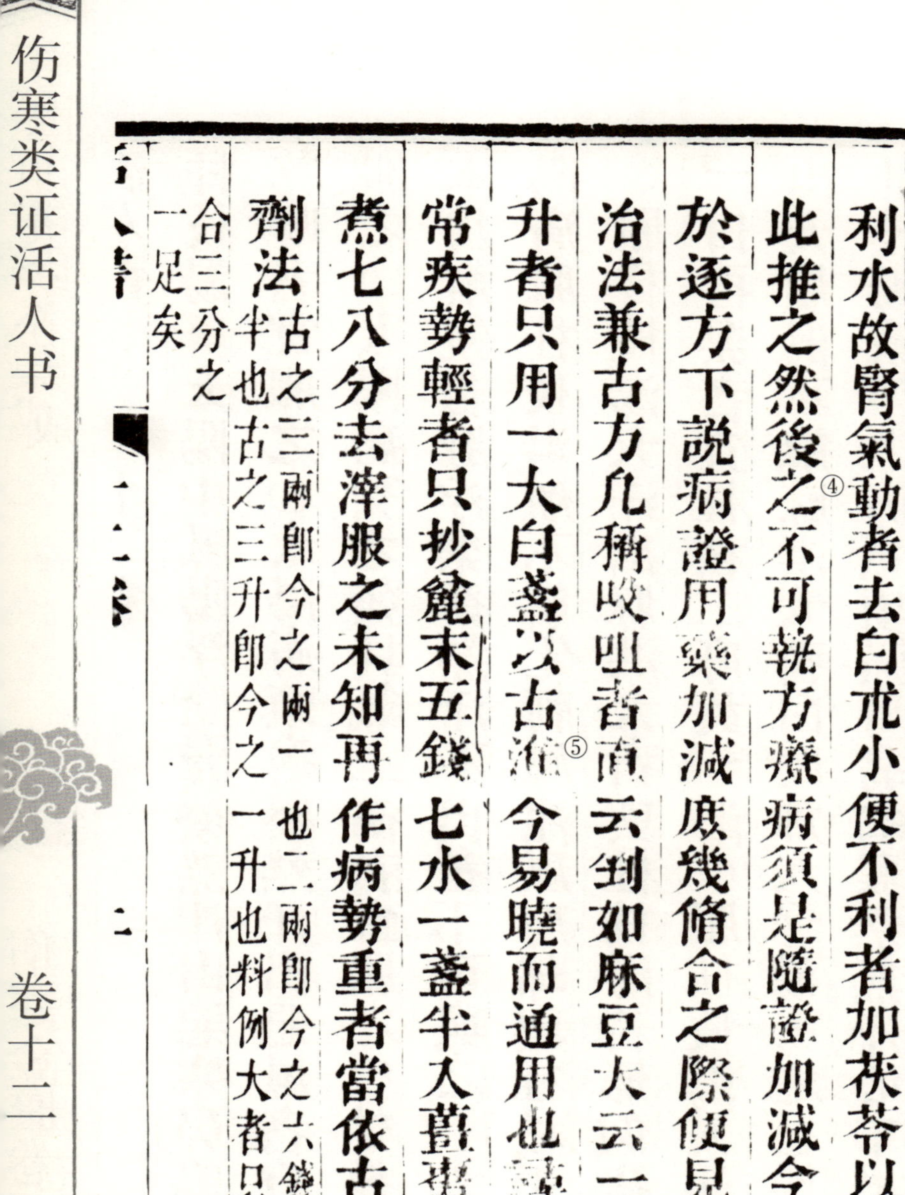

利水故腎氣動者去白朮小便不利者加茯苓以此推之然後之④不可執方藥病須是隨證加減今於逐方下說病證用藥加減庶幾脩合之際便見治法兼古方凡稱㕮咀者直云到如麻豆大云一升者只用一大白盞以古准⑤今易曉而通用也藥常疾勢輕者只抄麤末五錢七水一盞半入藥煮七八分去滓服之未知再作病勢重者當依古劑法古之三兩即今之一兩也二兩即今之六錢半也古之三升即今之一升也料例大者只合三分之一足矣

桂枝湯　一　太陽中風陽浮陰弱發熱汗出惡寒鼻鳴乾嘔者宜服之②太陽病頭痛發熱汗出惡風者宜服之③太陽病發之發⑥其氣上衝者宜服之○桂枝本爲解肌⑦若脉浮緊發熱汗不出者不可與之○太陽病服桂枝湯煩不解先刺風池風府却與桂枝湯○服桂枝湯大汗出脉洪大者與桂枝湯若形似瘧一日再發者宜桂枝二麻黄一湯○服桂枝湯大汗出大煩渴不解脉洪大者白虎加人參湯主之○服桂枝湯或下之仍頭項強痛翕翕發熱無汗心下滿⑧

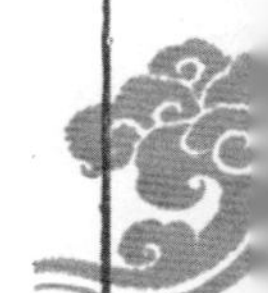

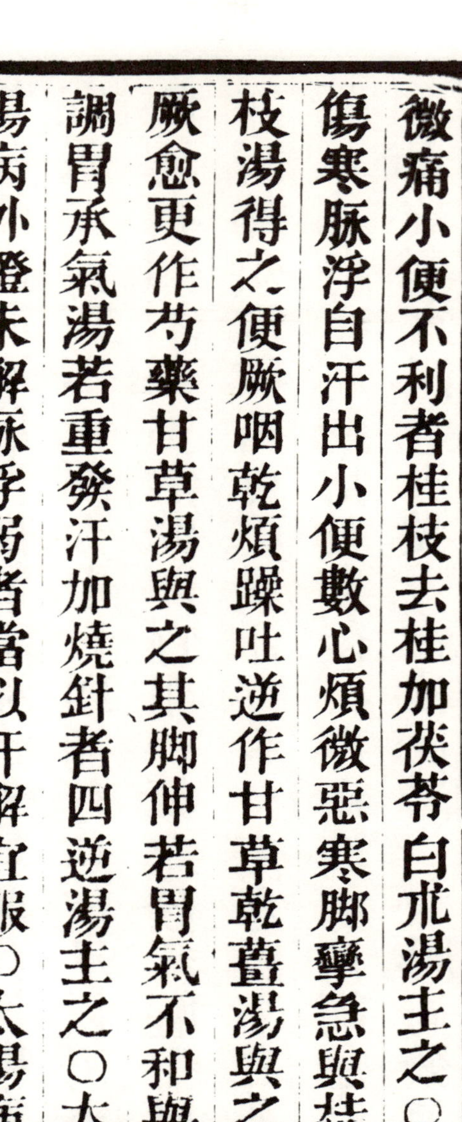

微痛小便不利者桂枝去桂加茯苓白朮湯主之○傷寒脉浮自汗出小便數心煩微惡寒脚攣急與桂枝湯得之便厥咽乾煩躁吐逆作甘草乾薑湯與之厥愈更作芍藥甘草湯與之其脚伸若胃氣不和與調胃承氣湯若重發汗加燒針者四逆湯主之○太陽病外證未解脉浮弱者當以汗解宜服○太陽病外證未解不可下也下之爲逆解外宜服○太陽病先發汗不解復下之脉浮者不愈浮爲在外而反下之故令不愈今脉浮故知在外當須解外則愈宜服

○病常自汗出者此爲榮氣和榮氣和者外不諧也以衛氣不共榮氣諧和故爾以榮行脉中衛行脉外復發其汗榮衛和則愈宜服○病人藏無他病時發熱自汗出而不愈者衛氣不和也先其時發汗則愈宜服○傷寒不大便六七日頭痛有熱與承氣湯小便清者知不在裏當發汗宜服○傷寒發汗解半日許復熱煩浮數者可更發汗宜服○傷寒醫下之清穀不止身疼痛急當救裏後身疼痛清便自調急當救表救裏宜四逆湯救表宜桂枝湯○太陽病發熱

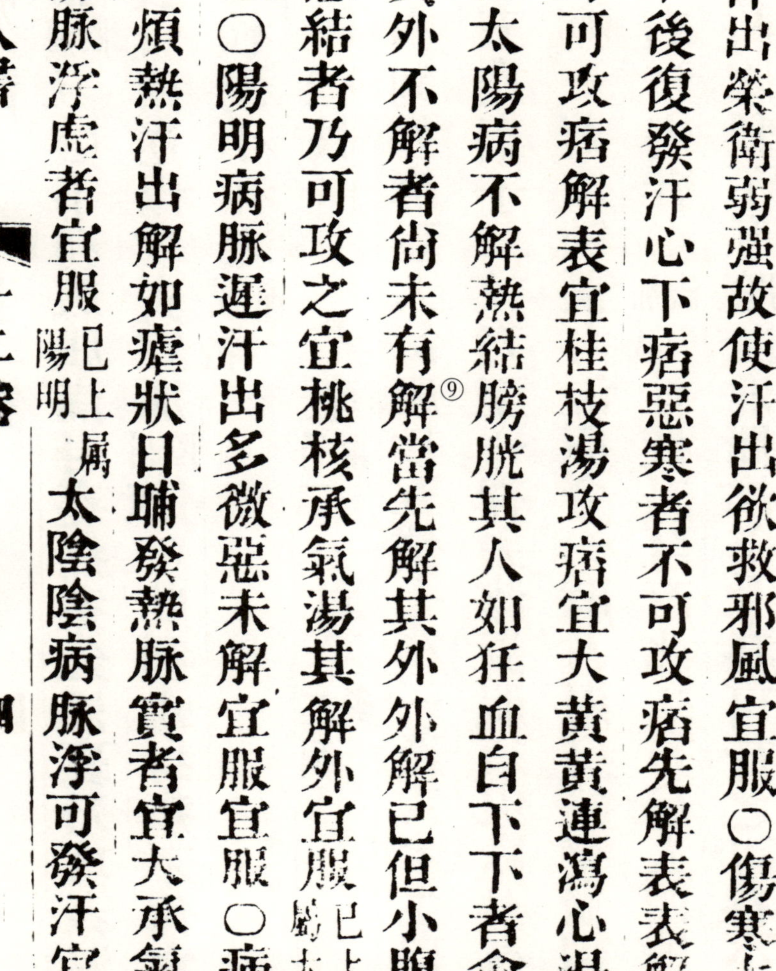
汗出榮衛弱强故使汗出欲救邪風宜服○傷寒大下後復發汗心下痞惡寒者不可攻痞先解表表解乃可攻痞解表宜桂枝湯攻痞宜大黄黄連瀉心湯○太陽病不解熱結膀胱其人如狂血自下下者愈其外不解者尚未有⑨解當先解其外外解已但小腹急結者乃可攻之宜桃核承氣湯其解外宜服已上屬太陽

○陽明病脉遲汗出多微惡寒未解宜服宜服○病人煩熱汗出解如瘧狀日晡發熱脉實者宜大承氣湯脉浮虚者宜服已上屬陽明

太陰病脉浮可發汗宜

服屬太陰○下利腹脹滿身疼痛者先溫裏乃攻表溫裏宜四逆湯攻表宜服屬厥陰○吐利止身痛不休宜桂枝湯小和之屬霍亂

桂枝　芍藥各三兩　甘草二兩炙

右剉如麻豆大每服抄五錢七水一盞入⑩半生薑五片棗子二枚煮至一盞去滓溫服須臾⑪歠熱稀粥一盞以助藥力溫服令一時⑫者遍身漐漐微似有汗者佳○加減法　桂枝湯自西北二方居人四時行之無不應驗江淮間惟冬及春可行之⑬可春末

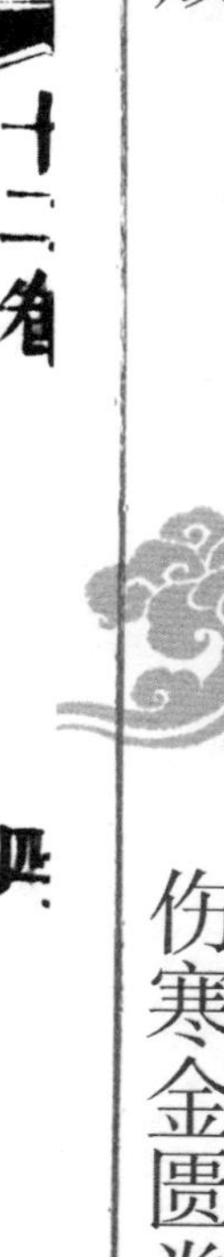

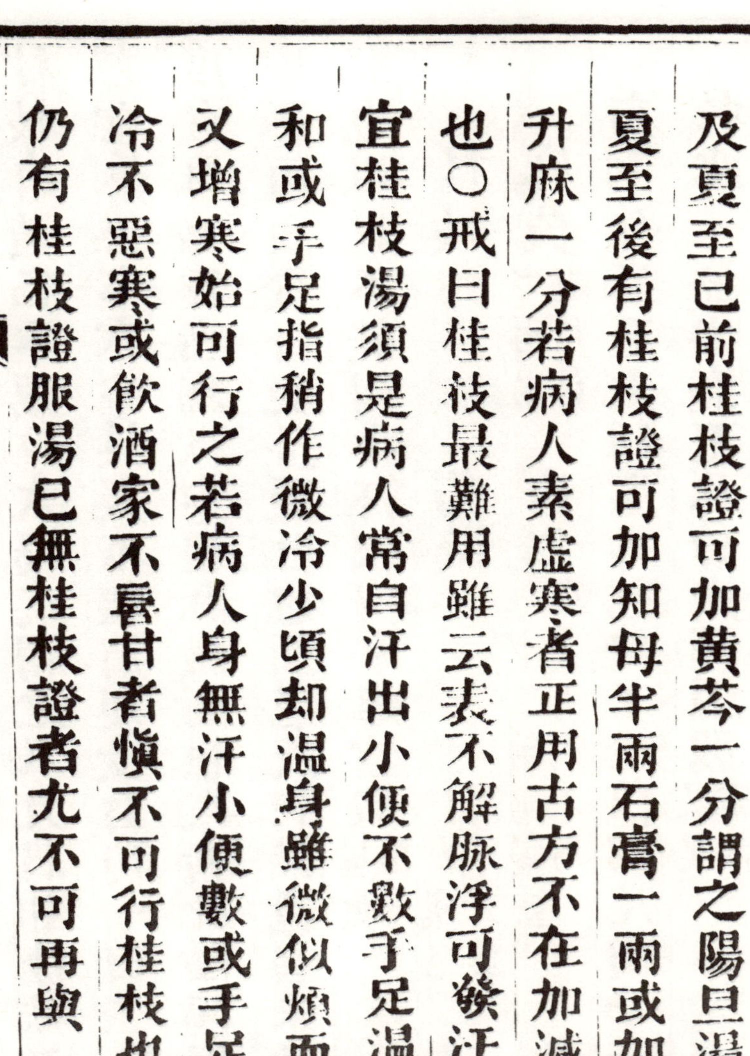

及夏至已前桂枝證可加黄芩一分謂之陽旦湯夏至後有桂枝證可加知母半兩石膏一兩或加升麻一分若病人素虚寒者正用古方不在加減也○戒曰桂枝最難用雖云表不解脉浮可發汗宜桂枝湯須是病人常自汗出小便不數手足温和或手足指稍作微冷少頃却温身雖微似煩而又增寒始可行之若病人身無汗小便數或手足冷不惡寒或飲酒家不喜甘者愼不可行桂枝也仍有桂枝證服湯已無桂枝證者尤不可再與

桂枝麻黄各半湯（二三）太陽病得之八九日如瘧狀發熱惡寒熱多寒少其人不嘔清便欲自可一日二三度發脉微緩者爲欲愈也脉微而惡寒者此陰陽俱虚不可更發汗更下更吐也面色反有熱色者未欲解也以其不能得小汗出身必痒宜服（屬太陽）

桂枝　芍藥　甘草（炙各八錢）

麻黄（半兩湯泡焙秤）　杏仁（一十二箇湯浸去皮尖兩人不用）

右剉如麻豆大每服抄五錢七生薑四片棗子一枚水一盞半煮至八分去滓温服（又見辯誤）

桂枝二麻黄一湯（三）服桂枝湯大汗出脉洪大者與桂枝湯如前法若形似瘧一日再發者汗出必解宜服屬太陽

桂枝八錢半　芍藥五錢半　⑭杏人八箇沸湯浸去皮尖

甘草二分半炙　麻黄三錢一字湯泡去黄汁焙乾秤

右剉如麻豆大每服抄五錢七生薑四片棗子一枚水一盞半煮至八分去滓温服以微汗爲度見辨誤

桂枝二越婢一湯（四）太陽病發熱惡寒熱多寒少脉微弱者此無陽也不可發汗宜服之屬太陽

桂枝　芍藥　甘草各半兩

石膏六錢搥碎　麻黃半兩湯泡去黃汁焙乾秤

右剉如麻豆大每服抄五錢七生薑四片棗子一枚水一盞半煮至八分去滓温服又見雜誤

桂枝加桂湯〔五〕燒針令其汗針處被寒核起而赤者必發奔豚氣從小腹上衝心者灸其核上各一壯與此藥屬太陽

桂枝五兩　芍藥三兩　甘草炙二兩

右剉如麻豆大每服抄五錢七生薑四片棗子一

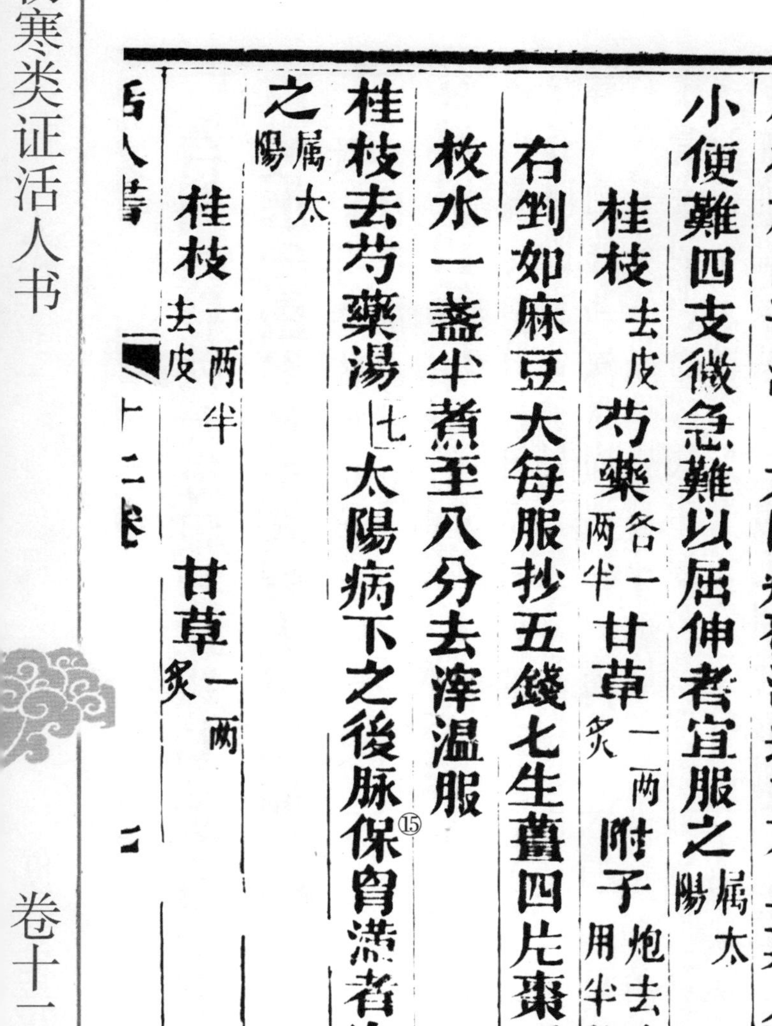

枚水一盞半煮至八分去滓溫服桂枝湯加桂以桂能泄奔豚氣也

桂枝加附子湯［六］太陽病發汗遂漏不止其人惡風小便難四支微急難以屈伸者宜服之屬太陽

桂枝去皮 芍藥各一兩半 甘草炙一兩 附子炮去皮用半箇

右剉如麻豆大每服抄五錢七生薑四片棗子一枚水一盞半煮至八分去滓溫服

桂枝去芍藥湯［七］太陽病下之後脉促胷滿者宜服⑮之屬太陽

桂枝去皮一兩半 甘草炙一兩

右剉如麻豆大每服抄五錢七生薑四片棗子一枚水一盞半煮至八分去滓溫服芍藥味酸脉促胷滿恐成結胷故去芍藥佐則單用辛甘發散毒氣也

桂枝去芍藥加附子湯〔八〕太陽病下之後脉促胷滿者桂枝去芍藥湯主之若微寒者宜服之

桂枝一兩半去皮 甘草一兩炙 附子去皮用半箇炮

右剉如麻豆大每服抄五錢七生薑四片棗子一枚水一盞半煮至八分去滓溫服小便利即愈⑯

桂枝去桂加茯苓白朮湯〔九〕服桂枝湯或下之仍頭

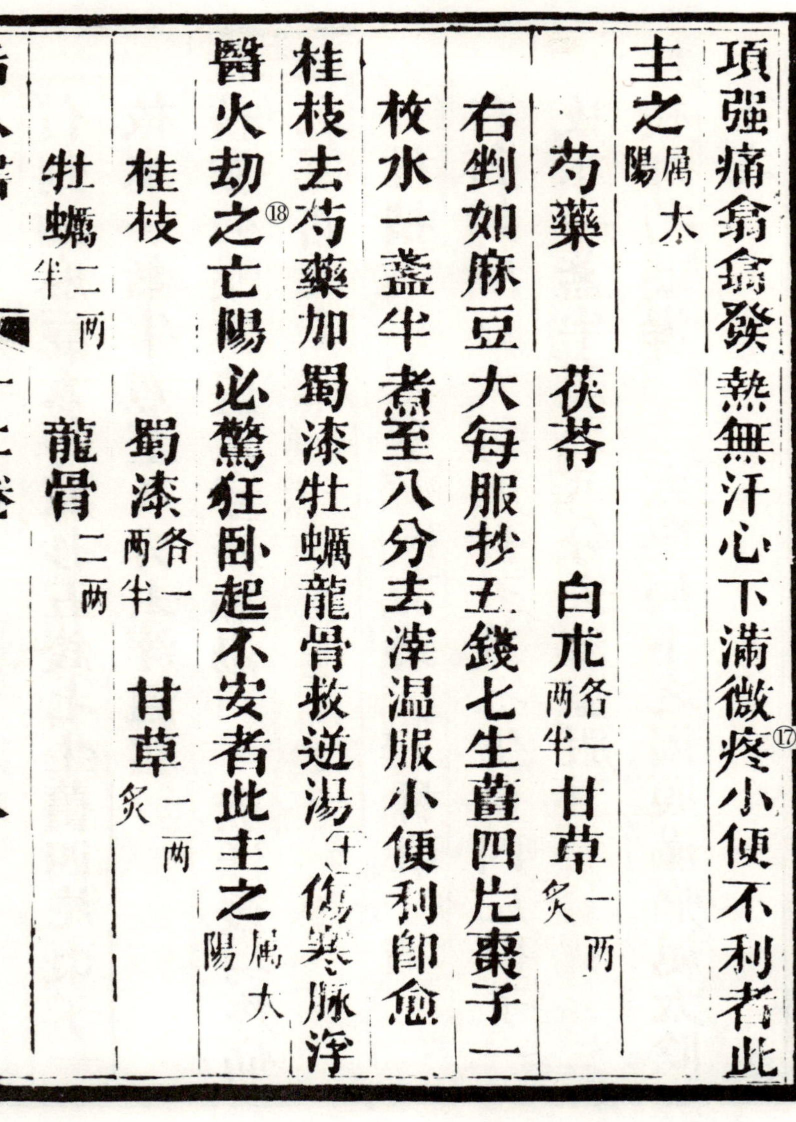

項強痛翕翕發熱無汗心下滿微疼⑰小便不利者此主之屬太陽

芍藥　茯苓　白朮各一兩半　甘草一兩炙

右剉如麻豆大每服抄五錢七生薑四片棗子一枚水一盞半煮至八分去滓溫服小便利即愈

桂枝去芍藥加蜀漆牡蠣龍骨救逆湯（十）傷寒脈浮醫火劫之⑱亡陽必驚狂卧起不安者此主之屬太陽

桂枝　蜀漆各一兩半　甘草一兩炙

牡蠣二兩半　龍骨二兩

右剉如麻豆大每服抄五錢七生薑四片棗子一枚水一盞半煮至八分去滓温服

桂枝加芍藥生薑人參新加湯（十二）發汗後身疼痛脉沉遲者此主之屬太陽

桂枝　人參各一兩半　芍藥二兩　甘草一兩炙

右剉如麻豆大每服抄五錢七生薑四片棗子一枚水一盞半煮至八分去滓温服

桂枝加芍藥湯（十二）太陽病下之因腹滿痛屬太陰此主之

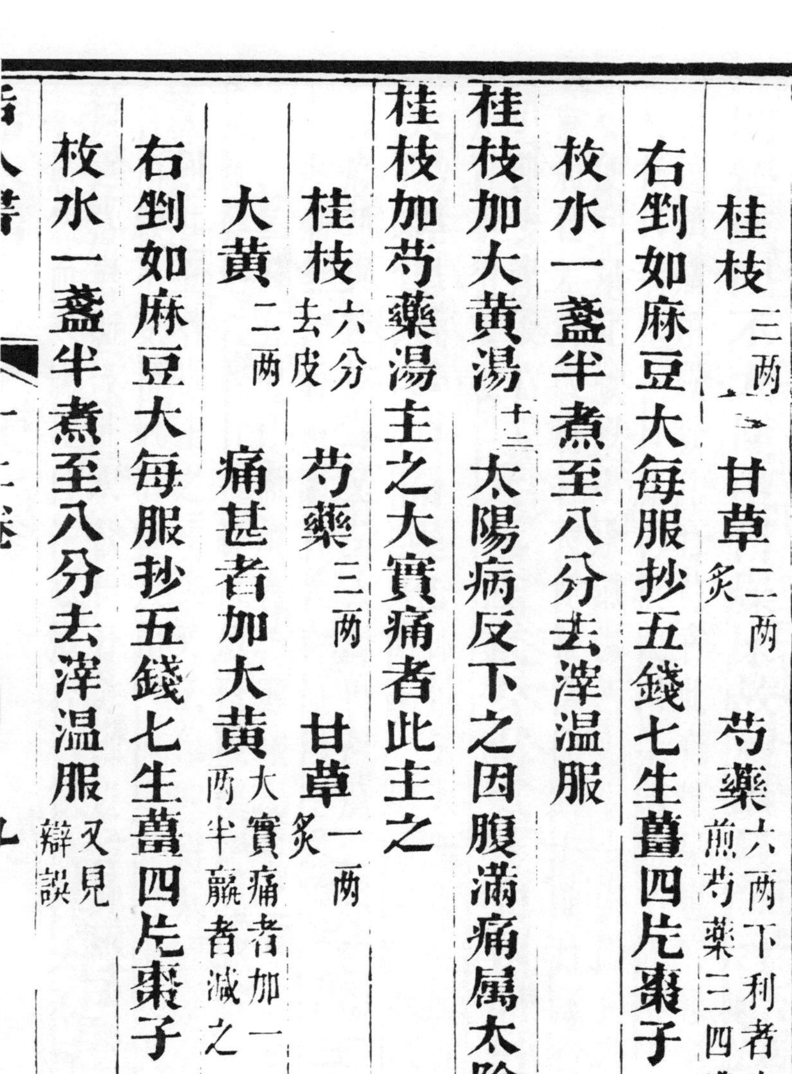

桂枝三兩　甘草二兩炙　芍藥六兩下利者先煎芍藥三四沸

右剉如麻豆大每服抄五錢七生薑四片棗子一枚水一盞半煮至八分去滓溫服

桂枝加大黄湯十二　太陽病反下之因腹滿痛屬太陰桂枝加芍藥湯主之大實痛者此主之

桂枝六分去皮　芍藥三兩　甘草一兩炙

大黄二兩　痛甚者加大黄大實痛者加一兩半羸者減之

右剉如麻豆大每服抄五錢七生薑四片棗子一枚水一盞半煮至八分去滓溫服又見辯誤

桂枝甘草龍骨牡蠣湯十四　火逆下之因燒針煩躁者此主之屬太陽

桂枝半兩去皮　甘草炙　牡蠣熬　龍骨各一兩

右剉如麻豆大每服抄五錢匕水一盞半煮至八分去滓溫服

桂枝甘草湯十五　發汗過多其人⑲叉手自冒心心下悸欲得按者此主之屬太陽

桂枝二兩去皮　甘草一兩炙

右剉如麻豆大每服抄五錢匕水一盞半煮至八

分去滓溫服

桂枝人參湯〔十六〕太陽病外證未除而數下之遂協熱而利利下不止心下痞鞕表裏不解者此主之

桂枝一兩三錢　甘草一兩三錢炙　乾薑炮

人參　白朮各一兩

右剉如麻豆大每服五錢七水一盞半煮至八分去滓溫服日再夜一服

桂附湯〔十七〕傷寒八九日風濕相搏[20]身體疼煩不能自轉側不嘔不渴脉浮虛而濇者此主之若其人大

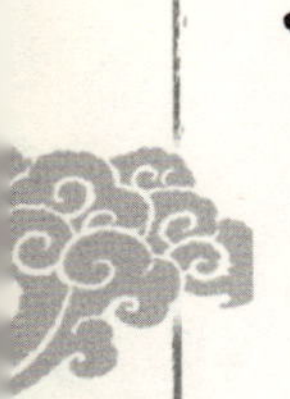

便鞕小便自利者去桂加白朮湯主之屬太陽

桂枝二兩若大便鞕小便自利者去桂加白朮三兩

附子炮去皮一箇半　甘草炙一兩

右剉如麻豆大每服抄五錢七生薑四片棗子一枚水一盞半煮至八分去滓溫服日三服

桂枝加葛根湯［十八］太陽病項强几几反汗出惡風者此主之伊尹湯液論桂枝湯中加葛根今監本用麻黄誤矣 ㉑

桂枝　甘草炙　芍藥各六錢王字

葛根一兩三錢　麻黄一兩一錢本無

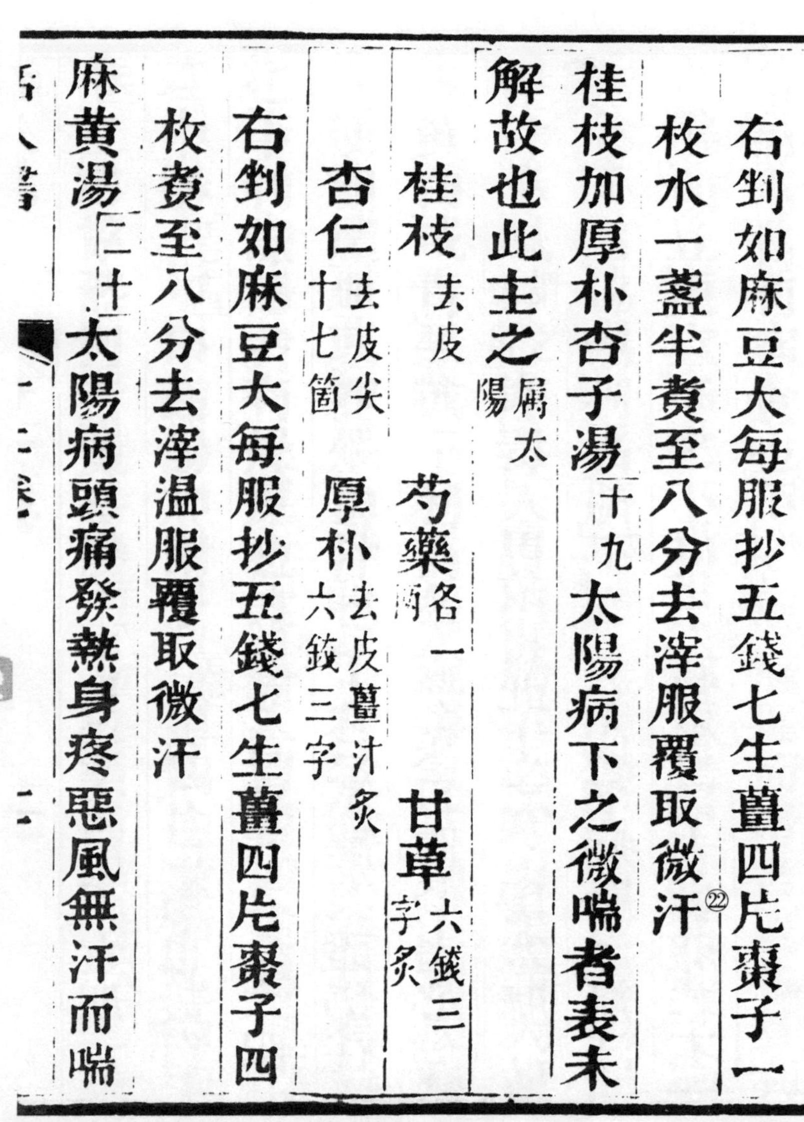

右剉如麻豆大每服抄五錢七生薑四片棗子一㉒枚水一盞半煑至八分去滓服覆取微汗

桂枝加厚朴杏子湯（十九）太陽病下之微喘者表未解故也此主之（屬太陽）

桂枝（去皮）　芍藥（各一兩）　甘草（六錢三字炙）

杏仁（去皮尖十七箇）　厚朴（去皮薑汁炙六錢三字）

右剉如麻豆大每服抄五錢七生薑四片棗子四枚煑至八分去滓溫服覆取微汗

麻黃湯（二十）太陽病頭痛發熱身疼惡風無汗而喘

者宜服〇太陽陽明合病喘而胷滿不可下宜服〇太陽病十日以去脉浮細而嗜卧者外已解也設胷滿[23]者與小柴胡湯脉但浮無餘[24]證者與服之〇太陽病脉浮緊無汗發熱身疼痛八九日不解表證仍在此當發其汗服藥已微除其人發煩目瞑劇者必衄衄乃解所以然者陽氣重故也此主之〇傷寒脉浮緊不發汗因[25]衄此主之已上屬太陽〇陽明病脉浮無汗而喘發汗則愈宜服〇脉但浮無餘證者與服若不溺腹滿加噦者不治已上屬陽明

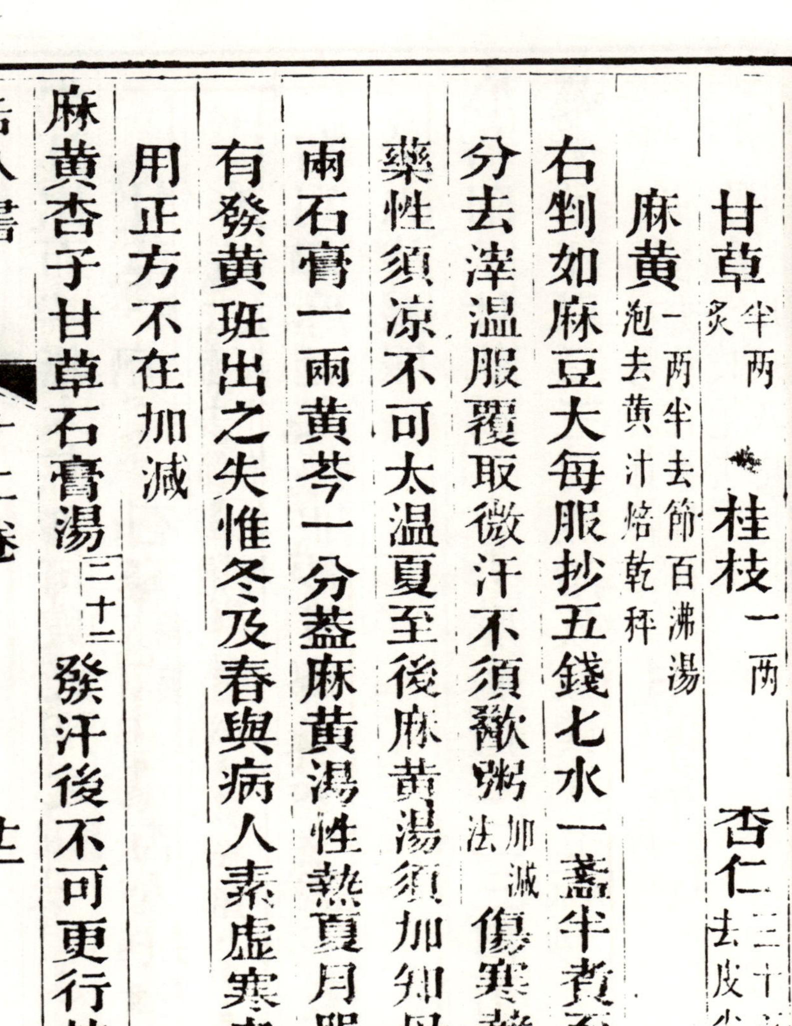

甘草半两炙 桂枝一两 杏仁三十五箇去皮尖

麻黄一两半去節百沸湯泡去黄汁焙乾秤

右剉如麻豆大每服抄五錢七水一盞半煮至八分去滓温服覆取微汗不須歠粥加減法 傷寒熱病藥性須涼不可太温夏至後麻黄湯須加知母半兩石膏一兩黄芩一分蓋麻黄湯性熱夏月服之有發黄班出之失惟冬及春與病人素虚寒者乃用正方不在加減

麻黄杏子甘草石膏湯三十二 發汗後不可更行桂枝

湯汗出而喘無大熱者可與此服之屬太陽

甘草一兩炙　石膏四兩碎綿裹　杏人二十五箇去皮尖

麻黄二两去節湯泡去黄汁焙乾秤

右剉如麻豆大每服抄五錢七水一蓋半煑至八分去滓温服

麻黄附子甘草湯廿二　少陰病得之二三日可與此藥微發汗以二三日無證故微發汗也屬少陰

麻黄二两去節湯泡去黄汁焙乾秤　甘草二两炙

附子一枚炮去皮破八片

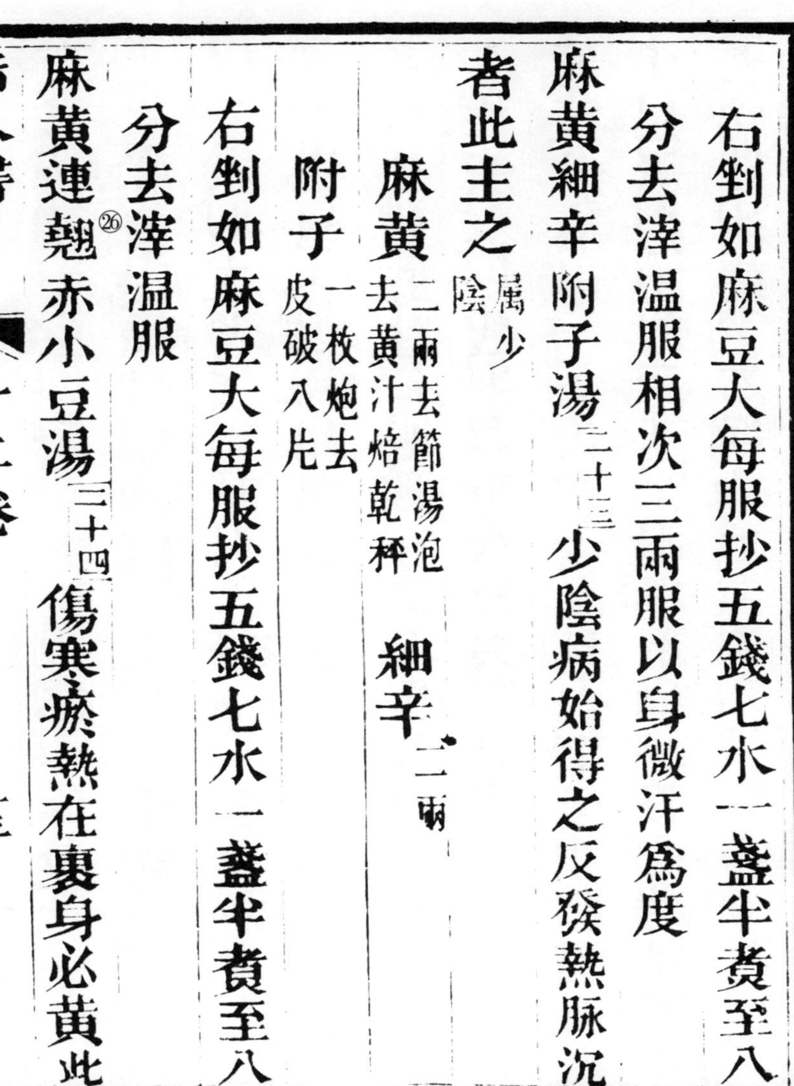
右剉如麻豆大每服抄五錢七水一盞半煮至八分去滓温服相次三兩服以身微汗爲度

麻黄細辛附子湯（二十三）少陰病始得之反發熱脉沉者此主之（屬少陰）

麻黄（二兩去節湯泡去黄汁焙乾秤）　細辛（二兩）

附子（一枚炮去皮破八片）

右剉如麻豆大每服抄五錢七水一盞半煮至八分去滓温服

麻黄連翹㉖赤小豆湯（三十四）傷寒瘀熱在裏身必黄此

主之（屬陽明）

麻黃（一兩去節湯泡去黃汁焙乾秤）　甘草（一兩炙）

赤小豆（半升）　杏人（二十枚去皮尖）　生梓白皮（切二兩）

連軺（一兩或作半兩連軺根是）

右剉如麻豆每服抄五錢七生薑四片棗子一

㉗枚潦水一盞半煮至八分去滓温服

麻黃升麻湯（二十五）傷寒六七日大下後寸脉沉而遲

手足厥逆下部脉不至咽喉不利唾膿血泄利不止

者爲難治此主之（屬厥陰）

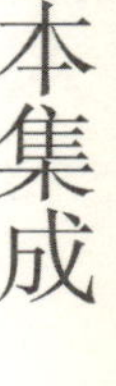
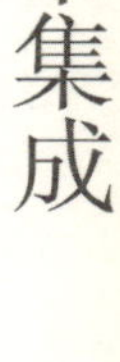

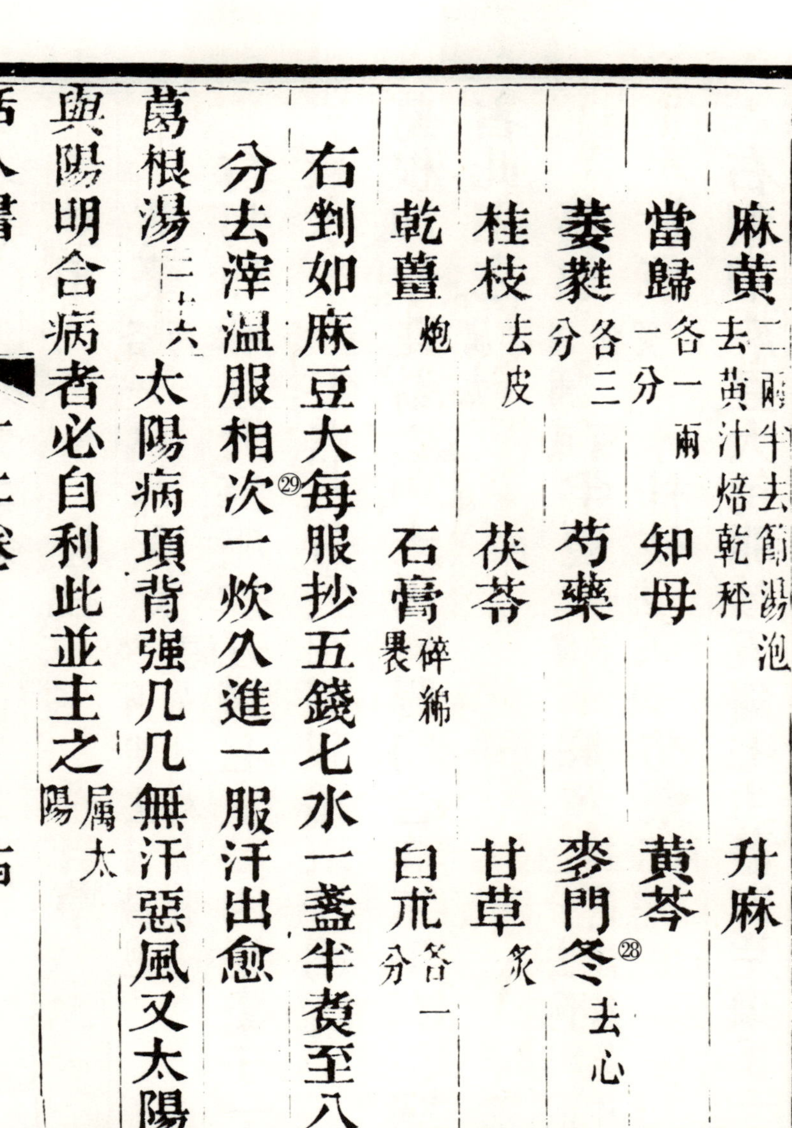

麻黃二兩半去節湯泡去黃汁焙乾秤　升麻

當歸各一兩一分　知母　黃芩㉘

萎蕤各三分　芍藥　麥門冬去心

桂枝去皮　茯苓　甘草炙

乾薑炮　石膏碎綿裹　白朮各一分

右剉如麻豆大㉙每服抄五錢七水一盞半煑至八

分去滓溫服相次一炊久進一服汗出愈

葛根湯三十六　太陽病項背強几几無汗惡風又太陽

與陽明合病者必自利此並主之屬太陽

活人書　卷十二

葛根二兩　桂枝去皮　甘草炙

芍藥各一兩　麻黄一兩半去節湯泡去黄汁焙乾秤

右剉如麻豆大每服抄五錢七生薑四片棗子一枚水一盞半煮八分去滓温服覆取汗爲度

葛根加半夏湯 二十七 太陽與陽明合病不下利但嘔者此主之屬太陽

葛根四兩或作二兩　半夏六錢　麻黄三分去節湯泡去黄汁焙乾秤

甘草炙　桂枝去皮　芍藥各半兩

右剉如麻豆大每服抄五錢七生薑四片棗子一

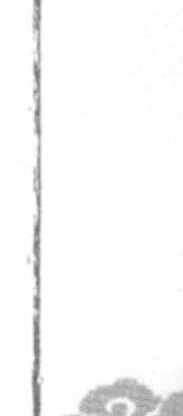

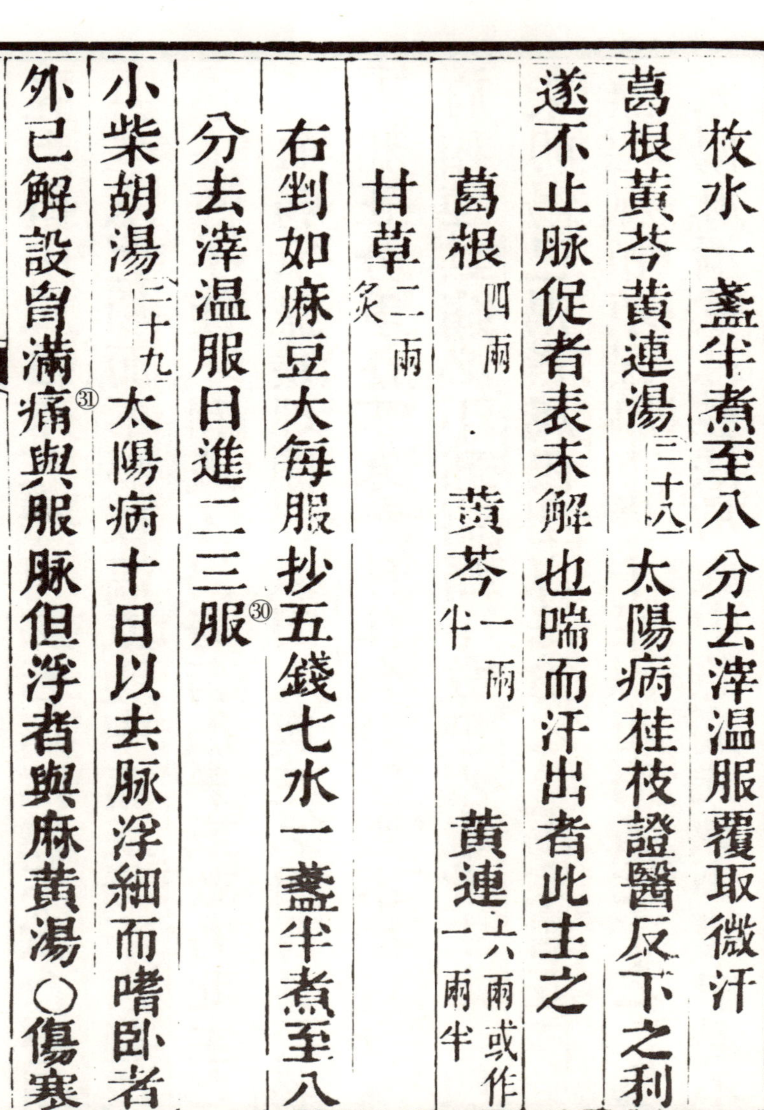

枚水一盞半煮至八分去滓温服覆取微汗

葛根黄芩黄連湯〔二十八〕太陽病桂枝證醫反下之利遂不止脉促者表未解也喘而汗出者此主之

葛根四兩　黄芩一兩半　黄連六兩或作一兩半

甘草二兩炙

右剉如麻豆大每服抄五錢七水一盞半煮至八分去滓温服日進二三服㉚

小柴胡湯〔二十九〕太陽病十日以去脉浮細而嗜卧者外已解設胷滿痛㉛與服脉但浮者與麻黄湯〇傷寒

五六日中風往來寒熱胸脇若痛㉜默默㉝不欲食心煩喜嘔或胸㉞煩而不嘔或渴或腹中痛或脇下痞鞕或心下悸小便不利或不渴身有微熱或欬者此主之○血弱氣盡腠理開邪氣因入與正氣相薄結於脇下邪正分爭往來寒熱休作有時默默不欲飲食藏府相連其痛必下邪高痛下故使嘔也此主之○服柴胡湯已渴者屬陽明以法治之○傷寒四五日身熱惡風頸項強脇下滿手足溫而渴者此主之○傷寒陽脉濇陰脉弦法當腹中急痛先與小建中湯不

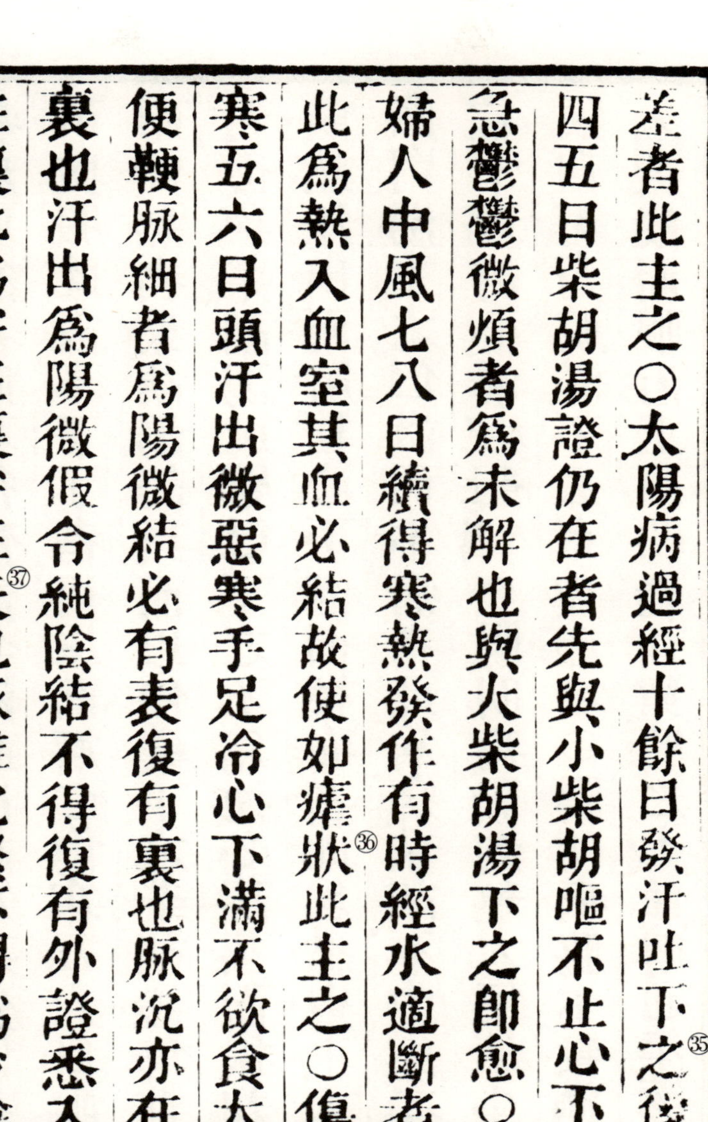

差者此主之○太陽病過經十餘日發汗吐下之㉟後四五日柴胡湯證仍在者先與小柴胡嘔不止心下急鬱鬱微煩者爲未解也與大柴胡湯下之即愈○婦人中風七八日續得寒熱發作有時經水適斷者此爲熱入血室其血必結故使如瘧狀㊱此主之○傷寒五六日頭汗出微惡寒手足冷心下滿不欲食大便鞕脉細者爲陽微結必有表復有裏也脉沉亦在裏也汗出爲陽微假令純陰結不得復有外證悉入在裏此爲半在裏半在表㊲也脉雖沉緊不得爲少陰

病所以然者陰不得有汗今汗頭㊳出故知非少陰也可與服此設不了了者得屎而解○傷寒五六日嘔而發熱者柴胡湯證具而以他藥下之柴胡證仍在者復與柴胡湯此雖已下之不爲逆必蒸蒸而振却發熱汗出而解若心下滿而鞕痛者此爲結胷也大陷胷湯主之但滿而不痛者此爲痞柴胡不中與之宜半夏瀉心湯已上屬太陽○陽明病發潮熱大便溏小便自可胷脇滿不去者與服之○陽明病脇下鞕滿不大便而嘔舌上白胎者可與服之上焦得通津液

得下胃氣因和身戢然汗出而解○陽明中風脉弦浮大而短氣腹都滿脇下及心痛久按之氣不通鼻乾不得汗嗜卧一身及目悉黄小便難有潮熱時時噦耳前後腫刺之小差外不解病過十日脉續浮者與此藥主之已上屬陽明○太陽病不解轉入少陽脇下㊴鞕滿乾嘔不能食往來寒熱尚未吐下脉沉緊者此主之若已吐下發汗温針讝語小柴胡湯證罷此爲壞證知犯何逆以法治之已上屬少陽○嘔而發熱者宜服屬厥陰○傷寒差已後更發熱此主之脉浮者以汗

解之脉沉實者以下解之屬辨陰陽易差復勞復病脉證

黃芩 一兩半若腹中痛者去黃芩加芍藥一兩半芍藥或作三分若心下悸小便不利者去黃芩加茯苓二兩

人參 一兩半若不渴外有微熱者㊵去人參加桂枝一兩半溫覆微汗愈若欬嗽者去人參并棗子加五味子一兩一分乾薑一兩㊶

棗子 六枚若脇下痞鞕去棗子加牡蠣二兩熬牡蠣或作一兩

半夏 一兩一分湯洗若胷中煩不嘔者去半夏人參加括樓實一枚用四分之一若渴者去半夏更加人參三分括樓根二兩

柴胡 四兩去蘆

甘草 一兩半炙

右剉如麻豆大每服抄五錢七生薑四片棗子三枚水一盞半煮至八分去滓温服日三服

活人書卷第十二終

校注

①病：徐本作『經』。当从。
②的：确实，准确。
③湯：徐本作『氣』。当从。
④之：徐本作『知』。当从。
⑤淮：徐本作『准』。当从。
⑥𤼵之𤼵：徐本作『下之後』，义胜。
⑦飢：宋本、成无己本《伤寒论》作『肌』。当从。
⑧措：徐本作『滿』。当从。
⑨尚未有解：徐本作『尚未可攻』。当从。
⑩入半：徐本作『半入』。当从。
⑪歠（chuò）：喝。
⑫者：徐本作『許』。当从。
⑬可：徐本作『自』。当从。
⑭一字：中医药剂量。用唐代『開元通寶』钱币（币上有『開元通寶』四字分列四周）抄取药末，填去一字之量。即一钱币的四分之一量。
⑮保：徐本作『促』。当从。

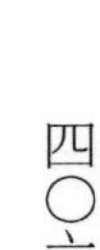

⑯小便利即愈：宋本、成无己本《伤寒论》无此句。
⑰疼：宋本、成无己本《伤寒论》作『痛』。
⑱醫火劫之：宋本、成无己本《伤寒论》此句作『醫以火迫劫之』。
⑲乂：宋本、成无己本《伤寒论》作『叉』。
⑳薄：据文义当作『搏』。
㉑項：成无己本《伤寒论》其下有『背』字。当从。
㉒覆取微汗：宋本、成无己本《伤寒论》此句作『覆取微似汗』。下同。
㉓設胷滿者：宋本、成无己本《伤寒论》作『胸滿脅痛者』。
㉔無餘證：宋本、成无己本《伤寒论》无此三字。
㉕因衄：宋本、成无己本《伤寒论》作『因致衄者』。
㉖翹：宋本、成无己本《伤寒论》作『軺』。
㉗枚：衍文，徐本无此字。当从。
㉘麥門冬：宋本、成无己本《伤寒论》作『天門冬』，徐本作『麥門冬』。
㉙相次：相隔。
㉚日進二三服：此句宋本、成无己本《伤寒论》作『分溫再服』。
㉛胷滿痛：宋本、成无己本《伤寒论》作『胸滿脅痛者』。
㉜若痛：宋本、成无己本《伤寒论》作『苦滿』。
㉝默默：宋本、成无己本《伤寒论》作『嘿嘿』。
㉞胷：此下宋本、成无己本《伤寒论》有『中』字。当从。

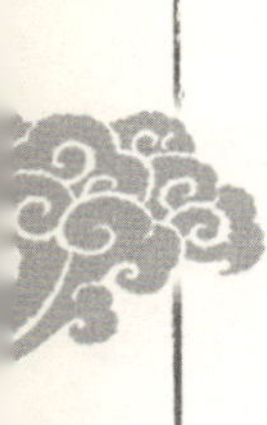

㉟發汗吐下之：宋本、成无己本《伤寒论》作：『反二三下之』。下同。
㊱如瘧狀：此下宋本、成无己本《伤寒论》有『發作有時』四字。
㊲表：宋本、成无己本《伤寒论》作『外』，徐本作『表』。
㊳汗頭：徐本作『頭汗』。当从。
㊴少陽：宋本、成无己本《伤寒论》作『少陽者』。
㊵嗽：宋本、成无己本《伤寒论》无此字。
㊶鞕：同『硬』。下同。

活人書卷第十三

大柴胡湯 三十 太陽病過十餘日發汗吐下之後四五日柴胡證仍在者先與小柴胡①嘔不止一云嘔止小安心下急鬱鬱微煩者爲未解也與大柴胡湯下之則愈○傷寒十餘日熱結在裏往來②寒熱者與服○傷寒發熱汗出不解心中痞鞭嘔吐而下利者此主之已上屬太陽○陽明病汗多者急下之宜服○少陰病下利清水心下痛口乾者可下之宜大柴胡大承氣湯○病腹中滿痛此爲實當下之宜大承氣大柴胡湯○

腹滿不減減不足言當下之宜大柴胡大承氣湯○傷寒後脉沉者內實也下之解宜服○傷寒六七日目中不了了睛不和無表裏證大便難身微熱者實也急下之宜大承氣大柴胡湯○太陽病未解脉陰陽俱停必先振慄汗出而解但陰脉微者下之而解宜服○病人無表裏證發熱七八日雖脉浮數者可下之大柴胡湯主之○病人煩熱汗出則解又如瘧狀日晡所發熱者屬陽明脉實者可下之大柴胡大承氣湯主之屬可下病脉證

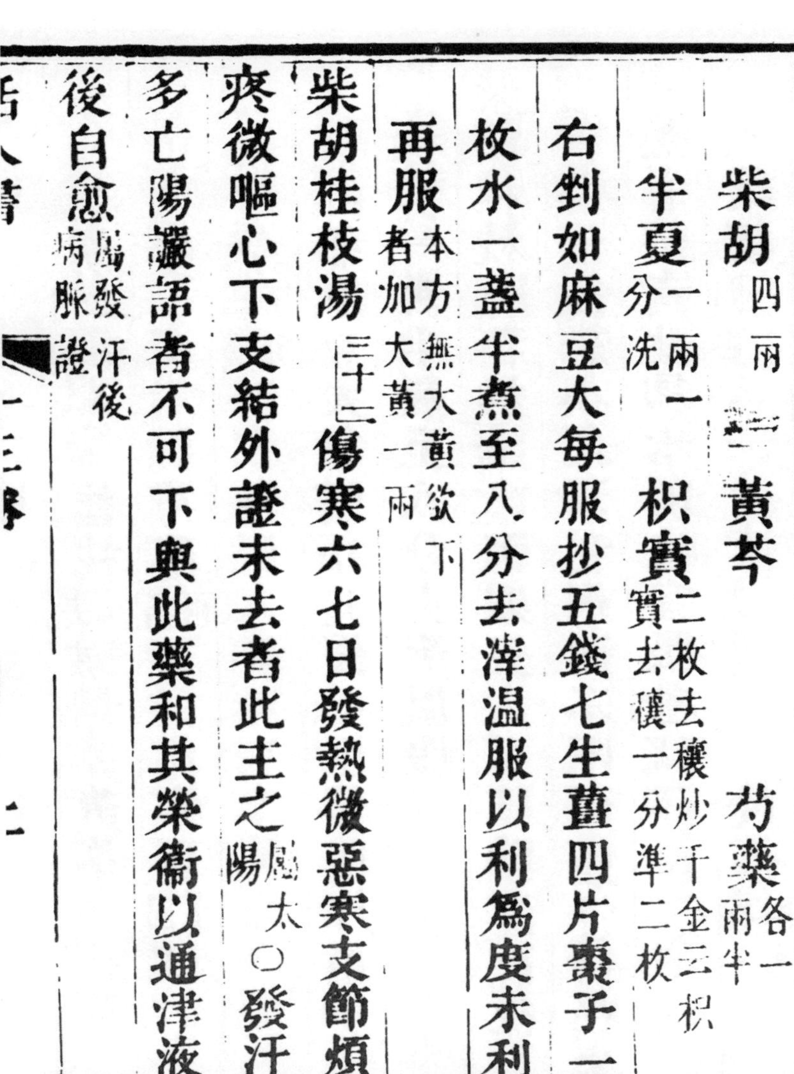
柴胡四兩 黃芩 芍藥各一兩半

半夏一兩一分洗 枳實二枚去穰炒千金三枳實去穰一分準二枚

右剉如麻豆大每服抄五錢七生薑四片棗子一枚水一盞半煮至八分去滓溫服以利為度未利再服本方無大黃欲下者加大黃一兩

柴胡桂枝湯三十二 傷寒六七日發熱微惡寒支節煩疼微嘔心下支結外證未去者此主之屬太陽 ○發汗多亡陽讝語者不可下與此藥和其榮衛以通津液後自愈屬發汗後病脈證

柴胡一兩三錢　桂枝去皮　黃芩

人參　芍藥各半兩　半夏四錢字洗

甘草三錢字炙

右剉如麻豆大每服抄五錢七生薑四片棗子一枚水一盞半煮至八分去滓溫服

柴胡桂枝乾薑湯三十二　傷寒五六日已發汗而復下之胷脇滿微結小便不利渴而不嘔但頭汗出往來寒熱心煩者此爲未解也宜服之屬太陽

柴胡四兩　桂枝去皮　黃芩各一兩半

牡礪熬　甘草炙　乾薑各一兩

括樓根二兩

右剉如麻豆大每服抄五錢七水一盞半煮至八分去滓溫服食頃再服③

柴胡加龍骨牡蠣湯〔三十三〕傷寒八九日下之胷滿煩驚小便不利讝語一身盡重不可轉側者此主之太陽

柴胡　黃芩　龍骨各一兩

鉛丹　人參　桂枝

茯苓各三分　大黃半兩　半夏半合湯洗

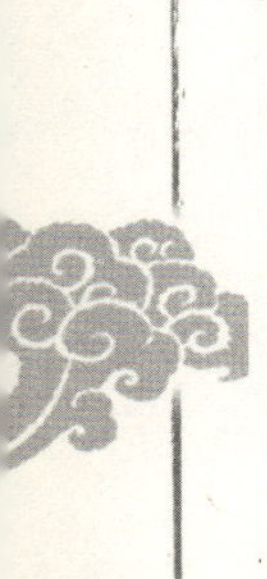

牡蠣一分半煅

右剉如麻豆大每服抄五錢七生薑四片棗子一枚水一盞半煮至八分去滓温服又見辯誤

柴胡加芒消湯④〔四〕傷寒十三日不解胷脇滿而嘔日晡所發潮熱已而微利此本柴胡⑤下之以不得利今反利者知醫以圓藥下之此非其治也潮熱者實也先宜服小柴胡湯以解外後以柴胡加芒消主之繫陽

黄芩　人參各半兩　柴胡一兩三錢三字

芒消一兩　甘草半兩炙　半夏四錢一字湯洗

右剉如麻豆大每服抄五錢七生薑四片棗子一枚水一盞半煮至八分去滓內芒消更微沸温服

大青龍湯（三十五）太陽中風脉浮緊發熱惡寒身疼痛不汗出而煩躁者此藥主之若脉微弱汗出惡風者不可服之服之則厥逆筋惕肉瞤此爲逆也○傷寒脉浮緩身不疼但重乍有輕時無少陰證者此主之屬太陽

桂枝去皮一兩　甘草一兩炙　石膏如半箇雞子大碎

杏人二十枚去皮尖　麻黄三兩去節湯泡去黄汁焙乾秤

右剉如麻豆大每服抄五錢匕生薑四片棗子一枚水一盞半煮至八分去滓温服取汗爲度若汗周身潤止後服未周身潤可停待相次服盡不欲汗多恐亡陽故也若汗多不止用温粉撲之

温粉方

白术　藁本　川芎

白芷各等分

右搗羅爲細末每末⑥一兩入米粉三兩和之粉撲周身止汗無藁本亦得若汗已出後盡劑服汗多

亡陽遂虛惡風煩躁不得眠也

小青龍湯（三十六）傷寒心下有水氣欬而微喘發熱不渴服湯已渴者此寒去欲解也此主之　傷寒表不解心下有水氣乾嘔發熱而欬或渴或利或噎或小便不利小腹滿或喘者此主之

芍藥　桂枝去皮　乾薑炮

甘草炙　細辛各一兩半　五味子一兩別本或加一分

半夏一兩半湯洗若渴者去半夏加括樓根一兩半

麻黃一兩半微利者去麻黃加芫花如一彈子熬令赤色若噎者去麻黃加附子半箇炮

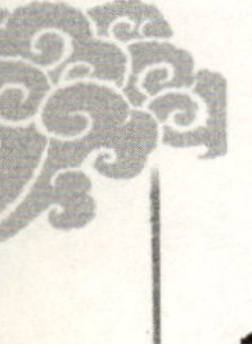

若小便不利小腹滿者去麻黃加茯苓二兩若喘者去麻黃加杏人一兩半去皮尖麻黃湯炮⑦

右剉如麻豆大每服抄五錢七水一盞半煮至八分去滓温服杏人半夏二味或各作一兩一分

小建中湯〔三十七〕傷寒陽脉濇陰脉弦法當腹中急痛先與小建中湯不差者小柴胡湯主之〇傷寒二三日心中悸而煩者宜服

芍藥三兩　甘草一兩炙　桂枝一兩半去皮

膠飴半斤舊有微溏或嘔者去膠飴局方加黃耆一兩半爲黃耆建中湯

右剉如麻豆大每服抄五錢七水一盞半生薑四

生大棗子一枚煮至八分去滓下膠飴兩匙許再煎化溫服日三服夜二服尺脉尚遲再作一劑加黃耆末一錢

煎造膠飴法

糯米一升揀淘淨　大麥蘖末六兩

右米一如炊飯甑上至氣溜取下傾入一盆子入蘖末一合并湯一盞來許拌和再上甑至飯熟却入盆子內都以蘖末拌和入一磁礶子可容五升許冬月鑵子熱春秋夏溫冬月用湯二升許入鑵

子內約內面飯上湯三指許即得布并紙三五重蓋定更以綿或絮抱定近火春秋夏即溫和至一宿見米浮在水面上即以布絞裂取清汁銀石器內煎至面上有膜即以木篦不住手攪至稀糊以磁器收夏月置井中庶不酸

大陷胸湯（三十八）　太陽病脉浮而動數浮則為風數則為熱動則為痛數則為虛頭痛發熱微盜汗出而反惡寒表未解也醫反下之動數變遲膈內拒痛胃中⑧客虛客氣動膈短氣躁煩心中懊憹陽氣內陷心下

因鞕則爲結胷大陷胷湯主之若不結胷但頭汗出餘處無汗劑頸而還小便不利身必發黃○傷寒六七日結胷熱實脉沉而緊心下痛按之石鞕者宜服○傷寒十餘日熱結在裏復往來寒熱者與大柴胡湯但結胷無大熱者此爲小結在胷脇也但頭微汗出者此主之○太陽病重發汗而復下之不大便五六日舌上燥而渴日晡所小有潮熱從心下至小腹鞕滿而痛不可近者此主之○傷寒五六日嘔而發熱者柴胡湯證具而以他藥下之柴胡證仍在者復

與柴胡湯此雖已下之不爲逆必蒸蒸而振却發熱汗出而解若心下滿而鞕痛者此爲結胸也此主之已上屬太陽

大黃一兩半去皮錦文者爲末　甘遂一字赤連珠者細羅爲末

芒消五分

右以水二盞先煮大黃至一盞去滓下消一沸下甘遂末溫服得快利止後服

又大陷胸湯方

桂枝一兩　甘遂一兩或作半兩　大棗一兩或作三枚

人參一兩　括樓根一枚去皮只用四分之一

右剉如麻豆大每服五錢七水一盞或作二盞煮至八分去滓溫服胷中無堅物勿服之

大陷胷圓（三十九）病發於陽而反下之熱入因作結胷病發於陰而反下之一有汗出因作痞也所以成結胷者以下之太早故也結胷者項亦強如柔痓狀下之則和宜此藥主之屬太陽 ⑨

大黃二兩或作四兩　芒消三分　杏人三分去皮尖熬黑

葶藶子二錢熬

右搗羅⑩二味内杏人芒消合研如脂圓如彈子大每服一圓抄甘遂末半錢七白蜜一合水二盞煮取一盞頓⑪飯一宿乃下如不下再服甘遂性猛宜斟酌量虛實服之

小陷胷湯（四十）小結胷病正⑫在心按之則痛脈浮滑者此主之屬太陽

半夏湯洗秤二兩半　黃連一兩　括樓一枚去皮或作半枚

右剉如麻豆大水二盞先煑括樓至一盞半下諸藥煎至八分去滓温服未知再服微利黃涎便安

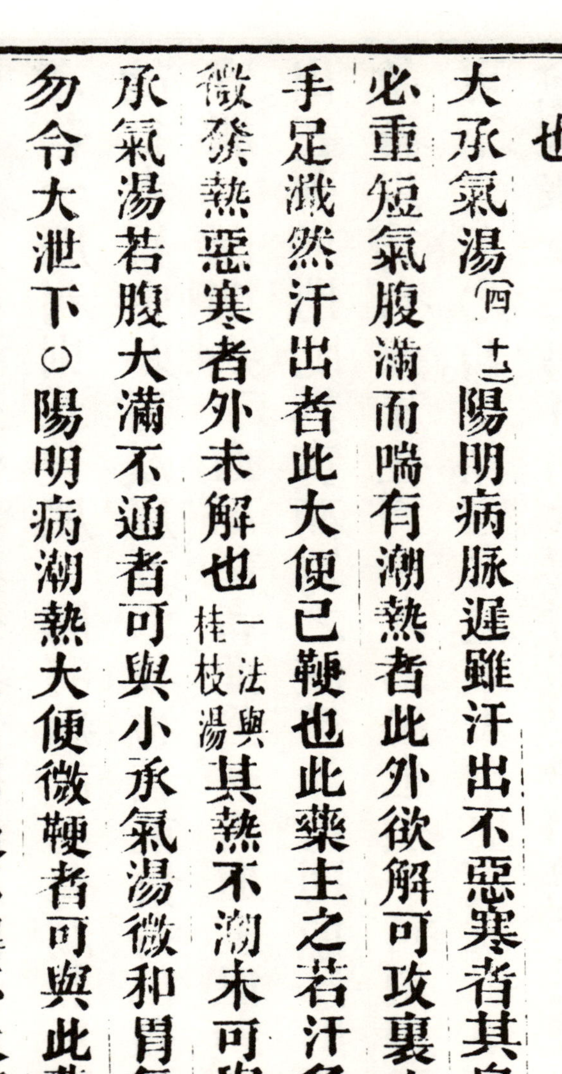

也⑬

大承氣湯（四十二）陽明病脉遲雖汗出不惡寒者其身必重短氣腹滿而喘有潮熱者此外欲解可攻裏也手足濈然汗出者此大便已鞕也此藥主之若汗多微發熱惡寒者外未解也（一法與桂枝湯）其熱不潮未可與承氣湯若腹大滿不通者可與小承氣湯微和胃氣勿令大泄下○陽明病潮熱大便微鞕者可與此藥不鞕者不可與之○傷寒若吐若下後不解不大便五六日上至十餘日日晡所發潮熱不惡寒獨語如

見鬼狀若劇者發則不識人循衣摸牀惕而不安微喘直視脈弦者生濇者死微者但發熱譫語者此主之若一服利則止後服○陽明病譫語有潮熱反不能食者胃中必有燥屎五六枚也若能食者但鞕耳宜服○陽明病下血譫語者此爲熱入血室但頭汗出者刺期門隨其實而寫之濈然汗出則愈汗出譫語者以爲有燥屎在胃中此爲風也須下者過經乃可下之下之若早語言必亂以表虛裏實故也下之愈宜服○二陽併病太陽證罷但發潮熱手足漐漐

汗出大便難而讝語者下之則愈宜服〇陽明病下之心下[14]懊憹而煩胃中有燥屎者可攻腹微滿初頭鞕後必溏不可攻之若有燥屎者宜服〇病人煩熱汗出則解又如瘧狀日晡所發熱者屬陽明也脉實者宜下之脉浮虛者宜發汗下之與大承氣[15]發汗宜桂枝湯〇大下後六七日不大便煩不解腹滿痛者此有燥屎也所以然者本有宿食故也宜服〇傷寒六七日目中不了了睛不和無表裏證大便難身微熱者此爲實也急下之宜服〇陽明病發熱汗多者

急下之宜服○得病二三日脉弱無太陽柴胡證煩躁心下鞕至四五日雖能食以小承氣湯少少與微和之令小安至六日與承氣一升若不大便更⑯六七日小便少者雖不大便⑰但初頭鞕後必溏未定成鞕攻之必溏須小便利屎定鞕此主之○發汗不解腹滿痛者急下之宜服○腹滿不減減不足言當下之宜服○病人小便不利大便乍難乍易時有微熱喘冒不能卧者有燥屎也宜服○陽明少陽合病必下利其脉不負者為順也負者失也互相尅賊名為負

也脉滑而數者有宿食也當下之宜服已上屬陽明○少陰病二三日口燥咽乾者急下之宜服⑱○少陰病自利清水色純青心下必痛口乾燥者可下之宜服○少陰病六七日腹脹不大便者急下之宜服已上屬少陰○下利三部脉皆平按之心下鞕者急下之宜服○下利脉遲而滑者内實也利未欲止當下之宜服○寸口脉浮而大按之反濇尺中微而濇故知有宿食當下之宜服○下利不欲食者以有宿食故也當下之宜服○下利差至其年月日時復發者以病不盡

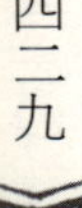

故也當下之此主之○下利脉反滑當下所去⑲下乃愈此主之○脉雙弦而遲者必心下鞕脉大而緊者陽中有陰也可下之宜服○病腹中滿痛者此爲實也當下之宜服此主之已上屬可下病脉證

大黄二两錦文者去皮生用酒洗過　枳實四枚或作三枚去穰炒淨秤用半两

厚朴四两去皮薑汁炙　芒消二两或作一合半朴消有蘆頭者亦得

右剉如麻豆大每服抄五錢七水二盞先煑厚朴枳實至一蓋餘下大黄煑取六分去滓入芒消煎一二沸放温服以利爲度未利再與一服

小承氣湯四十三 陽明病潮熱大便微鞕者可與大承氣湯不鞕者不可與之若不大便六七日恐有燥屎欲知之法少與小承氣湯湯入腹中轉[20]失氣者此有燥屎也乃可攻之若不轉失氣者此但初頭鞕後必溏不可攻之攻之必脹滿不能食也欲飲水者與水則噦其後發熱者必大便復鞕而少也與小承氣湯和之不轉失氣者不可攻也〇陽明病脉遲雖汗出不惡寒其氣[21]必重短氣腹滿而喘有潮熱者此爲外欲解可攻裏也手足濈然汗出者此大便已鞕也大

承氣湯主之若腹大滿不通者與小承氣湯微和胃氣勿令大泄下○陽明病其人多汗以津液外出胃中燥大便必鞕鞕則㉒讝語此藥主之若一服讝語止更莫復服○陽明病讝語潮熱脉滑而疾者此藥主之因與承氣湯一升腹中轉氣者更服一升若不轉氣者勿更與之明日又㉓大大便脉反微濇者裏虛也爲難治不可更與承氣湯○太陽病若吐若下若發汗後微煩小便數大便鞕者與小承氣湯和之愈○得病二三日脉弱無太陽柴胡證煩躁心下鞕至四

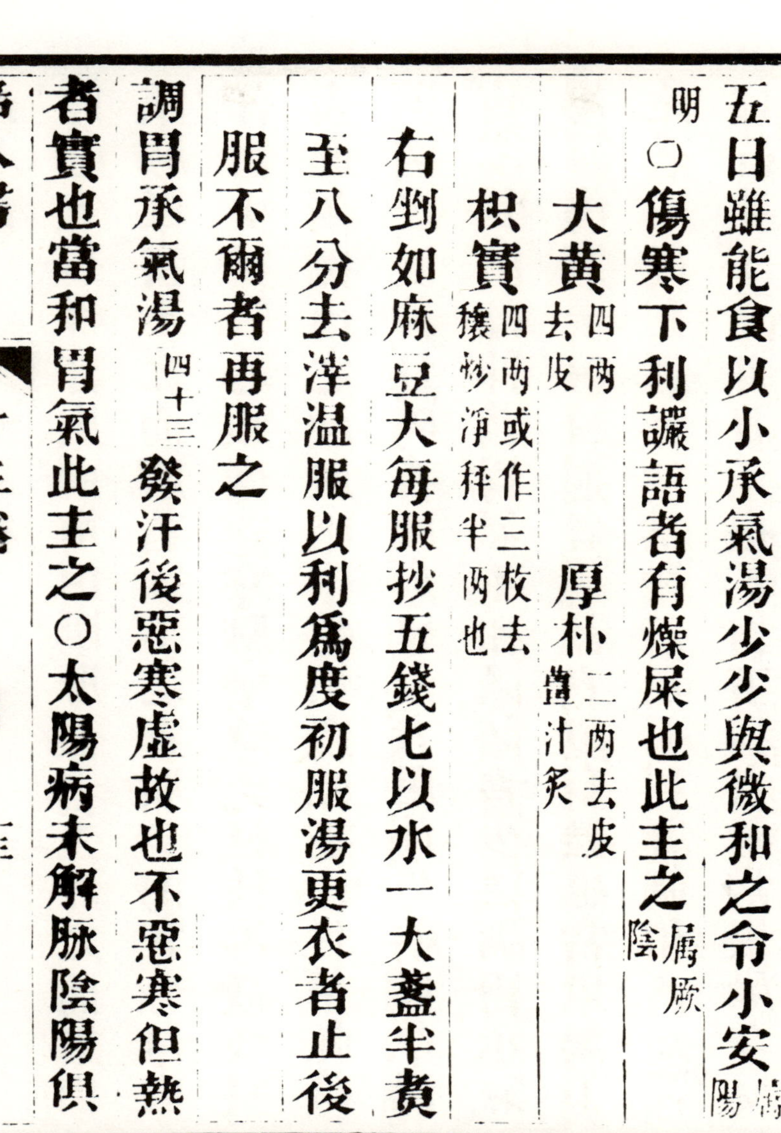
五日雖能食以小承氣湯少少與微和之令小安屬陽明〇傷寒下利譫語者有燥屎也此主之屬厥陰

大黃四兩去皮　厚朴二兩去皮薑汁炙

枳實四兩或作三枚去穰炒淨秤半兩也

右剉如麻豆大每服抄五錢匕以水一大盞半煑至八分去滓溫服以利爲度初服湯更衣者止後服不爾者再服之

調胃承氣湯四十三　發汗後惡寒虛故也不惡寒但熱者實也當和胃氣此主之〇太陽病未解脉陰陽俱

停必先振慄汗出而解但陽脉微者先汗之而解但陰脉微者下之而解若欲下之宜服○傷寒脉浮自汗出小便數心煩微惡寒脚攣急與桂枝湯欲攻其㉔表此誤也得之便厥咽中乾煩躁吐逆作甘草乾薑湯與之以復其陽若厥愈足溫者更作芍藥甘草湯與之其脚即伸若胃氣不和讝語者少與調胃承氣湯○傷寒十三日過經讝語者以有熱也當以湯下之若小便利者大便當鞕而反下利脉調和者知醫以圓藥下之非其治也若自下利者脉當微厥今反

和者此爲内實也此主之○太陽病過經十餘日心下温温若吐而胸中痛大便反溏腹微滿鬱鬱微煩先此時自極吐下者與服之若不爾者不可與但欲嘔胸中痛微溏者此非柴胡證以嘔故知極吐下也○陽明病不吐不下心煩者可與服○太陽病三日發汗不解蒸蒸熱者屬胃也此主之○傷寒吐後腹脹滿者與服已上屬陽明

甘草一兩　大黄二兩去皮　芒消一兩三分或作一兩一分

右剉如麻豆大每服抄五錢七以水一大盞煎至

七分去滓下硝更上火二三沸温頓之

桃核承氣湯 四十四 太陽病不解熱結膀胱其人如狂血自下下者愈其外不解者尚未可攻當先解其外外解已但少腹結者乃可攻之宜用此藥 屬太陽

大黃 四兩　桂枝 去皮二兩　甘草 炙二兩

芒消 二兩　桃人 去皮尖雙仁者五十箇搥碎

右剉如麻豆大每服抄五錢七以水二大盞煮至八分去滓下硝煎化温服以微利爲度未利移時再服

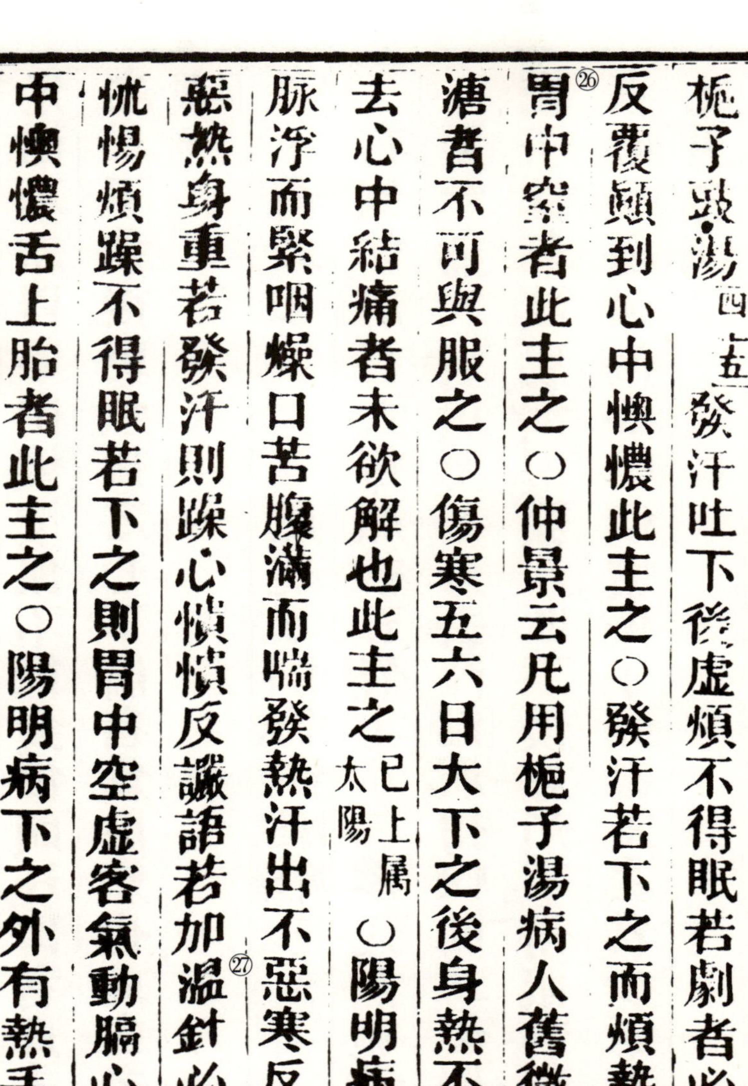

梔子豉湯（四十五）

發汗吐下後虛煩不得眠若劇者必反覆顛倒心中懊憹此主之〇發汗若下之而煩熱
㉖胃中窒者此主之〇仲景云凡用梔子湯病人舊微溏者不可與服之〇傷寒五六日大下之後身熱不去心中結痛者未欲解也此主之（已上屬太陽）〇陽明病脉浮而緊咽燥口苦腹滿而喘發熱汗出不惡寒反
㉗惡熱身重若發汗則躁心憒憒反譫語若加溫針必怵惕煩躁不得眠若下之則胃中空虛客氣動膈心中懊憹舌上胎者此主之〇陽明病下之外有熱手

足溫不結胸㉘心中懊憹飢不能食但頭汗出者此主之○下利後更煩按之心下濡者爲虛煩也此主之屬厥陰

香豉二兩　肥梔子十六枚擘碎或作十四箇

右剉如麻豆大每服抄五錢七水二盞先煮梔子至一盞入豉煎至七分去滓溫服得快吐止後服

梔子甘草豉湯四十六　發汗吐下後虛煩不得眠若劇者必反覆顛倒心中懊憹梔子豉湯主之若少氣者此主之屬太陽

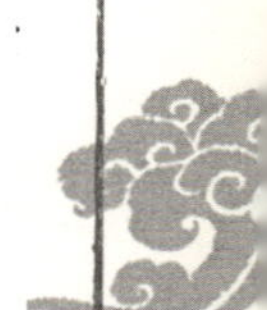

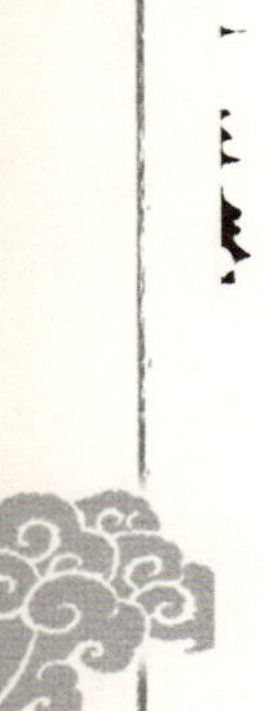

梔子七枚　甘草　豉各一兩

右分二服以水二盞先煎梔子甘草至一盞內豉同煎取七分去滓溫服得快吐止後服

梔子生薑豉湯【四十七】發汗吐下後虛煩不得眠若劇者必反覆顛倒心中懊憹梔子豉湯主之若嘔者此主之屬太陽

梔子七枚　生薑二兩半　豉一兩

右分二服以水二盞先煮梔子生薑至一盞內豉同煮至七分去滓溫服得快吐止後服

活人書卷第十三終

校注

①小柴胡：宋本、成无己本《伤寒论》作「小柴胡湯」。当从。
②往來：此前宋本、成无己本《伤寒论》有「複」字。
③食頃再服：宋本、成无己本《伤寒论》此句作「初服縱煩複服汗出便愈」。
④消：即「硝」。下同。
⑤本柴胡：据文义当作「柴胡證」。
⑥未：据文义当作「末」。
⑦湯炮：据文义其下疑脱「去黄汁」。
⑧客：徐本作「空」。当从。
⑨痓：宋本《伤寒论》作「痙」，成无己本《伤寒论》、徐本作「痓」。
⑩**羅**：筛也。
⑪**飯**：据文义当作「服」。
⑫心：宋本、成无己本《伤寒论》此下有「下」字。当从。
⑬微利黄涎便安也：宋本、成无己本《伤寒论》无此句。
⑭下：宋本、成无己本《伤寒论》均作「中」。
⑮大承氣：据文义其下当有「湯」字。
⑯更：宋本、成无己本《伤寒论》无此字。

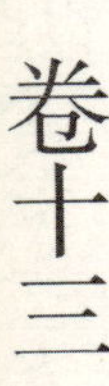

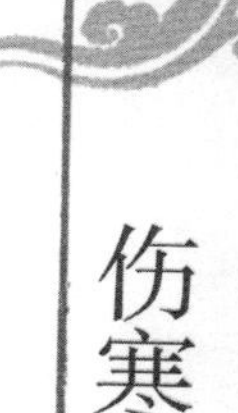

⑰雖不大便：宋本《伤寒论》作『雖不受食』，成无己本《伤寒论》作『雖不能食』。

⑱可：成无己本《伤寒论》作『急』。

⑲當下所去：徐本与清本同，吴本、成无己本《伤寒论》俱作『當有所去』。

⑳失：宋本、成无己本《伤寒论》作『矢』。当从。

㉑氣：宋本、成无己本《伤寒论》作『身』。当从。

㉒讝（zhān）：说梦话，病人呓语。义同『谵语』。下同。

㉓大：徐本作『不』。当从。

㉔與：此前宋本、成无己本《伤寒论》有『反』字。

㉕若：徐本作『欲』。当从。

㉖胃：徐本作『胸』。当从。

㉗温：成无己本《伤寒论》作『燒』，徐本作『溫』。

㉘胃：徐本作『胸』。当从。

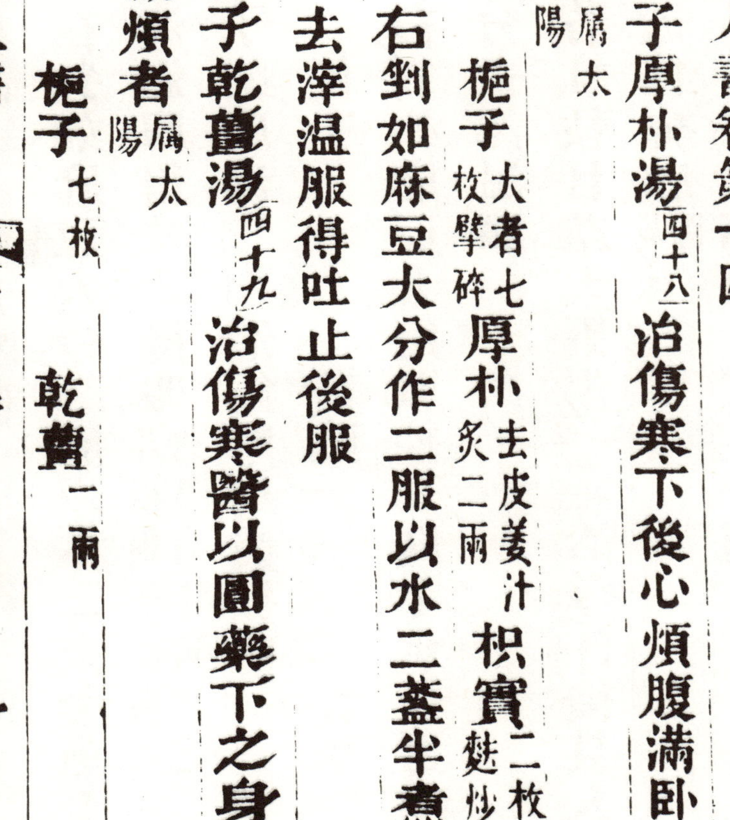

活人書卷第十四

梔子厚朴湯（四十八）治傷寒下後心煩腹滿臥起不安者（屬太陽）

梔子（大者七枚擘碎）　厚朴（去皮姜汁炙二兩）　枳實（二枚取去穰麩炒秤一分）

右剉如麻豆大分作二服以水二盞半煮至八分去滓温服得吐止後服

梔子乾薑湯（四十九）治傷寒醫以圓藥下之身熱不去微煩者（屬太陽）

梔子（七枚）　乾薑（一兩）

右剉如麻豆大分二服以水二大盞煎至七分去滓溫服得吐止後服凡用梔子湯病人舊微溏者不可與之

梔子蘗皮湯五十 治傷寒身黃發熱屬太陽

梔子八枚 黃蘗一兩 甘草半兩炙

右剉如麻豆大每服抄五錢七水一盞半煮至七分去滓溫服

茯苓桂枝甘草大棗湯五十二 治發汗後其人臍下悸者欲作奔豚屬太陽

桂枝二兩去皮 甘草一兩炙 茯苓去皮六兩或作四兩

右剉如麻豆大每服抄五錢七棗二箇用甘㵒水一盞半煮至八分去滓温服作甘爛水法用水二斗置大盆中以杓揚之上有珠子五六千顆有珠相逐取用之

茯苓桂枝白朮甘草湯五十二　治傷寒若吐若下後心下①逆滿氣上衝胸起則頭弦脉沉緊發汗則動經身爲振振摇者屬太陽

茯苓二兩　桂枝一兩半　甘草炙

白朮各一兩

右剉如麻豆大每服抄五錢七水一盞半煮至八

分去滓温服

茯苓甘草湯〔五十三〕傷寒汗出而渴者五苓散主之不渴者此主之屬太陽

桂枝去皮　茯苓各二兩　甘草一兩炙

右剉如麻豆大每服抄五錢七水一盞半生薑五片煮至八分去滓温服

甘草湯〔五十四〕少陰病二三日咽痛者可與服不差者與桔梗湯

甘草二兩

右剉如麻豆大每服抄四錢七水一盞煮至六分去滓温服日二服

甘草乾薑湯五十五　傷寒脉浮自汗出小便數心煩微惡寒脚攣急反與桂枝欲攻其表此誤也得之便厥咽中乾煩躁吐逆者宜此藥屬太陽

甘草四两炙　乾薑二两炮

右剉如麻豆大每服抄五錢七水一盞半煮至八分去滓温服

炙甘草湯五十六　治傷寒脉結代心動悸屬太陽

甘草二两炙　人參一两　生地黄八两
桂枝一两半去皮　麻人一两一分　麥門冬一两一分去心
右剉如麻豆大每服抄五錢七入薑五片棗一枚水一盞半入酒半盞煮至八分去滓内阿膠一片膠烊盡温服日三服

芍藥甘草湯五十七　傷寒脉浮自汗出小便數心煩微惡寒脚攣急反與③桂枝欲攻其表此誤也得之便厥咽乾煩躁吐逆者作甘草乾薑湯與之以復其陽若厥愈足温者更與此藥屬太陽

甘草 白芍藥各二兩

右剉如麻豆大每服抄五錢七水一盞半煮至八分去滓溫服

厚朴生薑半夏人參湯【五十八】治發汗後腹脹滿者太陰

厚朴四兩去皮 半夏一兩一分 甘草一兩

人參半兩

右剉如麻豆大每服抄五錢七水一盞半生薑五片煮至八分去滓溫服

大黃黃連瀉心湯【五十九】治心下痞按之濡其脉關上

浮者若傷寒大下後復發汗心下痞惡寒者表未解也不可攻痞當先解表表解乃可攻痞解表宜桂枝湯攻痞宜服此藥屬太陽

大黃二兩　黃連一兩　黃芩一兩

右剉如麻豆大每服抄五錢七以百沸湯二大盞④熱漬一時久絞去滓煖動分二服

附子瀉心湯六十　治心下痞而復惡寒汗出者屬太陽

大黃一兩　黃連　黃芩各一兩

附子一枚炮去皮破別煮取汁

右三味剉如麻豆大每服抄五錢七以百沸湯二大盞熱漬之一時久絞去滓内附子汁分温再服

半夏瀉心湯（六十二）傷寒五六日嘔而發熱者柴胡湯證具而以他藥下之柴胡證仍在者復與柴胡湯此雖已下之不爲逆必蒸蒸而振却發熱汗出而解若心下滿而鞕痛者此爲結胷也大陷胷湯主之但滿而不痛者此爲痞柴胡不中與之宜服此屬太陽

黄連半兩　黄芩　乾薑炮

人參　甘草炙各一兩　半夏一兩一分湯洗七遍

右剉如麻豆大每服抄五錢七大棗二枚水一盞半煮至八分去滓温服

甘草瀉心湯（六十二）傷寒中風醫反下之其人下利日數十行穀不化腹中雷鳴心下痞鞕而滿乾嘔心煩不得安醫見心下痞謂病不盡復下之其痞益甚此非結熱但以胃中虛客氣上逆故使鞕也宜服此

甘草二兩炙　乾薑炮⑤　黄芩各一兩半

人參　黄連各半兩　大棗六枚

半夏一兩一分洗

右剉如麻豆大每服抄五錢七水一盞半煮至八分去滓温服

生薑瀉心湯（六十三）治傷寒汗出解之後胃中不和心下痞鞕乾噫食臭脇下有水氣腹中雷鳴下利者屬太陽

黄芩　甘草炙　人參各一兩半

乾薑炮　黄連各半兩　半夏一兩一分洗

右剉如麻豆大每服抄五錢七水一盞半生薑七片棗子二枚煮至一盞去滓温服

白虎湯（六十四）治傷寒脉浮滑者表裏有熱○又三陽

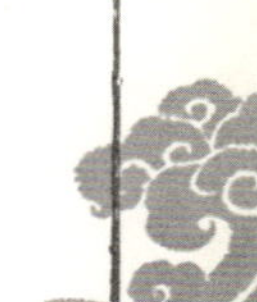

合病腹滿身重難以轉側口中不仁面垢讝語遺尿發汗則讝語下之則額上生汗手足逆冷若自汗出者○傷寒脉滑而厥者裏有熱並主之

知母三兩　甘草一兩炙　石膏八兩碎綿裹

粳米三合

右剉如麻豆大每服抄五錢七水一盞半煮至八分取米熟爲度去滓溫服

白虎加人參湯（六十五）服桂枝湯大汗出大煩渴不解脉洪大者○傷寒若吐若下後七八日不解熱結在

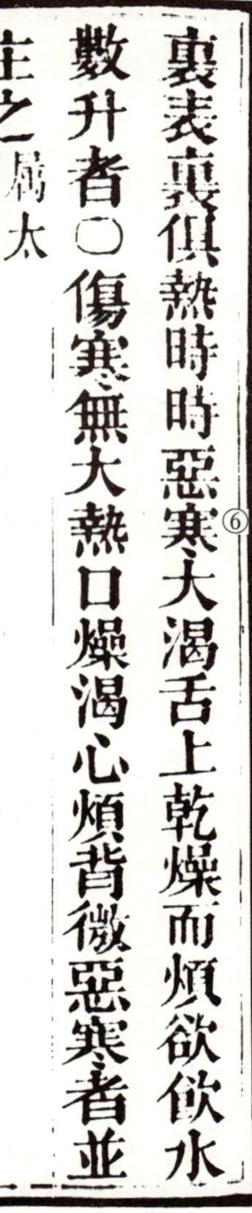

裏表俱熱時時惡⑥寒大渴舌上乾燥而煩欲飲水數升者〇傷寒無大熱口燥渴心煩背微惡寒者並主之屬太陽

人參二兩　知母一兩半　甘草炙二兩或作半兩

糯米一合半　石膏四兩碎綿裹

右剉如麻豆大每服抄五錢七水一盞半煮至八分取米熟爲度去滓溫服

五苓散六十六 太陽病⑦發汗後大汗出胃中乾煩躁不得眠欲得飲水者少少與之令胃氣和則愈若脉浮

⑧浮小便不利微熱消渴者〇發汗已脉浮數煩渴者〇傷寒汗出而渴者不渴者與茯苓甘草湯〇中風發熱六七日不解而煩有表裏證渴欲飲水水入則吐名曰水逆者〇本以下之故心下痞與瀉心湯痞不解其人渴而口燥煩小便不利者屬太陽〇太陽病寸緩關浮尺弱其人發熱汗出復惡寒不嘔但心下痞者此以醫下之也如其不下者病人不惡寒而渴者此轉屬陽明也小便數者大便必鞕不更衣十日無所苦也欲飲水少少與之但以法救之⑨或渴者屬陽明〇霍亂

頭痛發熱身疼熱⑩多飲水者並主之屬霍亂

澤瀉一兩一分　猪苓去黑皮秤　茯苓去皮秤

白朮各三分　桂枝去皮半兩不見火

右搗篩為散拌和每服抄三錢七白湯調下此藥須各自事持秤見分兩然後合

猪苓湯 六十七 陽明病脉浮發熱渴欲飲水小便不利者○少陰病下利六七日欬而⑪嘔心煩不得⑫得眠者並主之

猪苓去皮　茯苓　阿膠炙過

澤瀉　滑石各一兩

右剉如麻豆大每服抄五錢七水一盞半煮至七分去滓温服

附子湯（六十八）少陰病得之一二日口中和背惡寒者當灸之○少陰病身體痛手足寒骨節痛脉沉者並宜服之

茯苓　芍藥各一兩半　人參一兩

白朮二兩　附子一枚炮去皮

右剉如麻豆大每服抄五錢七水一盞半煎至七

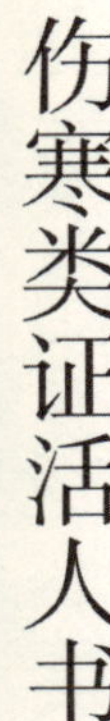

分去滓溫服日三服

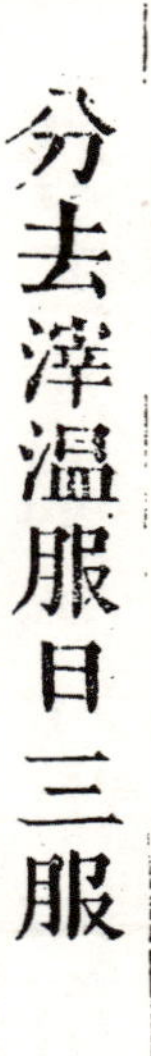

朮附湯〔六十九〕傷寒八九日風濕相薄身體疼煩不能自轉側不嘔不渴脉浮虛而濇者桂枝附子湯主之若其人大便堅⑬小便自利者此主之（屬太陽）

白朮（二兩） 甘草（一兩炙） 附子（一枚半炮去皮）

右剉如麻豆大每服抄五錢匕生薑五片大棗一枚水一盞半煮至七分去滓溫服日三服一服覺身痹半日許再服三服都盡其人如冒狀勿怪⑭也即是附子與朮並走皮中逐水氣未得除故使之

耳法當加桂一兩⑮其大便堅小便自利故不加桂
也

甘草附子湯【七十】治風濕相搏骨節疼煩⑯掣痛不
得屈伸近之則痛劇汗出短氣小便不利惡風不欲
去衣或身微腫者屬太陽

甘草炙　白朮各一兩　附子一枚炮去皮

桂枝二兩或作三兩身腫者加防風一兩悸氣小便不利者加茯苓一兩半

右剉如麻豆大每服抄五錢七水一盞半煮至七
分去滓溫服汗出即解

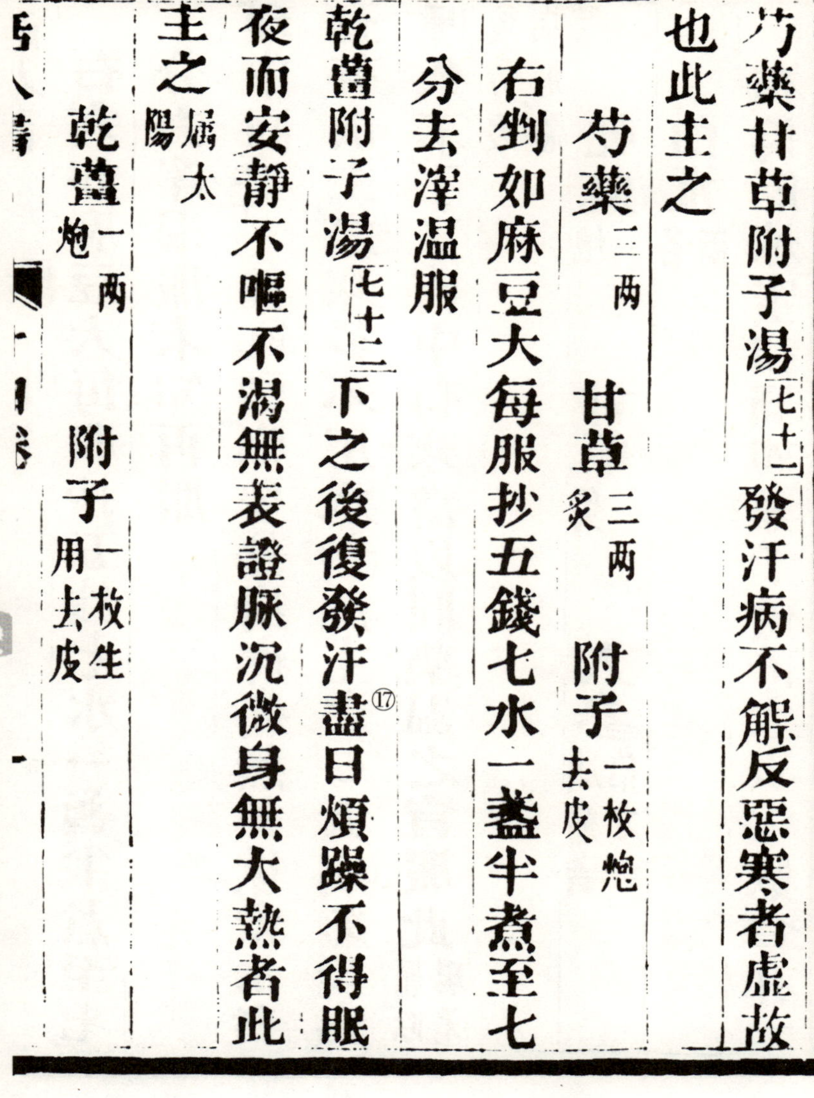

芍藥甘草附子湯【七十一】發汗病不解反惡寒者虛故也此主之

芍藥三兩　甘草三兩炙　附子一枚炮去皮

右剉如麻豆大每服抄五錢七水一盞半煮至七分去滓溫服

乾薑附子湯【七十二】下之後復發汗晝日煩躁不得眠⑰夜而安靜不嘔不渴無表證脉沉微身無大熱者此主之屬太陽

乾薑一兩炮　附子一枚生用去皮

右剉如麻豆大每服抄五錢七水一盞半煮至七分去滓溫服未知再服

理中圓〔七十三〕霍亂頭痛發熱身疼痛熱多欲飲水者五苓散主之寒多不用水者此主之○大病差後喜唾久不了了胸中有寒當以圓藥溫之宜服此陰陽差後勞復病脉證

乾薑炮　甘草炙　人參腹痛者倍之　白朮各⑲兩

右搗篩煉蜜和圓如雞子黃許大以湯⑳數合和一

圓研碎溫服之日三夜二服腹中未熱益至三四圓熱粥飲之微自溫覆勿揭衣然不及湯又方

人參　乾薑炮　甘草炙

白朮各三兩

腹痛者加人參一兩半寒者加乾薑一兩半渴欲得水者加白朮一兩半臍上築者腎氣動也去朮加桂四兩吐多者去朮加生薑三兩下多者還用朮悸者加茯苓二兩或四肢拘急腹滿下利或轉筋者去白朮加附子一枚生用

右剉如麻豆大每服抄五錢七水一盞半煮至八分去滓溫服日三服

四逆湯〔七十四〕傷寒脉浮自汗出小便數心煩微惡寒脚攣急與桂枝湯得之便厥咽乾煩躁吐逆作甘草乾薑湯與之厥愈更作芍藥甘草湯與之其脚伸若胃氣不和與調胃承氣湯若重發汗加燒針者傷寒醫下之續㉑後下利清穀不止身疼痛急當救裏後身疼痛清便自調者急當救表救裏宜四逆湯救表宜桂枝湯屬太陽〇自利不渴者以其藏有寒故也當

温之宜服属太陰　或脉浮而遲表熱裏寒下利清穀者此並主之〇少陰病飲食入口則吐心中温温欲吐復不能吐始得之手足寒脉弦遲者此胷中實不可下也當吐之若膈上有寒飲乾嘔者不可吐也當温之或脉沉者急温之並宜服属少陰〇大汗若大下利而厥冷者或大汗出熱不去内拘急四肢疼又下利厥逆而惡寒者或下利腹滿身疼痛者先温裏乃攻表温裏宜四逆湯攻表宜桂枝湯或嘔而脉弱小便復利身有微熱見厥難治此並主之並属厥陰〇吐利

汗出發熱惡寒四肢拘急手足厥冷者吐利小便復利而大汗出下利清穀內寒外熱脉微欲絕者此主之屬霍亂

甘草二兩炙　附子一箇生用　乾薑一兩半炮

右剉如麻豆大每服抄四錢七水一盞半煮至七分去滓溫服○強人加附子半箇乾薑加一兩半

四逆散〔七十五〕少陰病四逆其人或欬或悸或小便不利或腹中痛或泄利下重者此主之屬少陰

甘草炙　柴胡　枳實去白瓤炒黃

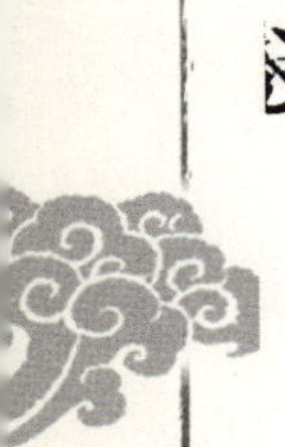

芍藥已上各一兩

右擣篩爲細散米飲調下二錢日三服欬者加五味子乾薑各半兩并主下利悸者加桂半兩小便不利者加茯苓半兩腹中痛中加附子半枚炮裂㉒泄利下重先濃煎薤白湯内藥末三錢七再煮一二沸溫服

四逆加人參湯七十六　惡寒脉微而利利止者亡血也㉓此主之屬霍亂

甘草二兩炙　人參一兩　附子一枚生去皮

乾薑一兩半炮

右剉如麻豆大每服抄五錢七水一盞半煮至八分去滓溫服日三服

茯苓四逆湯七十七　治發汗若下之病仍不解煩躁者

茯苓三兩　人參半兩　甘草一兩炙

乾薑七錢半　附子半箇生去皮

右剉如麻豆大每服抄五錢七水一盞半煮至八分去滓溫服

當歸四逆湯七十八　治手足厥寒脉細欲絕者屬厥陰

當歸洗　桂枝　芍藥
細辛各一兩半　通草　甘草各一兩炙
右剉如麻豆大每服抄五錢七水一盞半棗子一枚煮至八分去滓温服

當歸四逆加茱萸生薑湯七十九　有當歸四逆湯證若其人内有久寒者宜服屬厥陰

當歸洗　桂枝去皮　芍藥
細辛各一兩半　甘草炙　木通各一兩
茱萸五兩

右剉如麻豆大每服抄五錢七生薑四片大棗一

枚水一盞半煮至八分去滓温服

活人書卷第十四

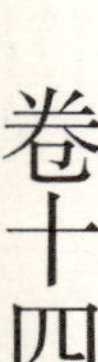

校注

①遂：宋本、成无己本《伤寒论》作『逆』。当从。

②桂枝：据文义当作『桂枝湯』。

③桂枝：据文义当作『桂枝湯』。

④百沸湯：宋本、成无己本《伤寒论》作『麻沸湯』。当从。下同。

⑤炮：宋本、成无己本《伤寒论》无此字。

⑥惡寒：宋本、成无己本《伤寒论》作『惡風』。当从。

⑦與：此下徐本有『飲』字。当从。

⑧浮：衍文，徐本无此字。当从。

⑨或：宋本、成无己本《伤寒论》无此字。

⑩多：此下宋本、成无己本《伤寒论》有『欲』字。

⑪嘔：徐本其下有『渴』。当从。

⑫得：衍文，徐本无此字。当从。

⑬堅：宋本、成无己本《伤寒论》均作『硬』。

⑭恠：『怪』的异体字。

⑮一两：宋本、成无己本《伤寒论》作『四兩』。

⑯骨：宋本、成无己本《伤寒论》无此字。

⑰盡：据文义当作「晝」。
⑱胷中有寒：宋本《伤寒论》作「胸上有寒」，成无己本《伤寒论》作「胃上有寒」。
⑲各：此下吴本有「一」字。当从。
⑳以湯：宋本、成无己本《伤寒论》作「沸湯」。
㉑續後：宋本、成无己本《伤寒论》作「得」。
㉒中：衍文，据文义当删。
㉓者：徐本无此字。当从。

活人書卷第十五

通脉四逆湯一八十一　治少陰病下利清穀，裏寒外熱，手足厥逆，脉微欲絕，身反不惡寒，其人面色赤，或腹痛，或乾嘔，或咽痛，或利止脉不出者。屬少陰　○下利清穀，裏寒外熱，汗出而厥者。屬厥陰

甘草炙，二兩　乾薑①三兩，炮　附子大者一枚，去皮，破八片，生用

右剉如麻豆大，每服抄五錢七，水一盞半，煮至八分，去滓，温服。未差急更作一劑，其脉續續出者愈。面赤者加連鬚②葱九莖，腹中痛者去葱，加芍藥二

兩嘔者加生薑二兩咽痛去芍藥加桔梗一兩利
止脉不出者去桔梗加人參二兩

通脉四逆加猪膽汁湯［八十一］治吐已下斷汗出而厥
四肢拘急不解脉微欲絕者屬霍亂

甘草二兩炙　乾薑三兩　附子大者一枚生去皮
猪膽汁半合

右三味剉如麻豆大每服抄五錢七水一盞半煎
至八至八分③去滓内猪膽汁温服其脉即來

黃連湯［八十二］治傷寒胷中有熱胃中有邪氣腹中痛

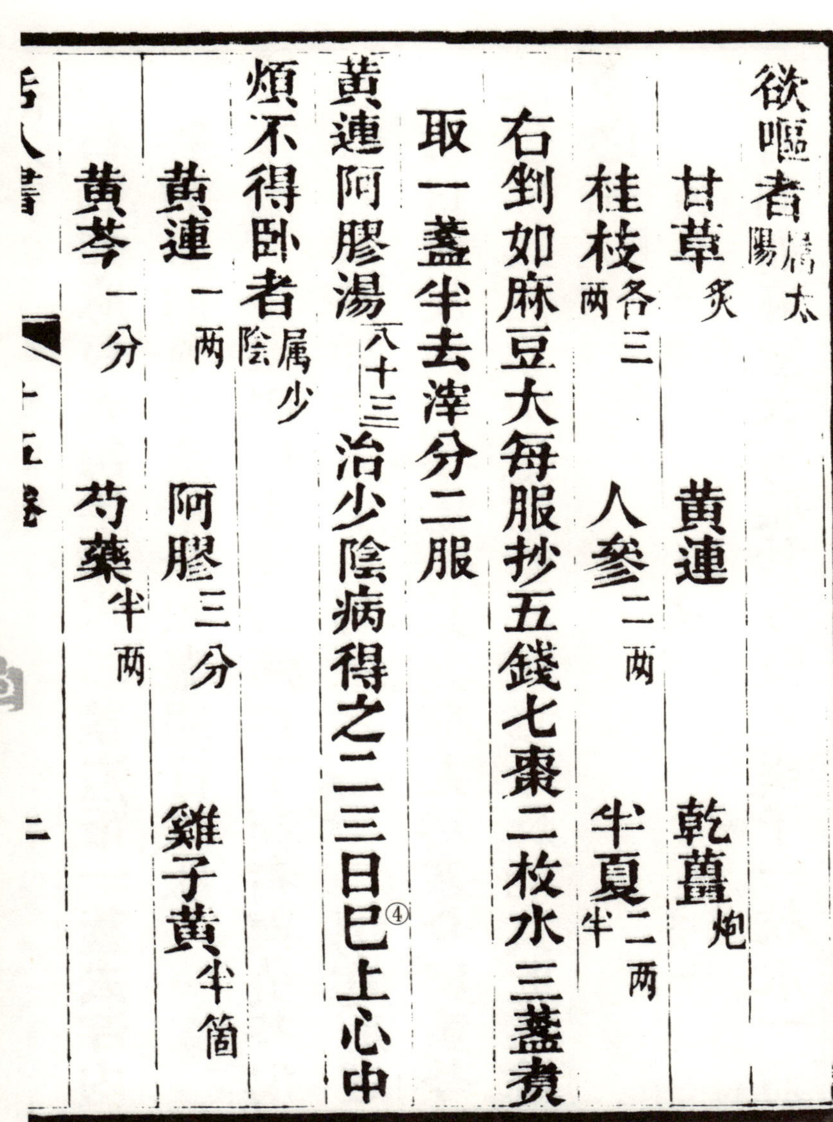

欲嘔者屬太陽

甘草炙　黃連　乾薑炮

桂枝各三兩　人參二兩　半夏二兩半

右剉如麻豆大每服抄五錢七棗二枚水三盞煮取一盞半去滓分二服

黃連阿膠湯八十三　治少陰病得之二三日已上心中④煩不得卧者屬少陰

黃連一兩　阿膠三分　雞子黃半箇

黃芩一分　芍藥半兩

右剉如麻豆大每半劑水二盞煮取一盞去滓內膠消盡內雞子黃攪令和溫服日二服

黃芩湯八十四　太陽與少陽合病口⑤下利者與黃芩湯若嘔者黃芩加半夏生薑湯主之屬太陽　○傷寒脉遲六七日而反與黃芩湯徹其熱脉遲為寒今與黃芩湯復除其熱腹中應冷當不能食今反能食此名除中必死屬厥陰

黃芩一兩一分　甘草炙　芍藥各一兩

右剉如麻豆大每服抄五錢七棗子一枚水一盞

半煮至八分去滓温服（黃芩或作一兩半）

黃芩加半夏生薑湯（八十五）太陽與少陽合病自下利者與黃芩湯若嘔者此主之（屬太陽）

黃芩（三分） 半夏（二分半） 芍藥

甘草（各二分）

右剉如麻豆大每服抄五錢匕水二盞生薑四片大棗子一枚煮至八分去滓温服

文蛤散（八十六）⑦病在陽應以汗解之反以冷水噀⑥之若灌之其熱被刼不得去彌更益煩肉上粟起意欲飲

水反不渴者宜服屬太陽○若不差者與五苓散寒實結胷無熱證者與三物白散龎安常云小陷胷湯非也

文蛤一兩

右一味爲散沸湯和服方寸七

三物白散八十七治寒實結胷無熱證者屬太陽

貝母三分　桔梗三分去蘆　巴豆去心皮熬黑研如脂一分

右爲散內巴豆研和以白飲和服強人半錢七羸人可減之病在膈上必吐在膈下必利不利進熱粥一盃⑧利過不止進冷粥一盃身熱皮粟不解欲

引水自覆若以水噀之洗之益令熱刦不得出當[9]汗而不汗則煩假令汗出已腹中痛與芍藥三兩如上法

十棗湯〔八十八〕太陽中風下利嘔逆表解者乃可攻之其人漐漐汗出發作有時頭痛心下痞鞕滿引脇下痛乾嘔短氣汗出不惡寒者此表解裏未和也宜服屬太陽

芫花炒赤熬　甘遂　大戟

右各等分異篩秤末合和之入臼中再杵治三百

下先以水一升半煮肥棗子一十枚煮取八合去滓內藥末强人一錢七羸人可半錢再單飲棗湯送下平旦服若下少病不除者明日更服加半錢利後糜粥自養合下不下令人脹滿通身浮腫而死

抵當圓[八十九] 傷寒有熱小腹滿應小便不利今反利爲有血也當下之不可餘藥宜服（屬太陽）

桃人四箇去皮尖　大黃三分去皮　蝱虫五箇去翅足熬

水蛭五箇熬去子杵碎水蛭再生化爲害尤甚須剉斷用石灰炒再熬

右擣篩只爲一圓水一大白盞煮至七分頓服晬時當下血不下更作之

抵當湯九十　太陽病六七日表證仍在脉微而仍反⑩不結胷其人發狂者以熱在下焦小腹鞕滿小便自利者下血乃愈所以然者以太陽隨經瘀熱在裏故也或太陽病身黃脉沉結小腹鞕小便不利者爲無血也小便自利其人如狂者血證諦也或傷寒有熱小腹滿應小便不利今反利者爲有血也當下之不可餘藥並宜服屬太陽　陽明證其人喜忘者必有畜血

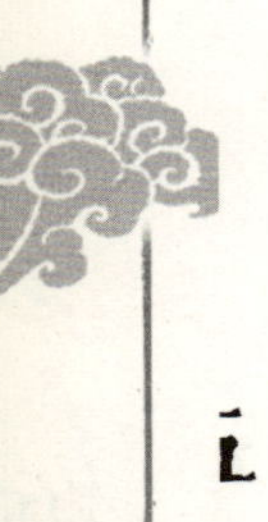

所以然者本有久瘀血故令喜忘屎雖鞕大便反易其色必黑者宜此藥下之或病人無表裏證發熱⑪七八日雖脉浮數者可下之假令已下脉數不解合熱則消穀喜飢至六七日不大便者有瘀血宜服屬陽明

大黄一兩去皮酒洗　蝱虫十枚去翅足熬　桃人七枚去皮尖搥碎用

水蛭十枚熬去子杵碎水蛭入腹再生化為害尤甚須剉斷用石灰炒再熬

右剉如麻豆大作二服水二盞煮七分去滓温服

麻人圓九十二　趺陽脉浮而濇浮則胃氣强濇則小便數浮濇相搏大便則鞕其脾為約此主之屬陽明

麻人五兩　芍藥四兩　厚朴五寸去皮薑汁炙

枳實四兩炙　大黃八兩去皮　杏人二兩半去皮尖

右爲散蜜和爲圓如桐子大飲下十圓未知益之日三服

茵蔯蒿湯[九十二]　陽明病發熱汗出者此爲熱越不能發黃也但頭汗出身無汗劑頸而還小便不利渴飲水漿者此爲瘀熱在裏身必發黃或傷寒七八日身黃如橘子色小便不利腹微滿者此並主之屬陽明

茵蔯蒿嫩者一兩　大黃三錢半去皮　梔子大者三枚

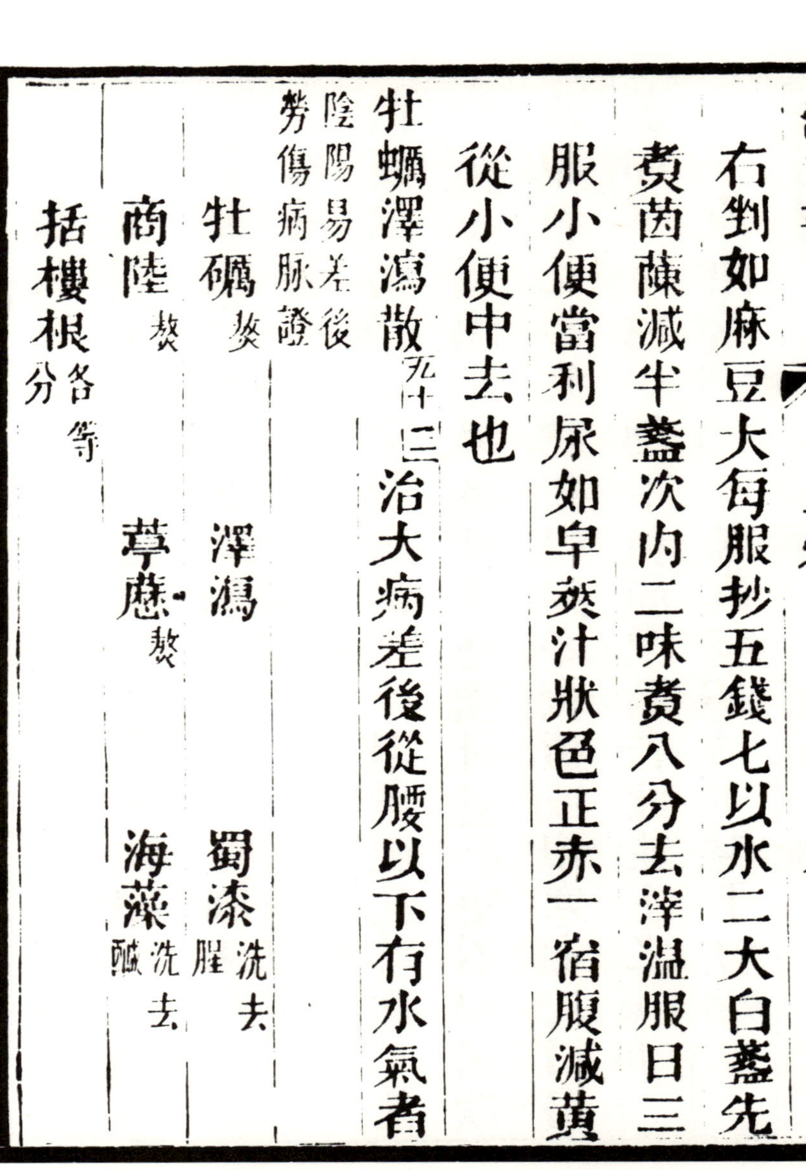

右剉如麻豆大每服抄五錢七以水二大白盞先煑茵蔯減半盞次内二味煑八分去滓温服日三服小便當利尿如皁莢汁狀色正赤一宿腹減黄從小便中去也

牡蠣澤瀉散五十三 治大病差後從腰以下有水氣者

陰陽易差後勞傷病脉證

牡蠣熬　澤瀉　蜀漆洗去腥

商陸熬　葶藶熬　海藻洗去鹹

括樓根各等分

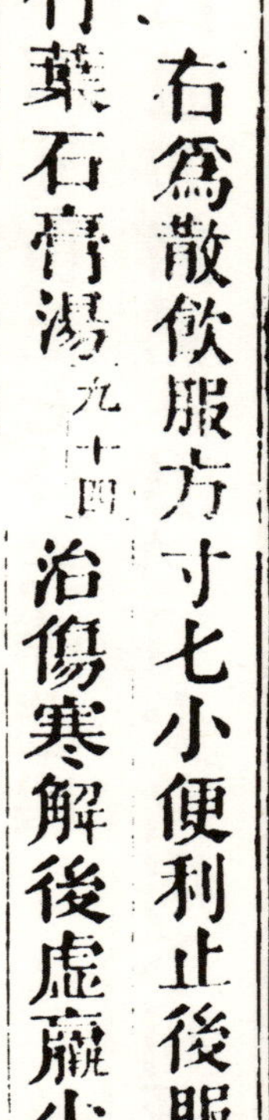

右爲散飲服方寸七小便利止後服

竹葉石膏湯九十四　治傷寒解後虛羸少氣氣逆欲吐者陰陽易差後勞復病脉證

半夏一分湯炮洗　石膏四兩杵碎　淡竹葉半把

人參半兩　甘草半兩炙　麥門冬二兩去心或作二兩二分

右剉如麻豆大每服抄五錢七水一盞半入粳米百餘粒煮取八分米熟湯成去滓溫服嘔者加生薑一兩半

枳實梔子湯九十五　治大病差後勞復者陰陽易差後勞復病脉證

枳實一枚去穰麩炒　梔子三兩半肥者　豉一兩半綿裹

右以清漿水二盞半空煎退八分內枳實梔子煑取九分下豉再煑五六沸去滓溫服覆令汗出若有宿食內大黃如博棊子五六枚同煑

白通湯九十六　治少陰病下利脉微者屬少陽

附子一枚生用　乾薑一兩炮

右剉如麻豆大每服抄五錢七水一盞半入葱白四寸煑至七分去滓溫服

白通加猪膽汁湯九十七　少陰病下利脉微者與白通

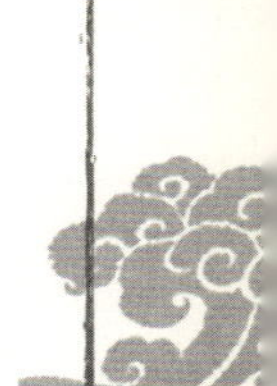

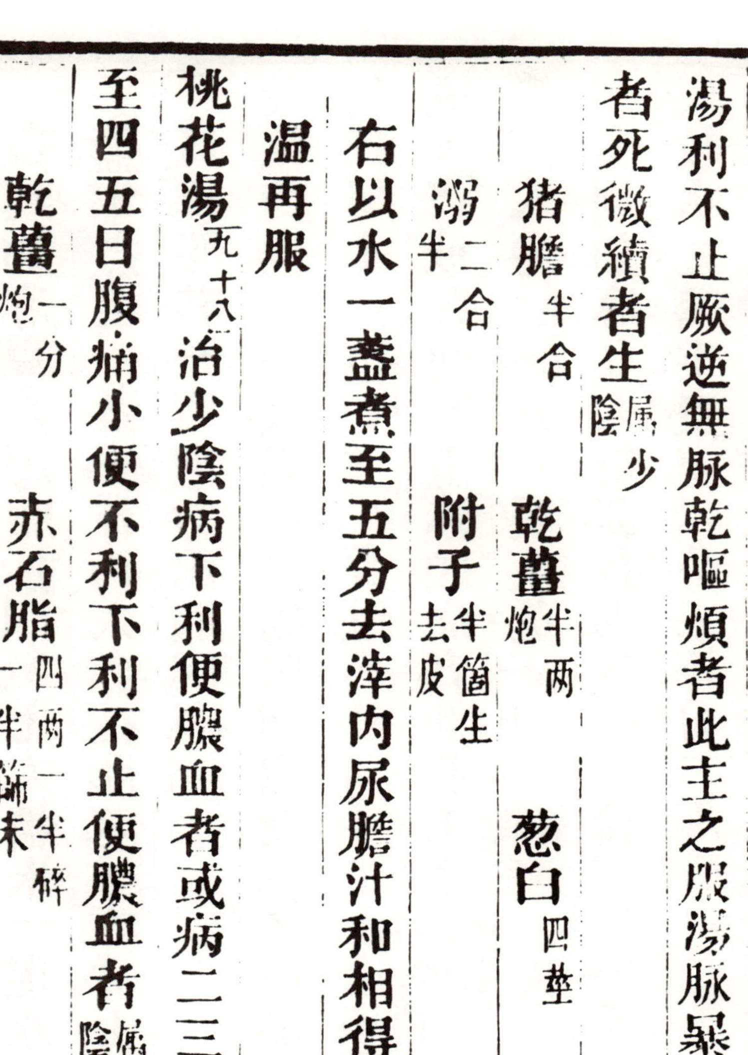

湯利不止厥逆無脉乾嘔煩者此主之服湯脉暴出者死微續者生（屬少陰）

猪膽半合　乾薑半兩炮　葱白四莖

溺二合半　附子半箇生去皮

右以水一盞煮至五分去滓内尿膽汁和相得分溫再服

桃花湯（九十八）治少陰病下利便膿血者或病二三日至四五日腹痛小便不利下利不止便膿血者（屬少陰）

乾薑一分炮　赤石脂四兩一半碎一半篩末

右到⑫如麻豆大每服抄四錢匕入糯米一撮水一盞半煮至一盞去滓再入赤石脂末一方寸匕服日三服若一服愈勿再服糯米或粳米

吳茱萸湯〔九十九〕食穀欲嘔屬陽明也此主之得湯反劇者屬上焦也屬陽明〇少陰病吐利手足⑬逆冷煩躁欲死者或乾嘔吐涎沫頭痛者此並主之屬少⑭作厥陰

人參一兩去蘆　吳茱萸一兩六錢半湯洗三遍

右剉如麻豆大每服抄四錢匕生薑四片棗子一枚水二盞半煑至八分去滓分二服

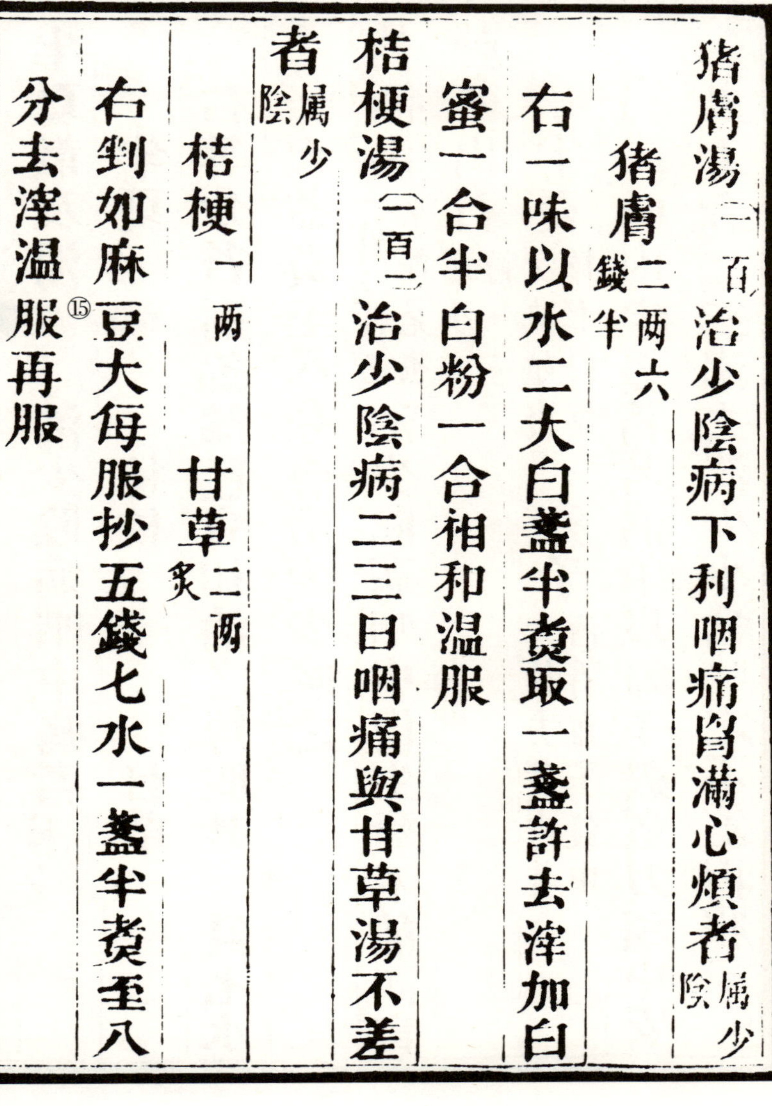

猪膚湯（一百）治少陰病下利咽痛胷滿心煩者屬少陰

猪膚二兩六錢半

右一味以水二大白盞半煑取一盞許去滓加白蜜一合半白粉一合相和温服

桔梗湯（一百二）治少陰病二三日咽痛與甘草湯不差者屬少陰

桔梗一兩　甘草二兩炙

右剉如麻豆大每服抄五錢七水一盞半煑至八分去滓温服⑮再服

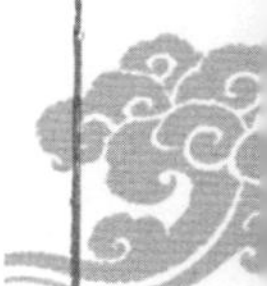

半夏散及湯（二百二）治少陰病咽中痛者（屬少陰）

半夏（湯洗）　桂枝（去皮）　甘草（炙）

右等分各別搗篩已令和治之每服抄三錢七水一大盞煮至八分令冷少少嚥之⑯

苦酒湯（一百三　苦酒米醋是也）治少陰病咽中傷生瘡不能語言聲不出者（屬少陰）

半夏（洗碎如棗核十四枚）　雞子（一枚去黃內苦酒着雞子殼中）

右二味內半夏着苦酒中以雞子殼置刀環中安火上令二三沸去滓少少含嚥之不差再服

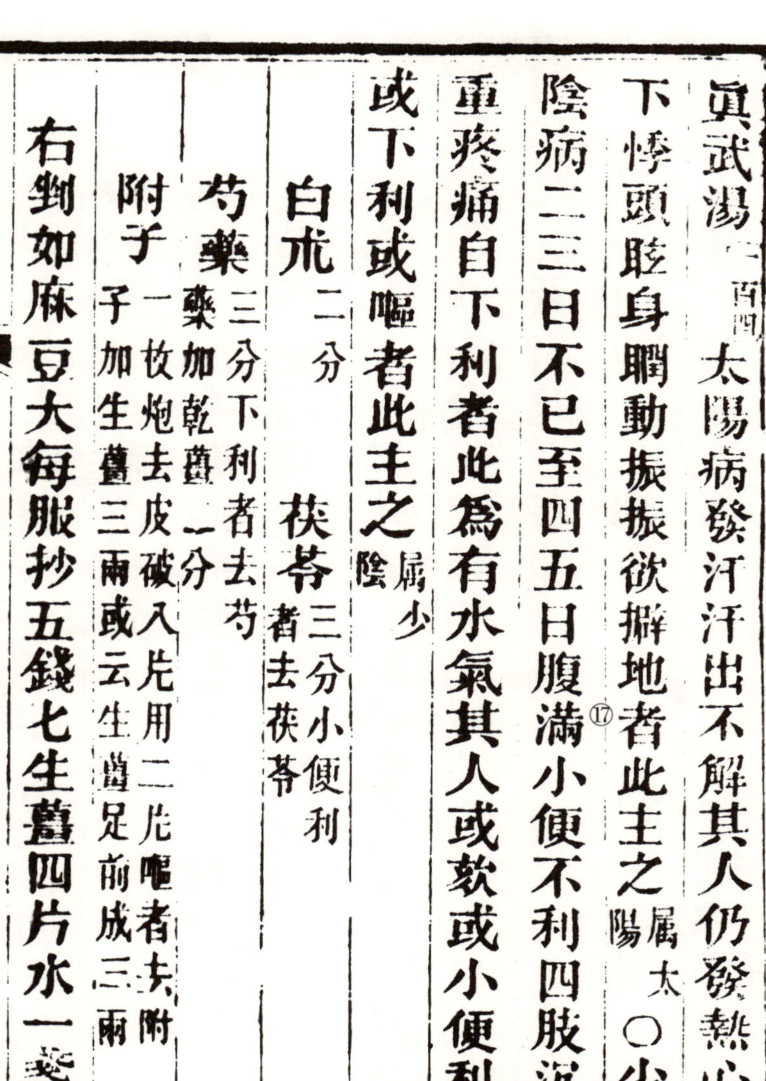
眞武湯（一百四）太陽病發汗汗出不解其人仍發熱心下悸頭眩身瞤動振振欲擗地者此主之（屬太陽）⑰〇少陰病二三日不已至四五日腹滿小便不利四肢沉重疼痛自下利者此爲有水氣其人或欬或小便利或下利或嘔者此主之（屬少陰）

白朮二分　茯苓三分（小便利者去茯苓）

芍藥三分（下利者去芍藥加乾薑一分）

附子一枚（炮去皮破八片用二片嘔者去附子加生薑三兩或云生薑足前成三兩）

右剉如麻豆大每服抄五錢七生薑四片水一盞

半煮至八分去滓温服日三服若欬者加五味子三分細辛一分乾薑一分

烏梅圓（一百五）傷寒脉微而厥至七八日膚冷其人躁無暫安時者此爲藏厥非蚘厥也蚘厥者其人當吐蚘令病者靜而復時煩者此爲藏寒蚘上入其膈故煩須臾復止得食而嘔又煩者蚘聞食臭出其人常自吐蚘蚘厥者此主之屬厥陰

烏梅七十五箇　細辛　附子炮去皮

人參　黃蘗　桂枝各一兩半去皮

乾薑二兩半　黃連四兩　蜀椒去目出汗一兩

當歸一兩

右十味異搗篩合治之以苦酒漬烏梅一宿去核蒸之五升米下飯熟杵成泥和藥令相得內臼中與蜜杵三千下圓如桐子大先食飲服十圓日三服稍加至二十圓禁生冷滑臟等物

乾薑黃芩黃連人參湯一百六　傷寒本自寒下醫復吐下之寒格更逆吐下若食入口即吐此主之屬厥陰

乾薑炮　黃芩　黃連

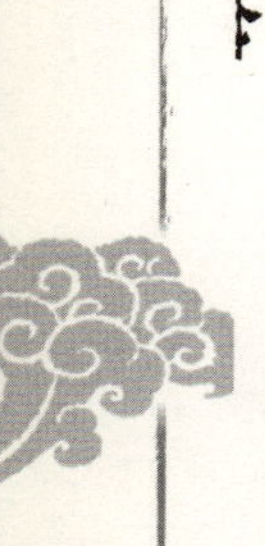

人參各三分

右剉如麻豆大每服抄五錢七水一盞半煮至八分去滓温服

白頭翁湯一百七　熱利下重者或下利欲飲水者以有熱也並主之屬厥陰

黄蘗　秦皮　黄連各一兩半

白頭翁一兩半或作一兩

右剉如麻豆大分作五服每服水二大盞煮至八分去滓温服不差再服

赤石脂禹餘糧湯二百八 傷寒服湯藥下利不止心下痞鞕服瀉心湯已復以他藥下之利不止醫以理中與之利益甚理中治中焦此利在下焦宜服此藥復不止者當利其小便屬太陽

赤石脂碎 禹餘糧各四兩

右剉每服抄五錢七水一盞半煑八分去滓溫服

旋復代赭湯一百九 治傷寒發熱若吐若下解後心下痞鞕噫氣不除者屬太陽

旋覆花三分 人參半兩 代赭一分

甘草三分炙　半夏三分湯洗

右剉如麻豆大每服抄五錢七生薑四片棗子一枚煑至八分去滓溫服

瓜蔕散一百十　病如桂枝證頭不痛項不強寸脉微浮胷中痞鞕氣上衝喉咽不得息者此爲胷有寒也當吐之宜服屬太陽

瓜蔕熬黄　赤小豆各半兩

右各搗篩已合治之取一錢七[20]豉一合[21]湯七合先漬之須臾煑作稀糜去滓取汁和散溫頓服不吐

少少加得快吐乃止諸亡血虛家不可與之

蜜煎導 [百十一] 陽明病自汗出若發汗小便自利者此為津液內竭屎雖鞕不可攻之當須自欲大便宜蜜煎導而通之若土瓜根及大猪膽汁皆可為導 備明

蜜四兩

右一味內銅器中微火煎之稍凝如飴狀攪之勿令焦着欲可圓捻作鋌如指許長二寸當熱時急作令頭銳內穀道中以手急抱欲大便時乃去之

猪膽汁方

右以大猪膽一枚瀉汁和法醋少許以灌穀道中如一食頃當大便

燒褌散〔一百十二〕傷寒[22]陰易之為病其人身體重少氣小腹裏急或引陰中拘攣熱上衝胷頭重不欲舉眼中生花膝脛拘急者此主之（屬易差篇）

褌襠燒灰

右一味以水和服方寸匕小便利陰頭腫即愈

活人書卷第十五終

校注

①炮：宋本、成无己本《伤寒论》无此字。

②連鬚：宋本、成无己本《伤寒论》无此二字。

③至八：衍文，据文义当删。

④已：据文义当作『以』。

⑤口：徐本作『自』。当从。

⑥噀（xùn）：含在口中而喷出。下同。

⑦刼：成无己本《伤寒论》作『卻』，义胜。下同。

⑧盃：『杯』的异体字。

⑨水：徐本作『衣』。当从。

⑩仍：徐本作『沈』。当从。

⑪登熱：徐本作『發熱』。当从。

⑫到：据文义当作『剉』，即『锉』的异体字。

⑬逆：成无己本《伤寒论》作『厥』。

⑭少作：衍文，据文义当删。

⑮服：徐本与清本同，吴本作『分』。

⑯嚥：『咽』的异体字。

⑰腹滿：宋本、成无已本《伤寒论》作『腹痛』。
⑱治：据文义当作『者』。
⑲發熱：宋本、成无已本《伤寒论》作『發汗』。
⑳豉：宋本、成无已本《伤寒论》作『香豉』。
㉑湯：宋本《伤寒论》作『熱湯』，成无已本《伤寒论》作『熱湯』。
㉒陰：此下宋本、成无已本《伤寒论》有『陽』字。当从。

活人書卷第十六

此一卷載雜方大率仲景證多而藥少使皆如仲景調理既正變異不生則麻黄桂枝青龍用之而有餘以後世望聖人難矣仲景藥方缺者甚多至如陰毒傷寒時行温疫温毒發斑之類全無方書今採外臺千金聖惠金匱玉函補而完之凡百有餘道以證合方以方合病雖非仲景筆削然皆古名方也譬猶周易參同華嚴合論恭驟馳騁不外乎聖人之意又況俗學久矣一旦革之悉用古法

即陽春白雪復生謗毀適足以杜絕治法今撥歸經絡裁減湯劑參以雜方庶幾庸人易曉日就月將辛甘發散酸苦涌泄之術行即俗方不革而自寢矣此余所以載雜方之意也又況五積散敗毒散升麻湯萎蕤湯之類縱治不對病用之或差亦無所害載之卷末以俟後之用方者采擇

升麻湯一　治傷寒中風頭痛憎寒壯熱肢體痛發熱畏寒鼻乾不得睡兼治小兒大人瘡疹已發未發皆可服兼治寒暄不時人多疾疫乍暖脫著衣巾及暴

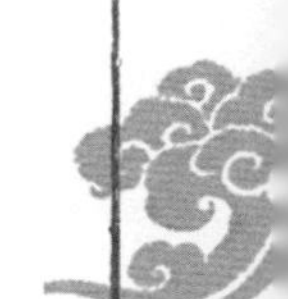

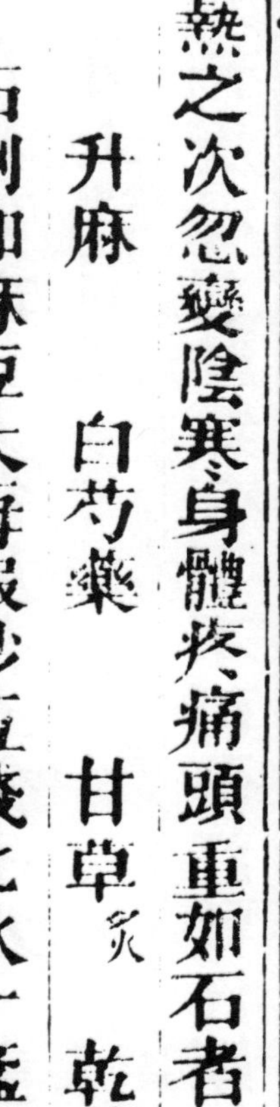

熱之次忽變陰寒身體疼痛頭重如石者

升麻　白芍藥　甘草炙　乾葛各等分

右剉如麻豆大每服抄五錢匕水一盞半煑至八分去滓溫服若大段寒即熱服若熱即溫服瘡疹亦准此服藥已身涼止藥小兒量度多少服如老兒喫去芍藥加柴胡一兩人參半兩雪白芍藥一分

防風白朮牡蠣湯①〔二〕治發汗多頭眩汗出筋惕肉瞤

白朮　牡蠣粉炒黄　防風獨莖者去蘆頭各等分

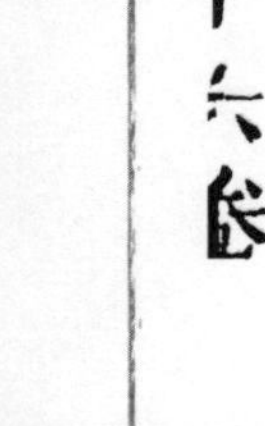

右擣羅爲細末每服抄二錢七以酒調下米飲亦得日二三服汗止便服小建中湯

李根湯〔三〕治氣上衝正在心端

半夏湯洗半兩　桂枝一兩　當歸一分　芍藥一分

茯苓一分　黄芩一分　甘草炙一分　生薑半兩

甘李根白皮二合

右剉如麻豆大每服抄五錢七水一盞半煮至八分去滓温服

大橘皮湯〔四〕動氣在下不可發汗發汗則無汗心中

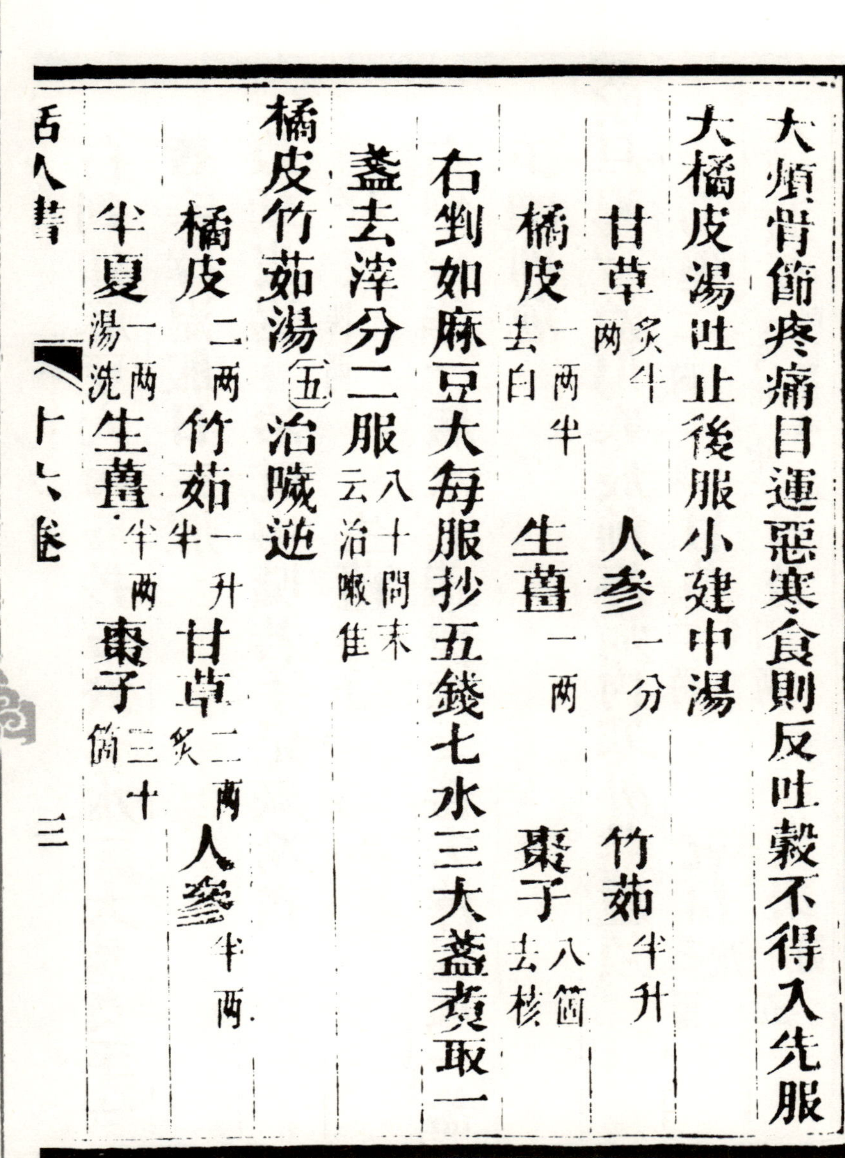
大煩骨節疼痛目運惡寒食則反吐穀不得入先服大橘皮湯吐止後服小建中湯

甘草炙半兩　人参一分　竹茹半升

橘皮一兩半去白　生薑一兩　棗子八箇去核

右剉如麻豆大每服抄五錢七水三大盞煮取一盞去滓分二服八十問末云治嗽佳

橘皮竹茹湯〔五〕治噦逆

橘皮二兩　竹茹一升半　甘草二兩炙　人參半兩

半夏一兩湯洗　生薑半兩　棗子三十箇

活人書　十六卷　三

右剉如麻豆大每服抄五錢七水二大盞煑至一盞去滓温服日三服

生薑橘皮湯　治乾嘔噦若手足厥冷者

橘皮四兩　生薑半斤

右剉碎作一服水七盞煑至三盞去滓温服一盞下咽即愈

陰旦湯〔六〕治傷寒肢節疼痛内寒外熱虛煩

芍藥二兩　甘草二兩炙　乾薑三兩炮

黄芩三兩此一味酌量加減　桂枝四兩　大棗十五箇

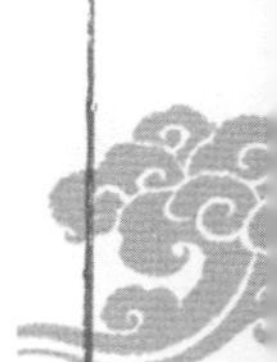

右剉如麻豆大每服抄五錢匕水一盞半煑至八分去滓温服日三夜二覆令小汗

陰毒甘草湯〔七〕治傷寒初得病一二日便結成陰毒或服藥六七日已上至十日變成陰毒其病身重背强腹中絞痛咽喉不利毒氣攻心心下堅强短氣不得息嘔逆脣青面黑四肢厥冷其脉沉細而疾仲景云此陰毒之候身如被杖喉咽痛五六日可治七日不可治

甘草炙　升麻　當歸　桂枝去皮各二分

雄黃一分 鱉甲一兩半酸炙 蜀椒一分出汗閉口者及子去之

右剉如麻豆大每服抄五錢七水一盞半煑至八分去滓溫服人行五里頃更進一服溫覆取汗毒當從汗出汗出卽愈若未汗再作服

白朮散〔八〕治陰毒傷寒心間煩躁四肢逆冷

白朮一兩 附子一兩炮裂去皮臍 川烏頭一兩炮裂去皮臍

桔梗一兩去蘆頭 細辛一兩 乾薑半兩炮裂剉

右件藥搗篩爲細末每服二錢七水一中盞煑至六分不許時候稍熱和滓頓服

附子散〔九〕治陰毒傷寒唇青面黑身背强四肢冷

桂枝半兩　當歸半兩微炒　白朮半兩

附子三分炮裂去皮　乾薑一分炮裂剉　半夏一分湯洗七遍去滑

右件擣篩爲細散每服抄三錢七水一中盞入生薑半分煑至六分去滓不計時候熱服衣覆取汗

如人行十里未汗再服

正陽散〔十〕治陰毒傷寒面青張口出氣心下硬身不熱只額上有汗煩渴不止舌黑多睡四肢俱冷陽伯按成聊攝明理論中言舌黑俱熱證不備

甘草一分炙剉　麝香一錢細研入　附子一兩炮裂去皮臍

乾薑一分炮裂剉　皂荚②一挺去黑皮塗酥炙令黄色去子

右件擣羅爲細末每服抄二錢七水一中盞煑至五分不計時候和滓熱服陽伯按此二段陰證亦有舌黑渴及昏憒者學者非工力深到差謬多矣

肉桂散十乙　治傷寒服冷藥過度心腹脹滿四肢逆冷昏沉不識人變爲陰毒別本無厚朴木香二味茱萸湯浸七遍焙乾微炒

肉桂三分去皴皮　高良薑二分剉　厚朴二分去麄皮薑炙香熟

白朮三分　木香三分　人參一兩去蘆頭

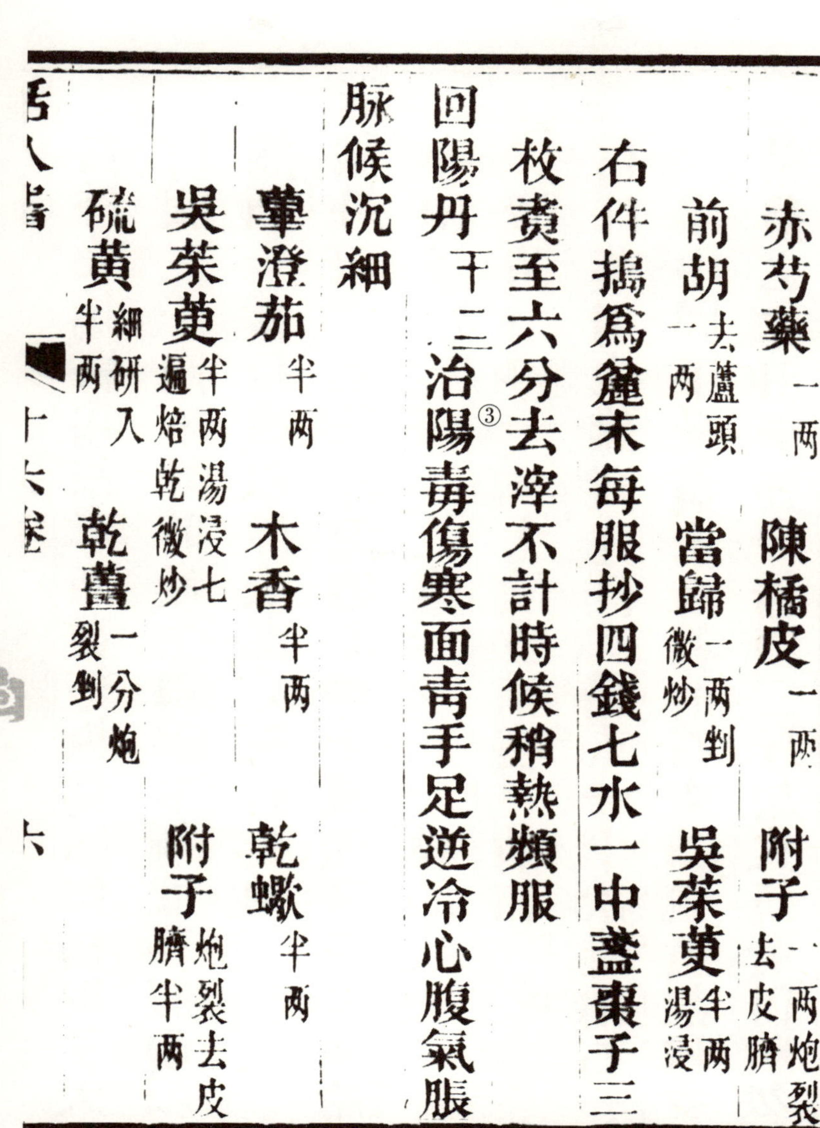

赤芍藥一兩　陳橘皮一兩　附子一兩炮裂去皮臍

前胡去蘆頭一兩　當歸一兩剉微炒　吳茱萸半兩湯浸

右件擣爲麄末每服抄四錢七水一中盞棗子三枚煑至六分去滓不計時候稍熱頻服

回陽丹十二③治陽毒傷寒面青手足逆冷心腹氣脹脉候沉細

蓽澄茄半兩　木香半兩　乾蠍半兩

吳茱萸半兩湯浸七遍焙乾微炒　附子炮裂去皮臍半兩

硫黃細研入半兩　乾薑一分炮裂剉

右件藥搗羅爲細末酒煑麪④糊爲圓如梧桐子大每服三十圓不計時候生薑湯下類服三服復以熱酒一盞投之以厚衣葢定取汗爲度

返陰丹十三 治陰毒傷寒心神煩躁頭痛四肢逆冷

附子炮裂去皮臍　乾薑炮裂剉　桂心各半兩

硫黃五兩　太陰玄精石　消石各二兩別研

右件藥用生鐵銚先鋪玄精末一半次鋪消石一⑤半中間下硫黃末又着消石末葢硫黃都以玄精葢上訖用小盞合着以三斤灰⑥火燒令得所勿

令煙出多急取瓦盆合著地面四向著灰蓋勿令煙出直候冷取出細研如麪後三味擣羅爲末與前藥同研令⑦細用軟飯爲圓如梧桐子大每服十五圓至二十圓煎艾湯下頻服汗出爲度病重則三十圓此方甚驗喘促與吐逆者入口便住若服此藥三五服不退便於臍下一寸灸之須是大段日夜不住手灸不限多少壯數灸之仍艾炷勿令小小則不得力若其人手足冷小腹硬即須更於臍下兩邊各一寸各安一道三處灸之仍與當歸

四逆湯并返陰丹亦須頻服内外通逐方得解退若遲慢即便死矣若是陰證加以小便不通及陰嚢縮入小腹絞痛欲死者更於臍下二寸石門穴大段急灸之仍須與返陰丹當歸四逆加吳茱萸生薑湯愼勿與尋常利小便藥也尋常利小便藥多是冷滑藥此是陰毒氣結在小腹所致也世有識者見小便不通便用炒鹽及裹熱藥於臍下便熨欲望小便通緣陰氣在小腹之間致被熱物熨着無處所出得即便并上衝心往往有死者

天雄散（十四　正元散　退陰散附）治陰毒傷寒，身重背强，腹中疞痛，咽喉不利，毒氣攻心，心下堅强，短氣嘔逆，唇青面黑，四肢厥冷，其脉沉細而疾。

麻黄（去根節半兩）　當歸（剉微炒半兩）　半夏（湯洗七遍去滑）

白朮（半兩）　乾薑（炮三分）　陳橘皮（三分湯浸去白穣炒）

天雄（炮去皮臍一兩）　肉桂（一兩去麄皮）　川椒（一分去目及閉口者微炒去汗）

厚朴（一兩去麄皮塗生姜汁炒令香）

右件藥擣爲麄末，每服抄五錢匕，水一大盞，入生薑半錢，棗子三枚，煑至五分，去滓，不拘時，稍熱服。

如人行十里未汗再服

正元散 出本事方 治傷寒如覺風寒吹著四肢煩疼頭目百骨節疼痛急煎此藥服如人行五里再服或連進三服取汗立差若患陰毒傷寒入退陰散半錢同煎或傷冷或傷食頭昏氣滿及心腹諸疾服之無不有効

麻黃 去節秤　陳皮　大黃 生　甘草 炙

乾薑 炮　肉桂 去皮　芍藥　附子 炮去皮

吳茱萸 湯洗焙炒　半夏 泡各等分內麻黃加一倍茱萸減半用之

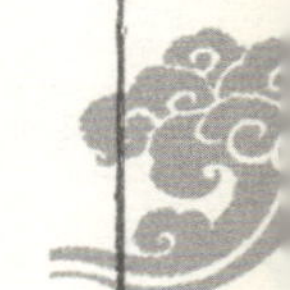

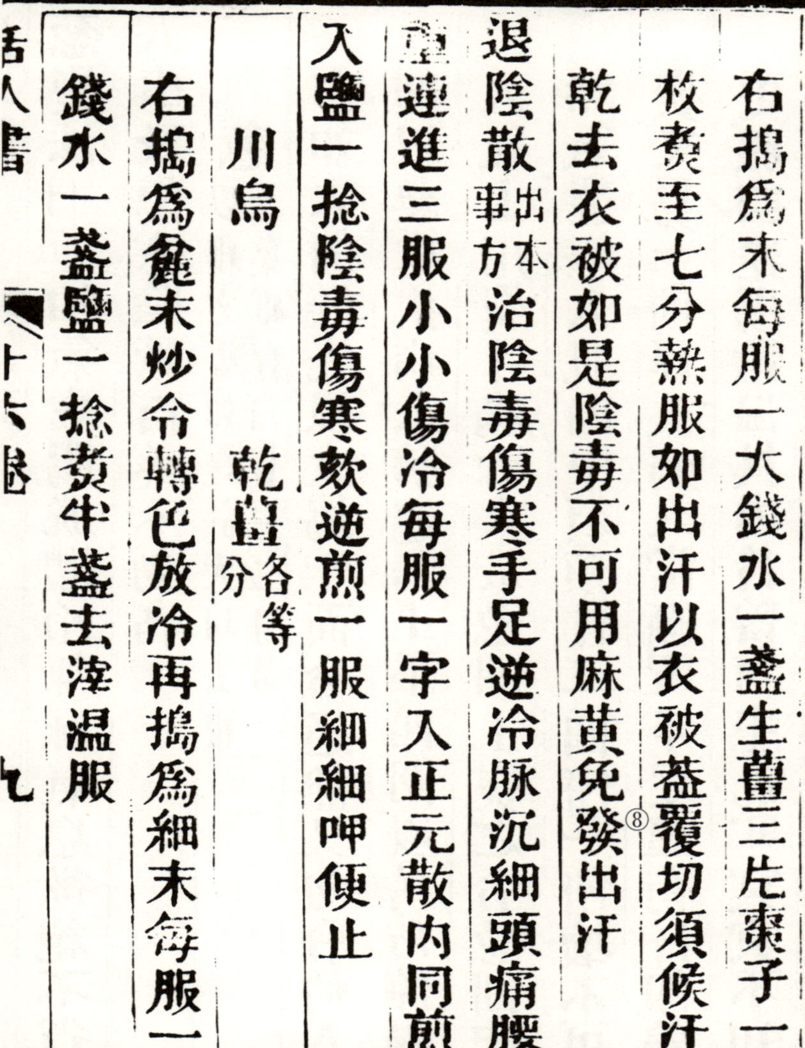
右擣爲末每服一大錢水一盞生薑三片棗子一枚煮至七分熱服如出汗以衣被葢覆切須候汗乾去衣被如是陰毒不可用麻黄免發出汗⑧

退陰散本事方出治陰毒傷寒手足逆冷脉沉細頭痛腰重連進三服小小傷冷每服一字入正元散内同煎入鹽一捻陰毒傷寒欬逆煎一服細細呷便止

川烏　乾薑各等分

右擣爲麄末炒令轉色放冷再擣爲細末每服一錢水一盞鹽一捻煮半盞去滓温服

活人書　卷十六　七

葱熨法十五　治氣虚陽脱體冷無脉氣息欲絶不省人事及傷寒陰厥百藥不効者

葱以細索纒如繩許大切去根及葉惟存白長三二寸許

右如大餅餤⑨先以火爀一面令通熱又勿令灼人即以熱處搭病人臍連臍上下四圍以舊布擁隔火氣上用熨斗滿貯火放葱餅上熨之令葱餅中熱氣鬱鬱入肌肉中須預作三四餅一餅壞不可熨又易一餅良久病人當漸醒手足温有汗即差更服四逆湯輩温其内昔曾有患傷寒冥冥不知

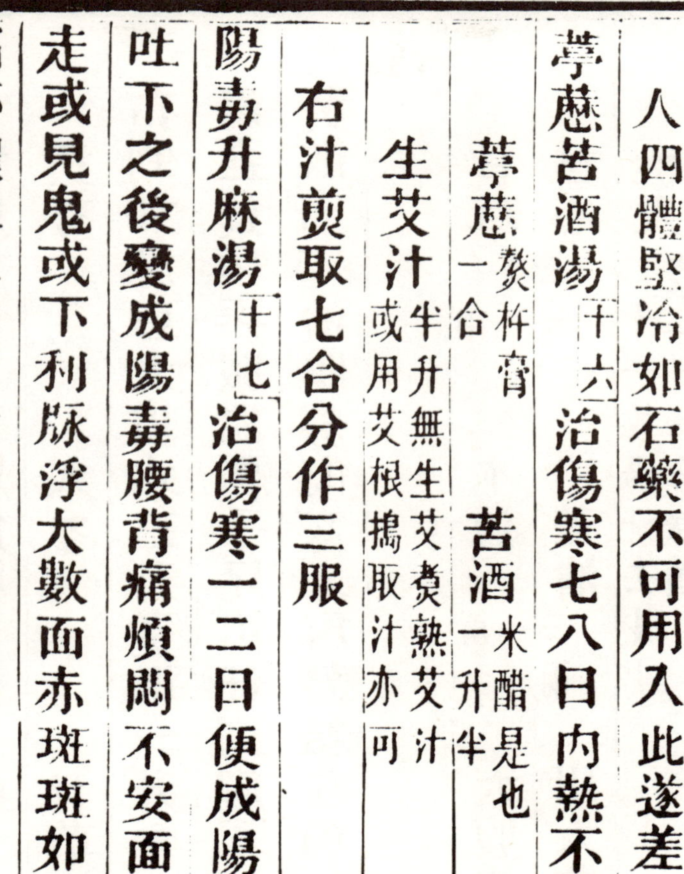

人四體堅冷如石藥不可用入此遂差

葶藶苦酒湯【十六】治傷寒七八日內熱不解

葶藶熬杵膏一合　苦酒米醋是也一升半

生艾汁半升無生艾煑熟艾汁或用艾根搗取汁亦可

右汁煎取七合分作三服

陽毒升麻湯【十七】治傷寒一二日便成陽毒或服藥吐下之後變成陽毒腰背痛煩悶不安面赤狂言或走或見鬼或下利脈浮大數面赤斑斑如錦紋喉咽痛下膿血五日可治七日不可治

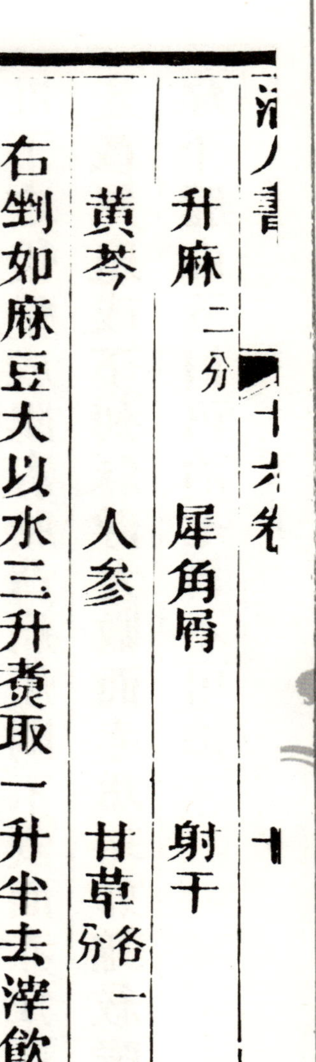

活人書　十六卷　十

升麻二分　犀角屑　射干

黄芩　人參　甘草各一分

右剉如麻豆大以水三升煑取一升半去滓飲一湯盞食頃再服温覆手足出汗則解不解重作

大黄散　十八　治陽毒傷寒未解熱結在内恍惚如狂者

甘草炙一兩　木通一兩　大腹皮一兩

桂心三分　川芒消二兩　川大黄一兩半剉

桃人二十一枚湯洗去皮尖雙仁麩炒令微黄

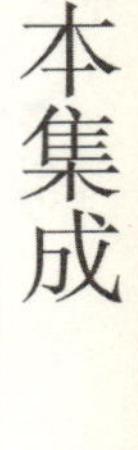
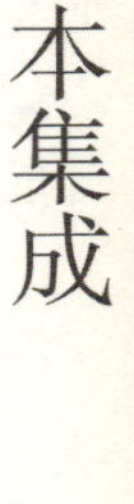
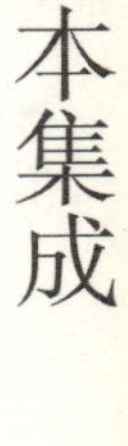
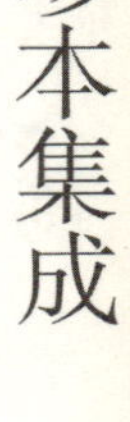
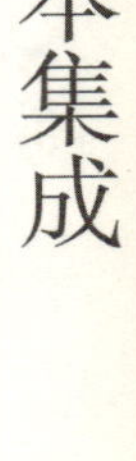
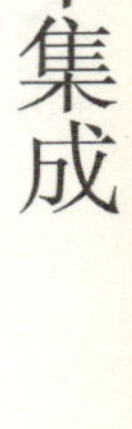

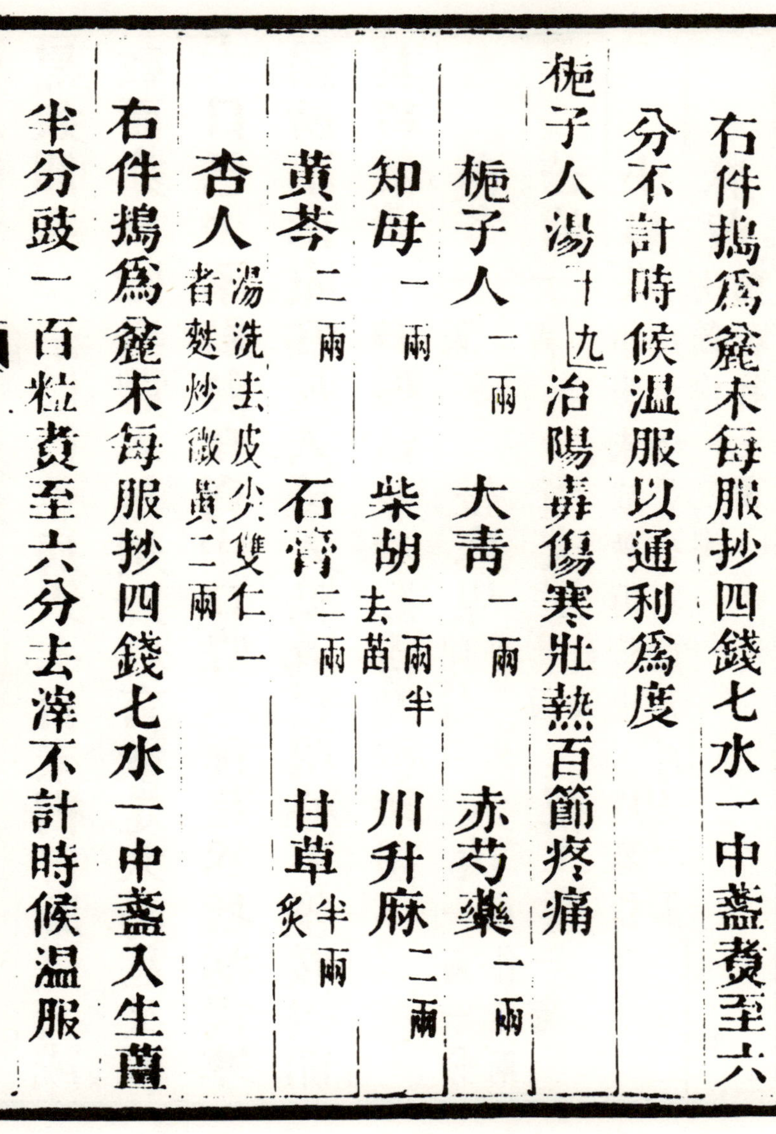

右件搗爲麄末每服抄四錢七水一中盞煑至六分不計時候溫服以通利爲度

梔子人湯十九　治陽毒傷寒壯熱百節疼痛

梔子人一兩　大青一兩　赤芍藥一兩
知母一兩　柴胡一兩半　川升麻二兩
黄芩二兩　石膏二兩　甘草半兩炙
杏人湯洗去皮尖雙仁者麩炒微黄二兩

右件搗爲麄末每服抄四錢七水一中盞入生薑半分豉一百粒煑至六分去滓不計時候溫服

黑奴圓（三十）治時行熱病六七日未得汗脉洪大或數面赤目瞪身體大熱煩躁狂言欲走大渴甚又五六日已上不解熱在胸中口噤不能言爲壞病傷寒醫所不治棄爲死人或人精魂已竭心下纔暖撥開其口灌藥下咽即活兼治陽毒及發斑證

黄芩一兩　釜底煤即百草霜研入一兩　大黄一兩一分或作二兩

芒消一兩　竈突墨研入一兩　梁上塵一兩

小麥奴小麥未成熟時叢中不成麥捻之成黑勃是也無此亦得各一兩

麻黄去節泡一二沸焙乾秤三兩

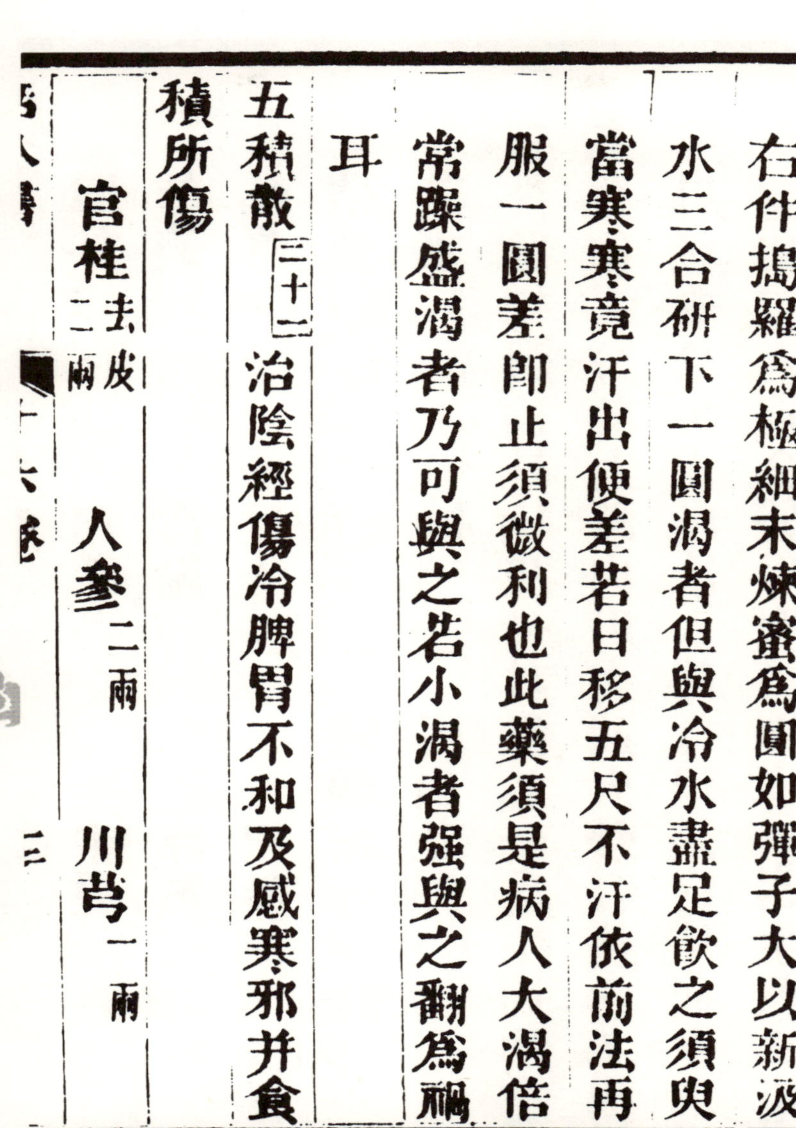

右件搗羅爲極細末煉蜜爲圓如彈子大以新汲水三合研下一圓渴者但與冷水盡足飲之須臾當寒寒竟汗出便差若日移五尺不汗依前法再服一圓差即止須微利也此藥須是病人大渴倍常躁盛渴者乃可與之若小渴者强與之翻爲禍耳

五積散（三十一） 治陰經傷冷脾胃不和及感寒邪并食積所傷

官桂去皮二兩　人參二兩　川芎一兩

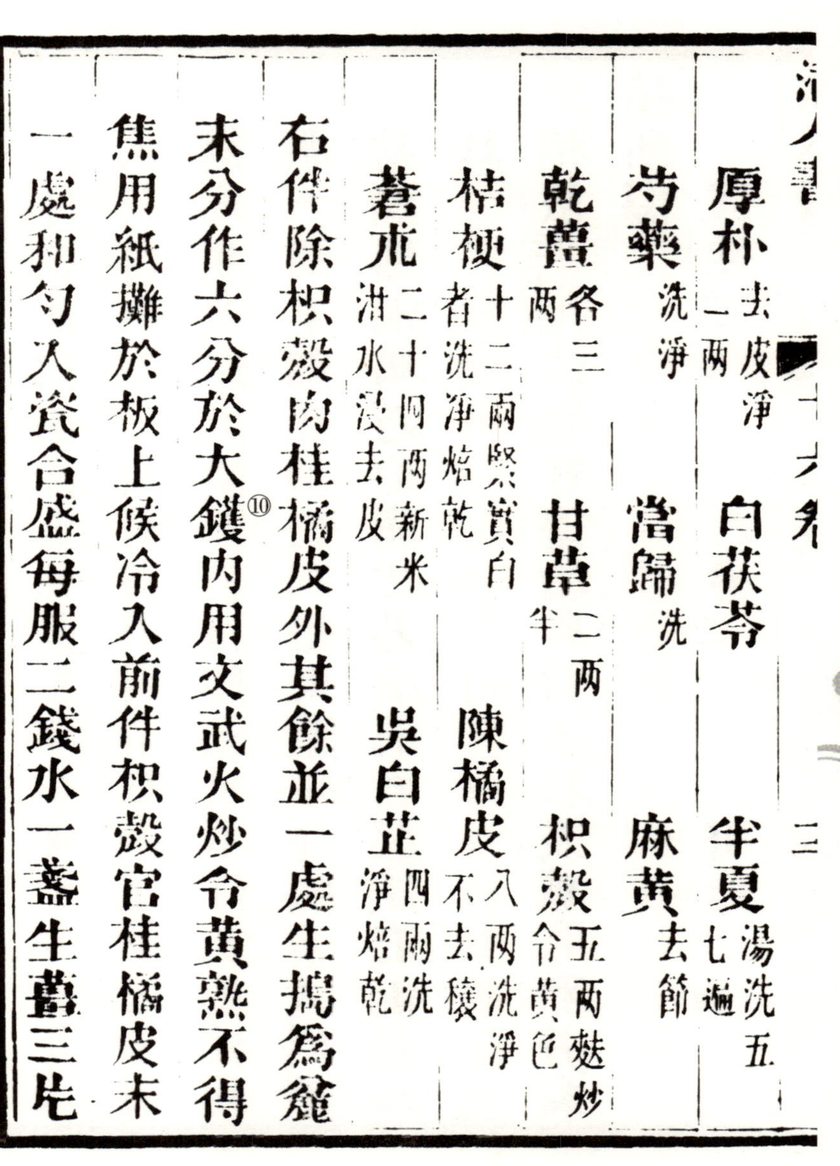

厚朴去皮淨一两　白茯苓　半夏湯洗五七遍

芍藥洗淨　當歸洗　麻黄去節

乾薑各三两　甘草二两半　枳殼五两麸炒令黄色

桔梗十二两緊實白者洗淨焙乾　陳橘皮八两洗淨不去穰

蒼朮二十四两新米泔水浸去皮　吳白芷四两洗淨焙乾

右件除枳殼肉桂橘皮外其餘並一處生擣爲麄末分作六分於大鑊⑩內用文武火炒令黄熟不得焦用紙攤於板上候冷入前件枳殼官桂橘皮末一處拌勻入瓷合盛每服二錢水一盞生薑三片

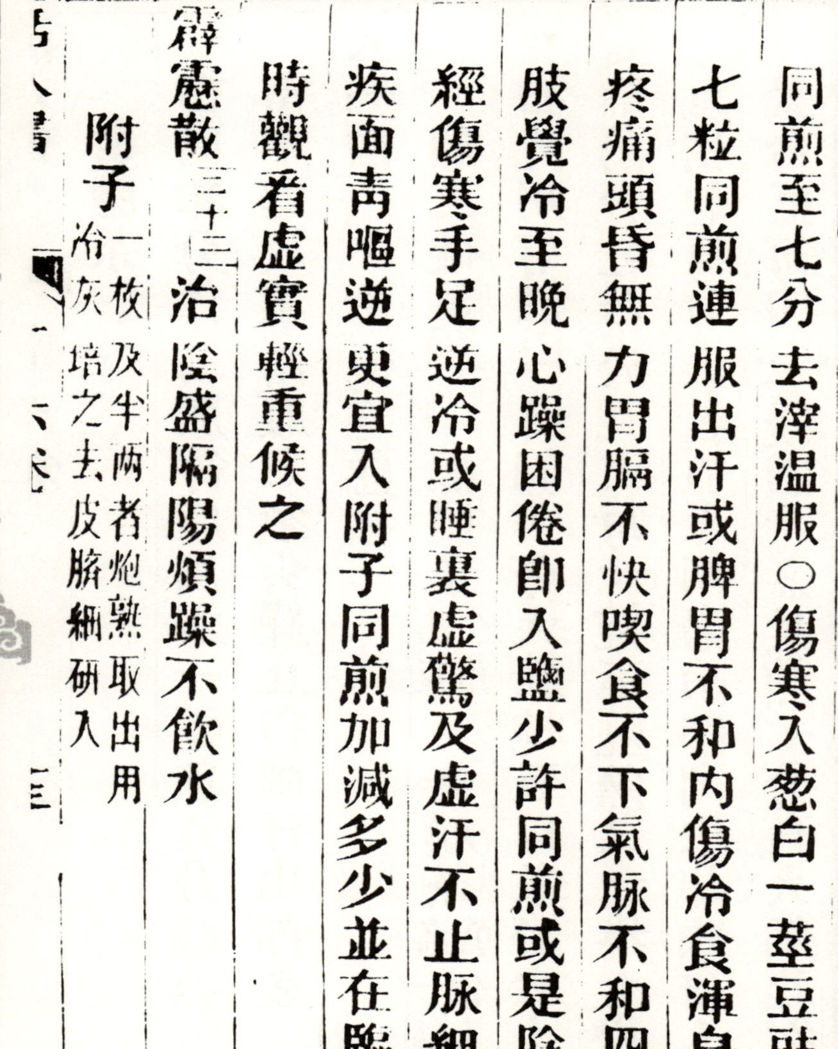
同煎至七分去滓溫服○傷寒入葱白一莖豆豉七粒同煎連服出汗或脾胃不和內傷冷食渾身疼痛頭昏無力胃膈不快噯食不下氣脉不和四肢覺冷至晚心躁困倦即入鹽少許同煎或是陰經傷寒手足逆冷或睡裏虛驚及虛汗不止脉細疾面青嘔逆更宜入附子同煎加減多少並在臨時觀看虛實輕重候之

霹靂散 三十二 治陰盛隔陽煩躁不飲水

附子一枚及半兩者炮熟取出用冷灰焙之去皮臍細研入

眞臘茶一大錢

右同和分作二服每服用水一盞煎六分臨熟入蜜半匙放溫冷服之須臾躁止得睡汗出即差

火熖散 三十三　治傷寒惡候

舶上硫黃　黑附子去皮生用　新臘茶各一兩爲細末

右先用好酒一升調藥分大新椀⑪五口放於火上攤蕩令乾合於瓦上每一椀下燒熟艾一拳大以瓦楷⑫起無令火著直至烟盡冷即刮取却細研入甆合盛每服二錢酒一盞共煎七分有火焰起勿

許取起待溫服下凡傷寒陰毒者四肢冷脉沉細或吐或瀉五心躁煩⑬胃中結硬或轉早伏陽在内湯水不得下或無脉先喫一服如吐却更進一服服後心中熱其病已差下至臟腑中表未解者渾身壯熱脉氣洪大便宜用發表藥或表解者更不發熱便得睡眠渾身有汗方可用下胸膈行臟腑藥漸用調和脾胃補養元氣湯散如服此藥二服不應不可治也

丹砂圓 二十四 治傷寒陰陽二毒相伏危惡形證

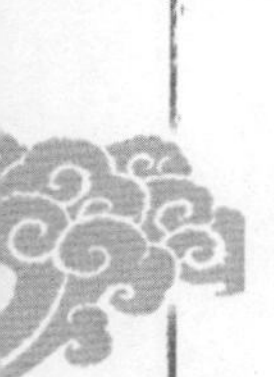

硝石半两　太陽石　船上硫黄

水銀　太陰石　玄精石各一两研

右件藥爲末先用無油銚字以文武火炒下諸藥末令匀如灰色研如粉麪生薑自然汁浸蒸餅爲圓如菉豆大每服五圓龍腦牛黄生薑蜜水下壓躁也若陽毒棗子煎湯下若陰毒任湯下不得於屎炕炒

活人書卷第十六終

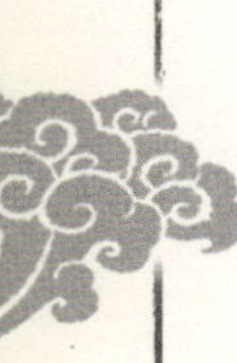

校注

①防風白术牡蠣湯：据目录当作『防風牡蠣白术散』。
②皁：『皂』的异体字。
③陽：徐本与清本同，吴本作『陰』，当从吴本。
④麪：『面』的异体字。
⑤一：徐本作『末』。当从。
⑥灰：徐本与清本同，吴本作『炭』，当从吴本。
⑦細：徐本与清本同，吴本作『匀』。
⑧發：徐本与清本同，吴本作『更』。
⑨餤（dàn）：饼。
⑩鑊（huò）：古代烹煮食物的大锅。
⑪椀：『碗』的异体字。
⑫榰（zhī）：柱子下边的墩子。
⑬胃：徐本作『胸』，义长可从。
⑭銚（diào）：吊子，一种有柄有流的烹器。
⑮任：徐本与清本同，吴本作『荏』。

活人書卷第十七

五味子湯（二十五）治傷寒喘促脉伏而厥

人參二錢半　麥門冬去心二錢半　杏人去皮尖二錢半

橘皮去白二錢半　五味子半兩　生薑二錢半　棗子三枚破

右剉如麻豆大水二大白盞煑至一盞去滓分作二服

猳鼠糞湯（二十五）療傷寒病後男子陰易及諸般勞復

韭根一大把　猳鼠糞十四枚兩頭尖者是也

右二味水二升煑取半升去滓再煎三服溫溫盡

服必有粘汗出爲効未汗再作服亦治諸般勞復

竹皮湯〔三十七〕療傷寒後交接勞復卵腫腹中絞痛欲絕

刮竹青皮一升

右一味以水三升煑取一升半絞去滓分服立愈

知母麻黃湯〔三十八〕傷寒差後或十數日或半月二十日終不惺惺常昏沉似失精神言語錯謬又無寒熱醫或作鬼祟或作風疾多般治不差或朝夕潮熱頰赤或有寒熱似瘧都是發汗不盡餘毒在心胞絡間

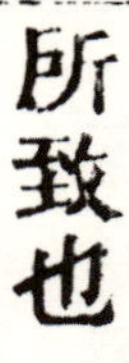

所致也

知母一兩半　麻黃去節　甘草炙　芍藥

黃芩各半兩　桂枝去皮半兩盛暑中可減桂枝作一分

右剉如麻豆大每服抄五錢七水一盞半煎至八分去滓溫服半日可相次二三服溫覆令微汗若心煩不眠欲飲水當稍稍與之令胃中和卽愈未汗須再服以汗爲度

鼈甲散（二十九）傷寒八九日不差名曰壞傷寒諸藥不能治者

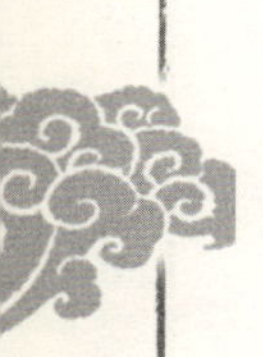

升麻　前胡去蘆　烏梅去核　枳實麩炒去穰
犀角鎊① 黄芩各半兩　生地黄切兩合　甘草炙一分
鱉甲去裙米醋炙赤黄研碎半兩
右剉如麻豆大每服抄五錢七水一盞半煎至八
分去滓溫服

人參順氣散三十　治傷寒頭疼憎寒壯熱四肢疼痛
乾葛　甘草炙　白术　桔梗去蘆
香白芷　人參各一兩　乾薑炮半兩　麻黄去節一兩半
右擣羅爲麁末每服三錢水一盞半生薑三片葱

白二寸煎至八分通口服如要出汗連進二服

蒼朮散〔三十二〕治傷寒一二日頭疼發熱憎寒身體疼痛

石膏一兩 桔梗半兩 麻黄一兩去節湯洗焙乾秤

山茵蔯去梗半兩 甘草炙 蒼朮各半兩米泔浸去皮

右爲麁末每服二錢水一盞煎至八分連服數服出汗

麻黄葛根湯〔三十三〕治傷寒一日至二日頭項及腰脊拘急疼痛渾身煩熱惡寒

芍藥三兩　豆豉一合　乾葛四分　麻黃二兩去節湯泡一二沸焙乾秤

右剉如麻豆大每服四錢葱白七根水一盞半煮至八分去滓溫服以厚衣蓋覆如人行四五里間再服良久如未得汗更煮葱粥少少與之熱投以助藥力取汗即愈

敗毒散三十三　治四時傷風溫疫風濕頭目昏眩四肢痛憎寒壯熱項強目睛疼尋常風眩拘倦風痰皆可服之神効

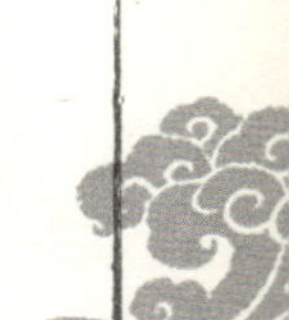

羌活去苗　獨活去苗　前胡去苗　柴胡去苗

芎藭　枳殼麩炒去穰　白茯苓去皮　桔梗

人參各一兩去蘆　甘草半兩炙

右件擣爲末每服三錢生薑三片水一盞煎至七分或沸湯點末服亦可老人小兒亦宜日三二服以知爲度又烟瘴之地山嵐瘴氣或溫疫時行或人多風痰或處卑濕脚弱此藥不可闕也

獨活散三十四　治傷風溫濕熱等疾

羌活　獨活並去蘆頭　枳殼去穰麩炒通黃　防風

黄芩細堅者　麻黄沸湯泡一二沸焙乾秤　人參

細辛華陰者　甘草炒赤色　茯苓　蔓荆子

甘菊花各一兩　石膏水飛過二兩

右擣爲麄末每服三錢水一盞生薑三片薄荷四五葉同煎至七分去滓微熱呷服之年高者以川芎代黄芩

桂枝石膏湯〔二十五〕治傷寒三日外與諸湯不差發熱脉勢仍數邪氣猶在經絡未入臟腑者

石膏二兩碎　黄芩半兩　梔子四枚小者可用八枚　桂枝去皮

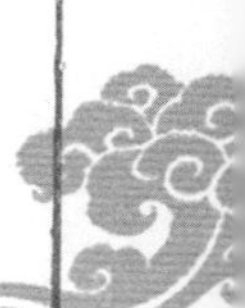

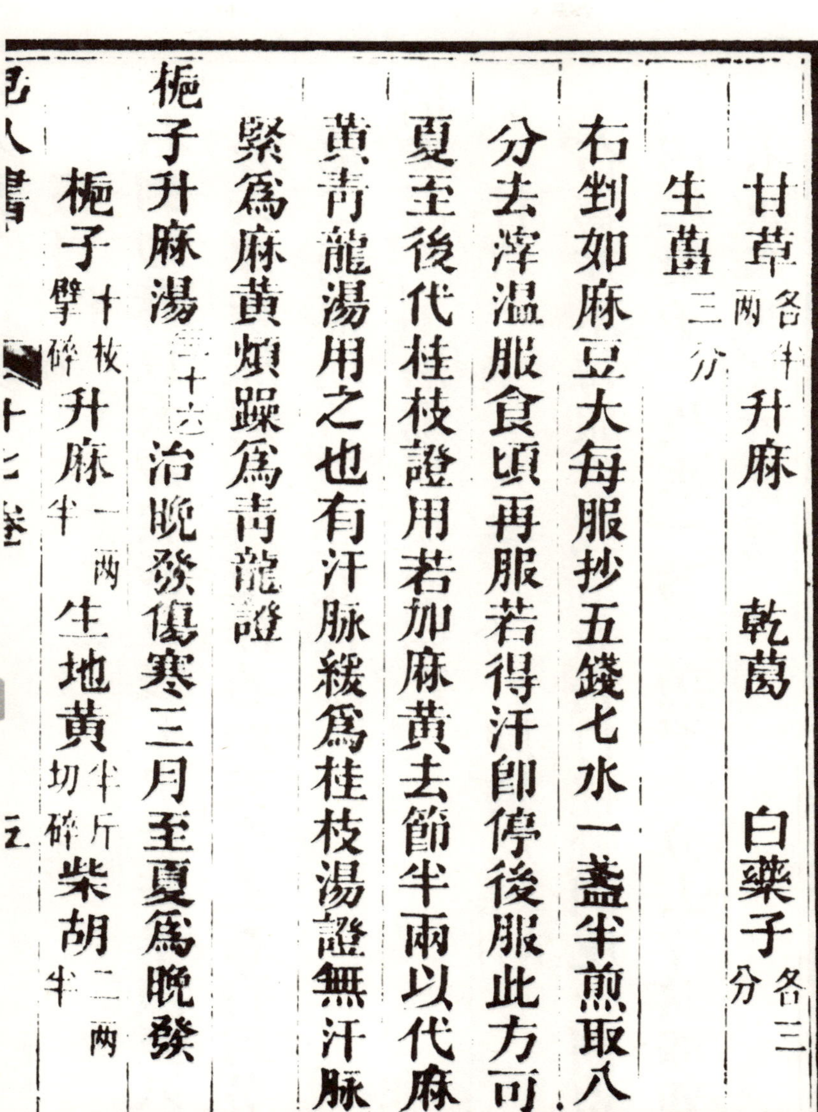

甘草各半兩 升麻 乾葛 白藥子各三分

生薑三分

右剉如麻豆大每服抄五錢七水一盞半煎取八分去滓溫服食頃再服若得汗即停後服此方可夏至後代桂枝證用若加麻黄去節半兩以代麻黄青龍湯用之也有汗脉緩爲桂枝湯證無汗脉緊爲麻黄煩躁爲青龍證

梔子升麻湯〈二十六〉治晚發傷寒三月至夏爲晚發

梔子十枚擘碎 升麻一兩半 生地黄半斤切碎 柴胡二兩半

石膏二兩半

右剉如麻豆大每服抄五錢七水一盞半煎至八分去滓頻服病不解更作若頭面赤去石膏用乾葛二兩無地黄用豆豉代之

橘皮湯〔三十七〕治傷暑痰逆惡寒

甘草一兩　人參一分　陳橘皮去白二兩

右爲麁末每服五錢用新青竹輕輕刮皮一團四片棗子一枚水一盞半煎至八分去滓熱服如不惡寒即宜竹葉湯

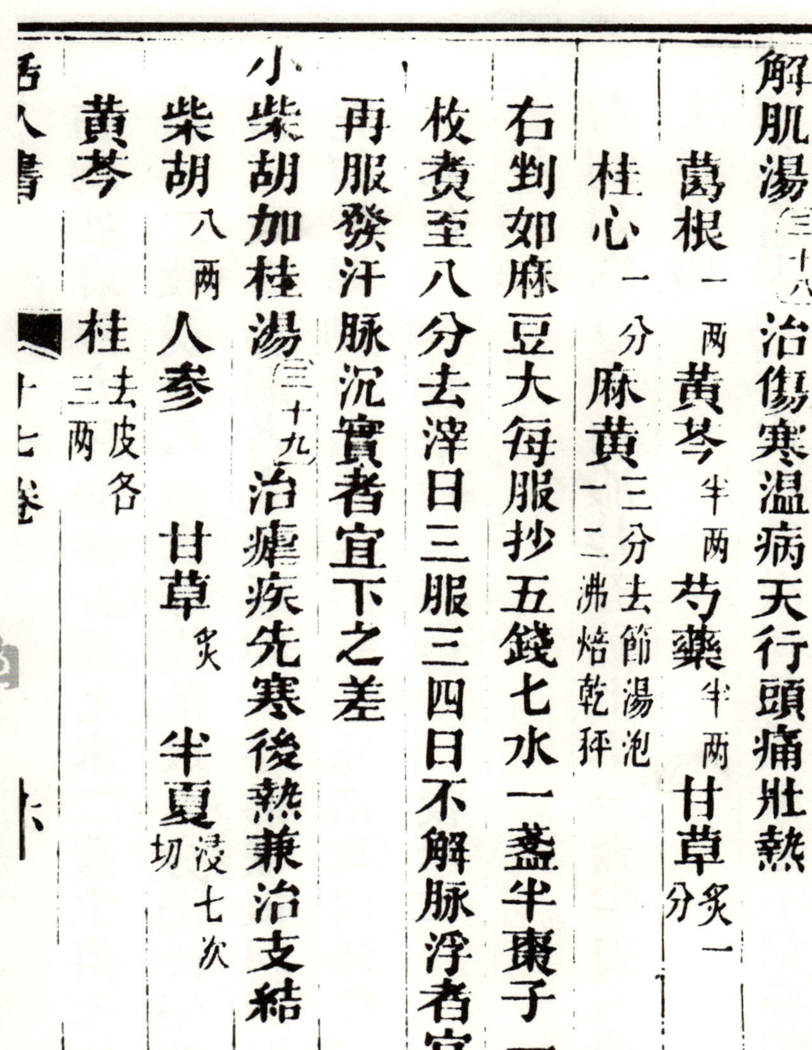

解肌湯（三十八）　治傷寒温病天行頭痛壯熱

葛根一兩　黄芩半兩　芍藥半兩　甘草炙一分

桂心一分　麻黄三分去節湯泡一二沸焙乾秤

右剉如麻豆大每服抄五錢七水一盞半棗子一枚煮至八分去滓日三服三四日不解脉浮者宜再服發汗脉沉實者宜下之差

小柴胡加桂湯（三十九）　治瘧疾先寒後熱兼治支結

柴胡八兩　人参　甘草炙　半夏浸七次切

黄芩　桂去皮各三兩

活人書　十七卷　下

右剉如麻豆大每服抄五錢七水二盞生薑七片棗子二枚煑至八分去滓復煎取六分清汁溫服日三夜二若渴者去半夏加人參栝樓根同煎服

白虎加桂湯〔四十〕治瘧疾但熱不寒者及自汗作渴

知母六兩　甘草炙二兩　石膏一斤　粳米二合

桂去皮三兩

右剉如麻豆大每服抄五錢七水一盞半煑八分去滓溫服

柴胡桂薑湯〔四十一〕治寒多微有熱或但寒不熱亦治

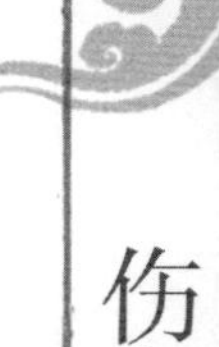

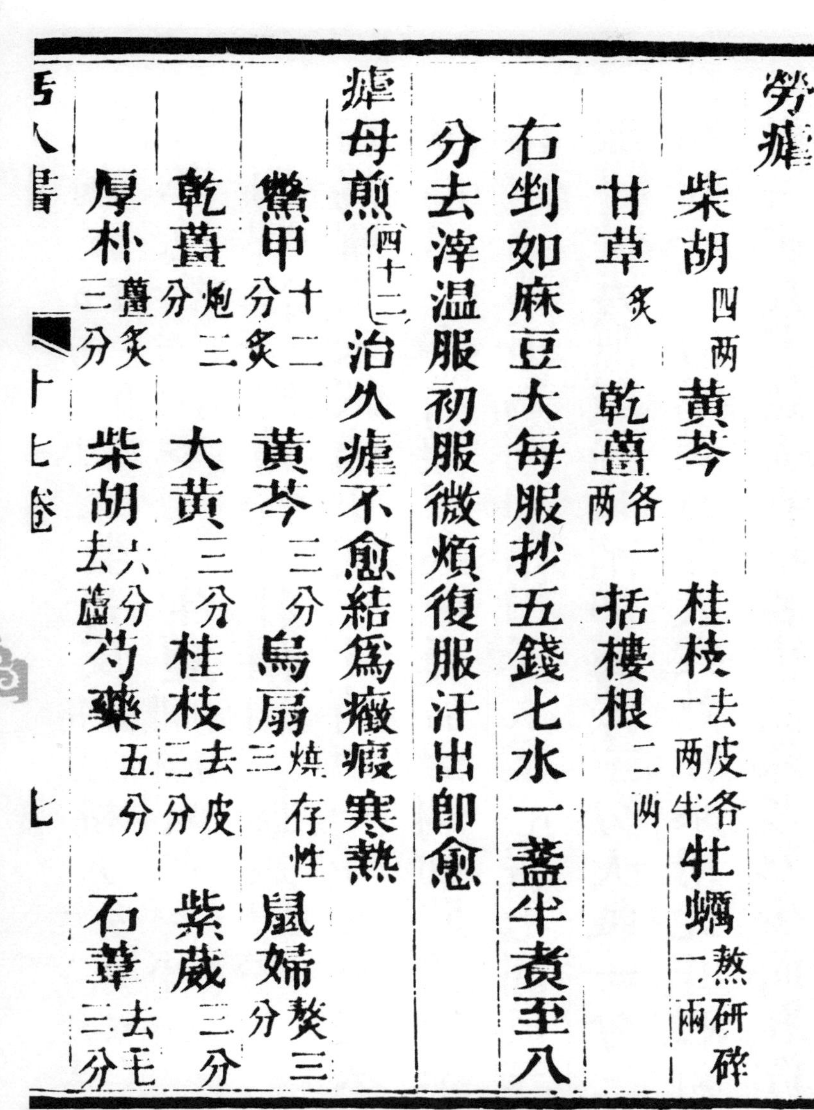

勞瘧

柴胡四两　黄芩　桂枝去皮各一两半　牡蠣熬研碎一兩

甘草炙　乾薑各一两　括樓根二两

右剉如麻豆大每服抄五錢七水一盞半煮至八分去滓温服初服微煩復服汗出即愈

瘧母煎（四十二）治久瘧不愈結為癥瘕寒熱

鱉甲十二分炙　黄芩三分　烏扇三燒存性　鼠婦熬三分

乾薑炮三分　大黄三分　桂枝去皮三分　紫葳三分

厚朴薑炙三分　柴胡去蘆六分　芍藥五分　石葦去毛三分

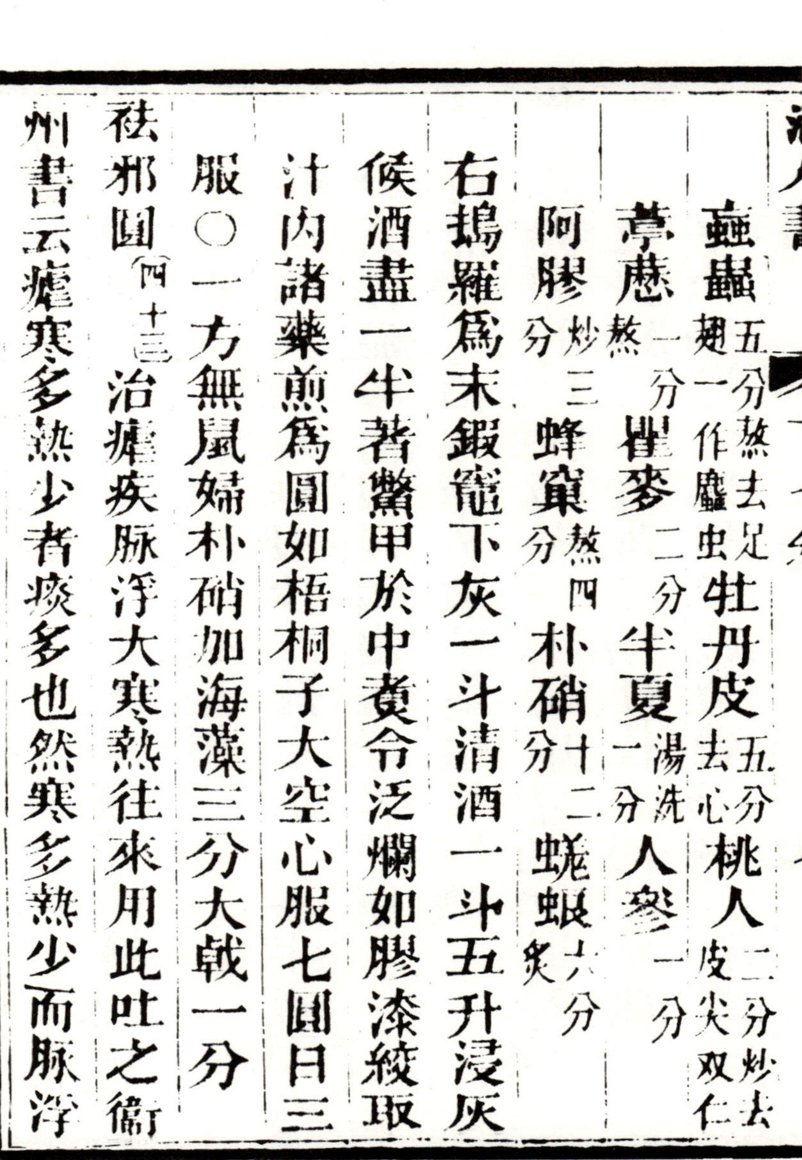

䗪蟲五分熬去足翅一作䗪虫　牡丹皮五分去心　桃人二分炒去皮尖双仁

葶藶一分熬　瞿麥二分　半夏湯洗一分　人參一分

阿膠炒三分　蜂窠熬四分　朴硝十二分　蜣蜋六分炙

右搗羅為末鍛竈下灰一斗清酒一斗五升浸灰候酒盡一半著鱉甲於中煑令泛爛如膠漆絞取汁內諸藥煎為圓如梧桐子大空心服七圓日三服〇一方無鼠婦朴硝加海藻三分大戟一分

祛邪圓（四十三）治瘧疾脉浮大寒熱往來用此吐之衞州書云瘧寒多熱少者痰多也然寒多熱少而脉浮

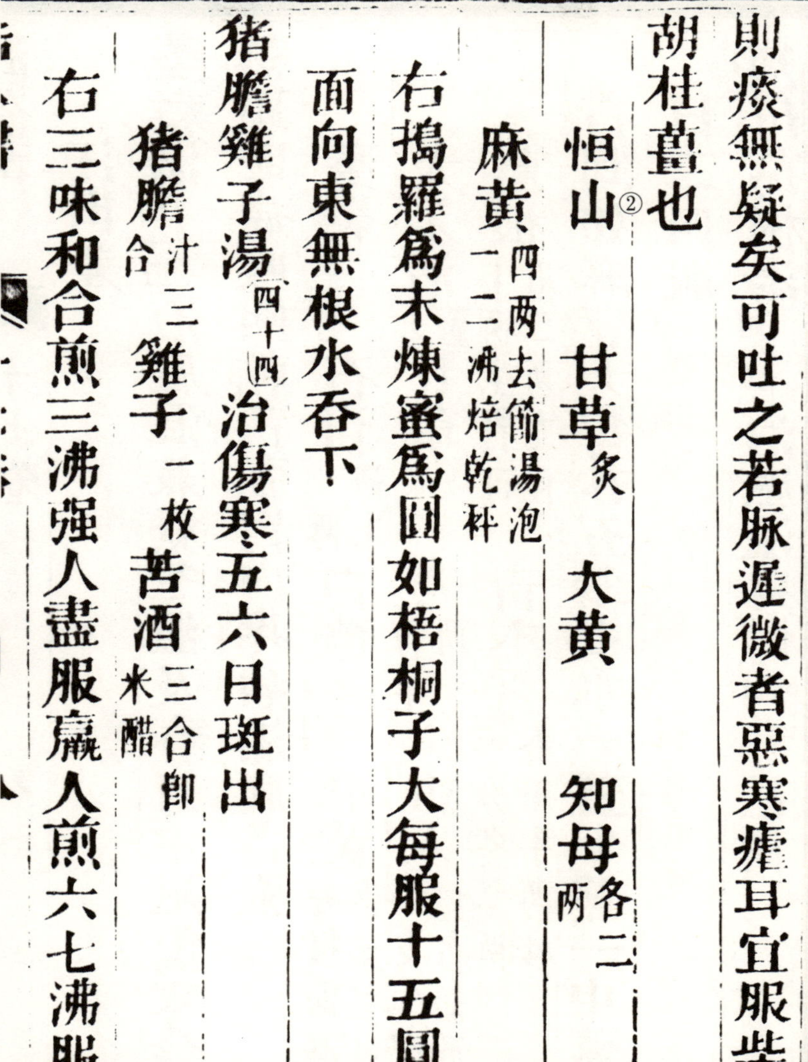

則瘀無疑矣可吐之若脉遲微者惡寒癃耳宜服柴胡桂薑也

恒山② 甘草炙 大黄 知母各二兩

麻黄四两去節湯泡一二沸焙乾秤

右搗羅爲末煉蜜爲圓如梧桐子大每服十五圓面向東無根水吞下

猪膽雞子湯〔四十四〕治傷寒五六日斑出

猪膽汁三合 雞子一枚 苦酒三合即米醋

右三味和合煎三沸强人盡服羸人煎六七沸服

汗出差

萎蕤湯（四十五）治風溫兼療冬溫及春月中風傷寒發熱頭眩痛喉咽乾舌強胷內疼痞滿腰背強

萎蕤三分　石膏一兩研末　白薇　麻黃去根節湯泡焙乾秤　大羌活去蘆　甘草炙　芎各半兩　杏人去皮尖雙仁者搥碎　葛根半兩生者可用二兩尤佳　③青木香一分冬一兩春用半兩炒

右剉如麻豆大每抄五錢七水一盞半煎一中盞日三四服

知母葛根湯（四十六）治風溫身體灼熱甚者

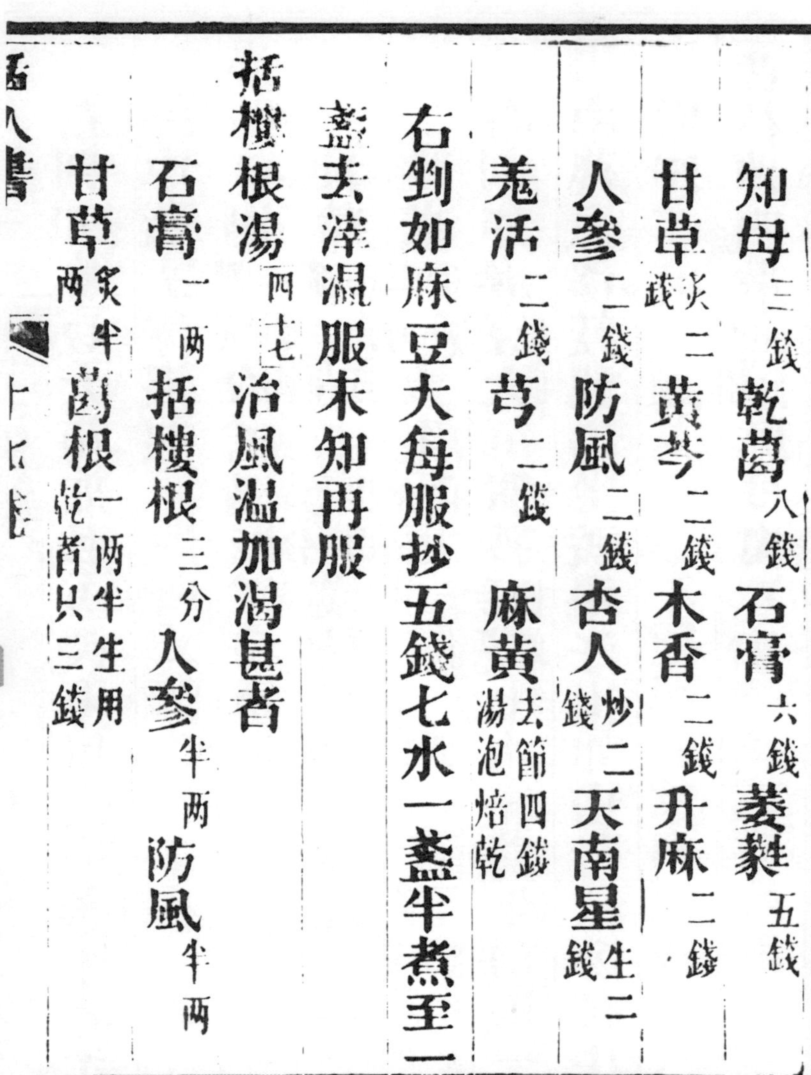

知母三錢　乾葛八錢　石膏六錢　萎蕤五錢

甘草炙二錢　黄芩二錢　木香二錢　升麻二錢

人參二錢　防風二錢　杏人炒二錢　天南星生二錢

羌活二錢　芎二錢　麻黄去節四錢湯泡焙乾

右剉如麻豆大每服抄五錢七水一盞半煮至一盞去滓温服未知再服

栝樓根湯四十七　治風温加渴甚者

石膏一两　栝樓根三分　人參半两　防風半两

甘草炙半两　葛根一两半生用乾者只三錢

活人書　十七

右剉如麻豆大每服抄五錢七用水一盞半煮至一中盞去滓溫服

漢防已湯[四十八] 治風溫脉浮身重汗出

甘草炙 黃耆蜜炙各一兩 漢防已四兩 白朮三兩 生薑三兩 大棗十二箇

右剉如麻豆大每服抄五錢七水一盞半煎取一中盞去滓飲訖仍坐被中汗出如虫行或卧被中取汗

老君神明散[四十九] 辟疫癘

白朮二兩　桔梗一兩　附子二兩炮去黑皮　烏頭四兩炮去皮臍

眞華陰細辛一兩

右搗麄篩縫絹囊盛帶之居閭里皆無病若有疫癘者溫酒服方寸匕覆取汗得吐即差若經三四日抄三寸匕以水二碗煑令大沸分三服

務成子螢火圓五十　主辟疾疫惡氣百鬼虎狼蛇虺蜂蠆諸毒五兵白刃盜賊凶害皆辟之昔劉子南佩之爲虜所圍矢下如雨未至數尺矢輒墮地虜以爲神故五兵不能加害矣出神仙感應篇　聖散子附

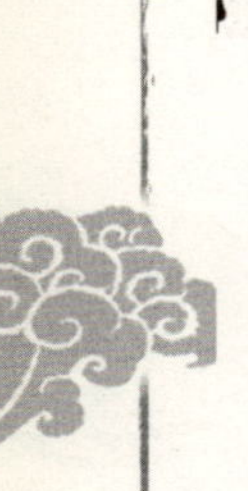

螢火　鬼箭削去皮羽　蒺藜各一兩　雄黃

雌黃　礬石各二兩炒汁盡　羚羊角　鍜竈灰

鐵錘柄人鐵處燒焦各一兩半

右擣篩爲散以雞子黃并丹雄雞冠一具和之如杏人大作三角縫④囊盛五圓帶左臂仍更掛戶上

續添聖散子方蘇內翰云昔嘗覽千金三建散方於病無所不治而孫思邈特爲著論以謂此方用藥節度不近人情至於救急其驗特異乃知神物效靈不拘常制至理開惑智不能知今予所謂聖散子者殆

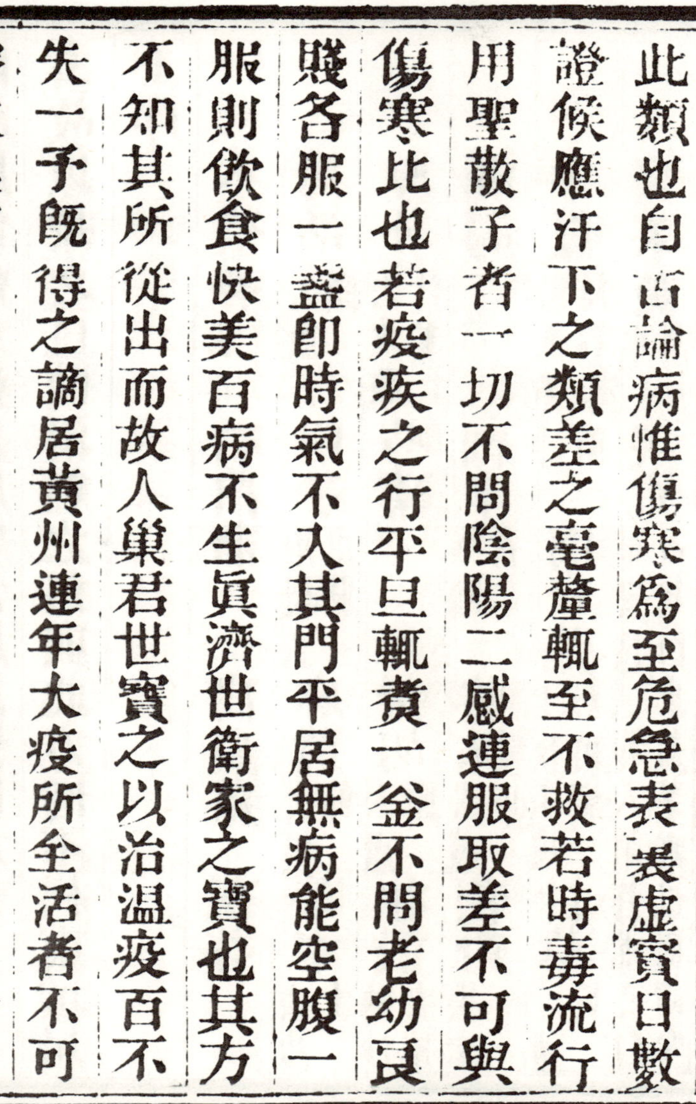

此類也自古論病惟傷寒爲至危急表裏虛實日數證候應汗下之類差之毫釐輒至不救若時毒流行用聖散子者一切不問陰陽二感連服取差不可與傷寒比也若疫疾之行平旦輒煮一釜不問老幼良賤各服一盞即時氣不入其門平居無病能空腹一服則飲食快美百病不生眞濟世衛家之寶也其方不知其所從出而故人巢君世寶之以治温疫百不失一予既得之謫居黃州連年大疫所全活者不可勝數巢君初甚惜此方指江水爲盟約不傳人余切

監之以傳蘄水道人龐安常龐以醫聞於世又善著書故以授之且使巢君之名與此方同不朽東坡居士序

木猪苓去皮　石菖蒲　高良薑　茯苓

獨活去蘆頭　附子炮裂去皮臍　麻黄去根節　藁本去沙土

厚朴去皮薑汁炙　芍藥　柴胡去蘆頭　枳殼麩炒去穰

澤瀉　細辛華陰者　防風去蘆頭　藿香去土

半夏湯洗姜汁浸各半两　肉豆蔻十枚去皮麪裹煨　甘草炙一两

吳茱萸半两　吳朮龐安常云蜀人謂蒼朮之白者爲白朮蓋茅朮也而謂今

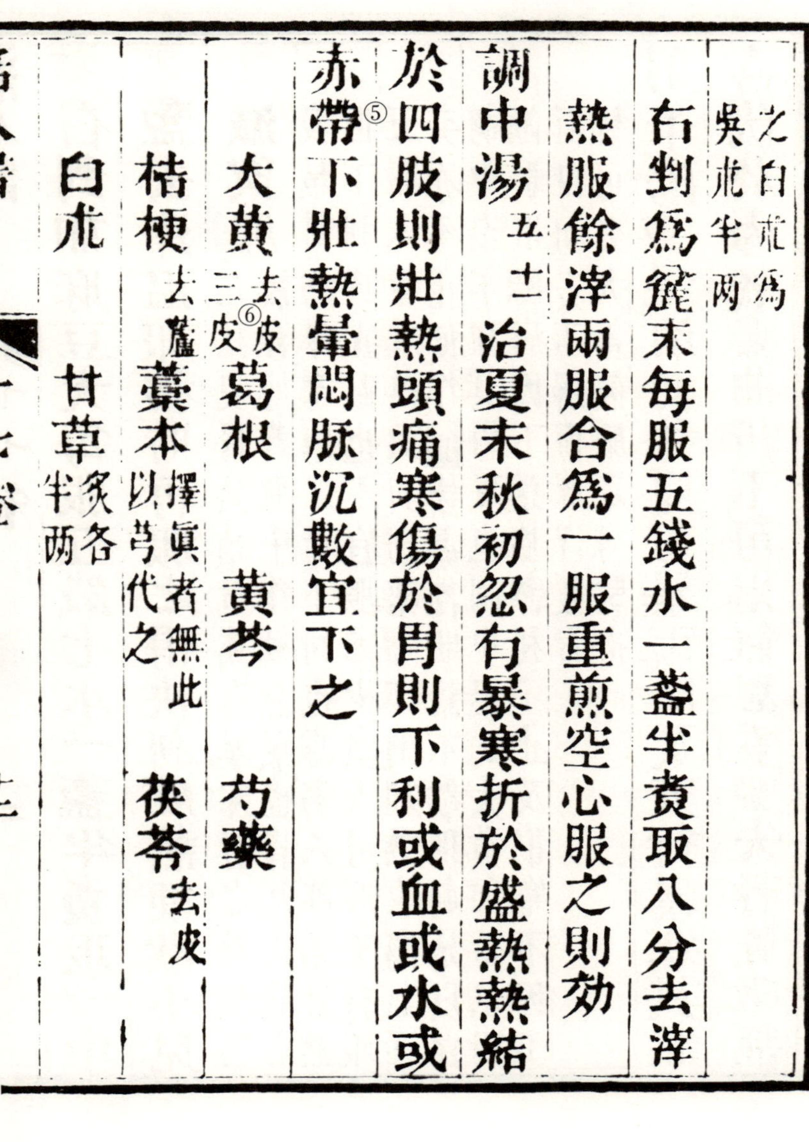

之白朮爲吳朮半兩

右剉爲麄末每服五錢水一盞半煮取八分去滓熱服餘滓兩服合爲一服重煎空心服之則効

調中湯 五十一 治夏末秋初忽有暴寒折於盛熱熱結於四肢則壯熱頭痛寒傷於胃則下利或血或水或赤帶⑤下壯熱暈悶脉沉數宜下之

大黄 去皮三⑥皮　葛根　黄芩　芍藥

桔梗 去蘆　藁本 擇眞者無此以芎代之　茯苓 去皮

白朮　甘草 炙各半兩

右剉如麻豆大每服五錢七水一盞半煑取一中盞去滓温服移時再服之得快利壯熱便歇小兒減與服　凡秋夏暑熱積日或有暴寒折之熱無可表最易為暴寒傷之而下利也虛弱人亦不壯熱但下利或霍亂也不宜服此少實人可服又有服五石人喜壯熱適與別藥斷下則加熱喜悶而死矣亦不止便作⑦▮熱毒若壯熱不歇則劇是以宜調中湯下和其胃氣也調中湯去大黄即治風温證兼治陽病因下遂協熱利不止及傷寒不因下而自利表不解而脉浮數者皆可去大黄煎服之殊驗也

射干湯五十三　治初秋夏月暴雨冷及天行暴寒其熱喜伏於內欬嗽曲折不可得氣息喉啞失聲乾嗽無

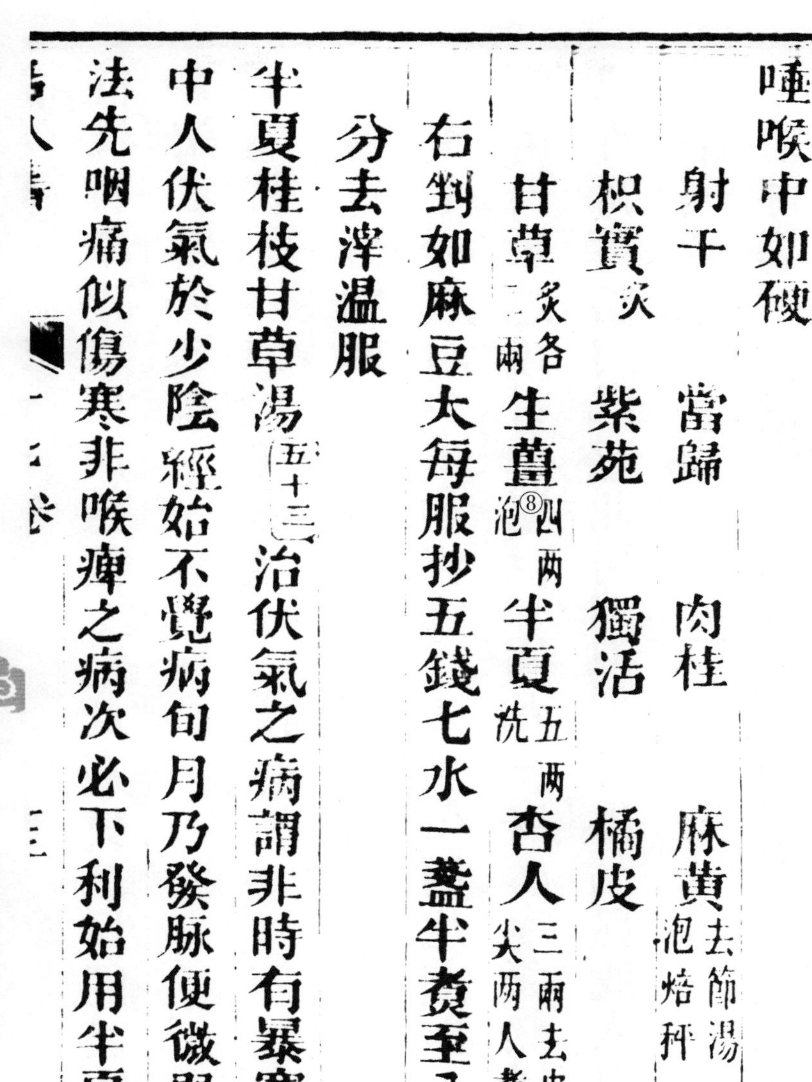

咽喉中如硬

射干　當歸　肉桂　麻黄去節湯泡焙秤

枳實炙　紫菀　獨活　橘皮

甘草炙各二兩　生薑⑧四兩泡　半夏五兩洗　杏人三兩去皮尖兩人者炒

右剉如麻豆大每服抄五錢七水一盞半煑至八分去滓溫服

半夏桂枝甘草湯（五十三）治伏氣之病謂非時有暴寒中人伏氣於少陰經始不覺病旬月乃發脉便微弱法先咽痛似傷寒非喉痺之病次必下利始用半夏

桂枝甘草湯次用四逆散主之此病只二日便差古方謂之腎傷寒也

半夏湯洗七次　甘草炙　桂心各等分

右等分剉如麻豆大每服抄五錢七水一盞半煮至七分放冷少少含細嚥之入生薑四片煎服

麻黄杏人薏苡甘草湯（五十四）病人一身盡疼發熱日晡所劇者名曰風濕此病因傷於汗出當風或久傷取冷所致也

甘草一分炙也　薏苡人半兩　杏人去皮尖炒十粒　麻黄去節湯泡秤二分

右剉如麻豆大，水三盞，煮取一盞半，去滓，分溫二服，有微汗，避風。

防己黃耆湯（五十五）治風濕脈浮身重，汗出惡風。

防己（一兩） 甘草（半兩，炙） 白朮（三分） 黃耆（一兩一分，去蘆頭）

右剉如麻豆大，每服抄五錢七，生薑四片，大棗一枚，水一盞半，煮取八分，去滓，溫服，良久再服。喘者加麻黃半兩。胃中不和者加芍藥三分。氣上衝者加桂枝三分。下有陳寒者加細辛三分。服後當如虫行皮中，從腰如冰，後坐被上，又以一被繞腰以

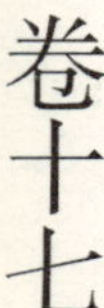

下温令微汗差

杏人湯（五十六）療風濕身體疼痛惡風微腫

桂心二兩　天門冬去心　麻黄去節湯洗焙秤　芍藥各一兩

杏人二十五箇去皮尖兩人者炒　生薑一兩半

右剉如麻豆大每服抄五錢七水一盞半煮取八分去滓温服

小續命湯（五十七）治中風及脚氣痺弱不能轉側兼治小兒慢驚風

防風一分半　芍藥　白朮　人參

川芎 附子生 防已 黄芩各一分

桂枝半两 甘草半两炙 麻黄半兩去節湯泡三次焙乾

右剉如麻豆大每服抄五錢七水一盞半煑至一盞去滓取八分清汁入生薑汁再煎一二沸温服日三夜二若寒中三陽所患必冷煎成清汁旋入生薑自然汁一匙再煎一二沸温服暑中三陰所患必熱本方去附子減桂枝一半若柔痓自汗者去麻黄夏間及病有熱者減桂附一半冬及始春去黄芩

附朮散五十八 傷寒手足逆冷筋脉拘急汗出不止項

强直搖頭口噤

附子炮　白朮各一兩　川芎三錢　獨活半兩

桂心二錢

右擣羅爲末每服三錢水一中盞棗子二枚同煑至五分去滓溫服

桂心白朮湯（五十九）治傷寒陰痙手足厥冷筋脈拘急汗出不止

白朮　桂心　防風去蘆頭　附子炮去皮臍裂

芎藭　甘草炙微赤剉各一兩半

右剉如麻豆大每服抄五錢七水二盞生薑四片棗子三枚同煑至八分去滓温服

附子防風散〔六十〕治傷寒陰痓閉目合面手足厥冷筋脉拘急汗出不止

白朮一两　茯苓七錢半　乾薑炮七錢半　甘草炙七錢半

桂心半两　五味子一两　附子炮裂去皮臍七錢半

防風七錢半去蘆頭　柴胡一两半去苗

右擣篩為粗散每服三錢水一盞生薑四片煎至六分去滓温服不計時候

八物白朮散（六十二）治傷寒陰痙三日不差手足厥冷筋脉拘急汗不出恐陰氣内傷

白朮五錢 茯苓五錢 五味子五錢 麻黄去根節湯泡三沸焙五錢

羌活半兩 桂心七錢半 高良薑二錢半 附子七錢半炮裂去皮臍

右擣篩爲麄散每服四錢水一大盞生薑四片煎至五分去滓温服不計時候

柴胡半夏湯（六十三）治痰熱頭疼利膈除煩悶手足煩熱榮衛不調肢節拘倦身體疼痛嗜卧少力飲食無味兼治五飲消痰癖

柴胡八兩 半夏二兩半洗 白朮三兩 甘草炙

人參 黄芩 麥門冬去心各三兩

右剉如麻豆大每服抄五錢七水一盞半生薑五片棗子一枚煑至八分去滓温服

金沸草散六十三 治傷寒中脘有痰令人壯熱頭痛項筋緊急時發寒熱皆類傷風但頭不痛爲異耳

前胡三兩 甘草一兩炙 細辛一兩 旋復花即金沸草三兩

荊芥穗四兩 赤茯苓二兩 半夏淨洗薑汁浸一兩

右擣羅爲麄末每服三錢水一盞生薑五片棗子

一枚同煎至七分去滓熱服未知再服

活人書卷第十七終

校注

①鎊（pāng）：削屑。诸药中犀角最难捣，必先削屑。

②恒山：中草药名。常山之别称。恒者，常也。

③鈔：徐本作『錢』。当从。

④縫：徐本与清本同，吴本作『絹』。

⑤帶：徐本作『滯』，义长可从。

⑥皮：徐本作『分』。当从。

⑦口：徐本作『痺』。当从。

⑧泡：徐本作『炮』。

⑨減：『減』的异体字。

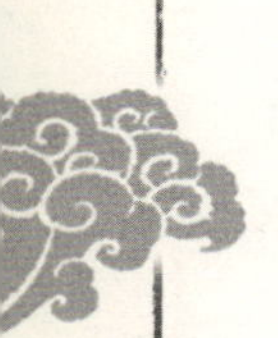

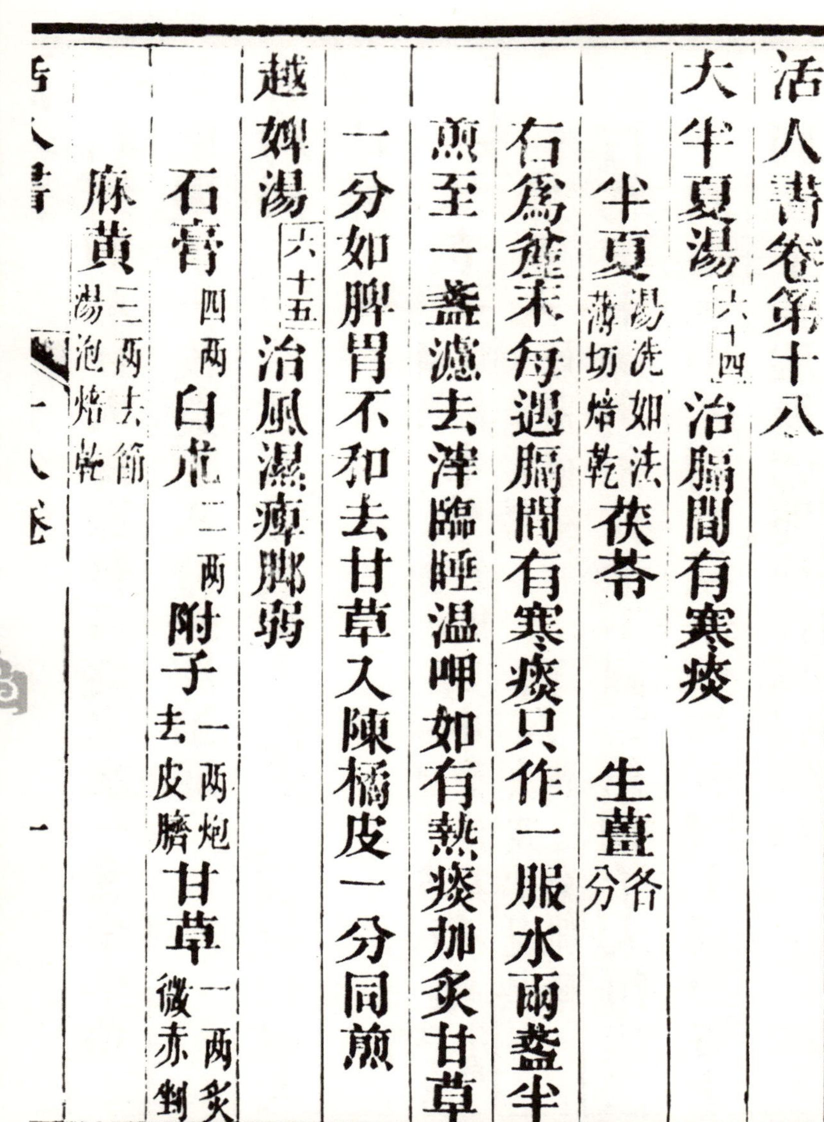

活人書卷第十八

大半夏湯〔六十四〕治膈間有寒痰

半夏湯洗如法薄切焙乾　茯苓　生薑各分

右爲麄末每遇膈間有寒痰只作一服水兩盞半煎至一盞濾去滓臨睡溫呷如有熱痰加炙甘草一分如脾胃不和去甘草入陳橘皮一分同煎

越婢湯〔六十五〕治風濕痺脚弱

石膏四兩　白朮二兩　附子一兩炮去皮臍　甘草一兩炙微赤剉

麻黃三兩去節湯泡焙乾

活人書　十八　一

右剉如麻豆大每服抄四錢七水一盞半生薑三片棗子一枚煑至八分去滓溫服

脾約圓 六十六 治老人津液少大便澁及脚氣有風大便結燥

大黄二兩酒浸焙乾 枳實麩炒去穰 厚朴刮去皮薑汁炙 芍藥以上各半兩

麻子人一兩半微炒別研 杏人去皮尖麩炒黄三分別研

右為細末煉蜜和杵千下圓如梧桐子大每服二十圓溫水下不拘時候未知加五圓十圓至五十圓止下利服糜粥將理與正方九十二同分兩各别

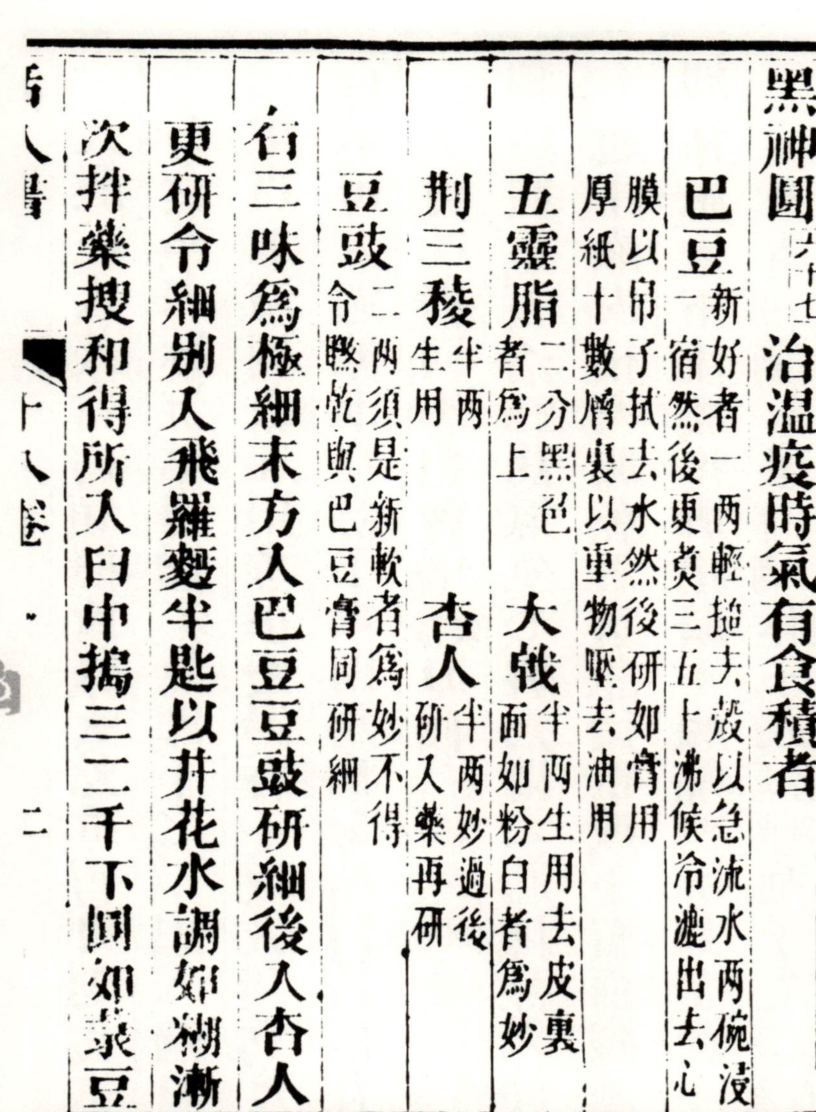

黑神圓 六十七 治温疫時氣有食積者

巴豆 新好者一兩輕搥去殼以急流水兩碗浸一宿然後更煮三五十沸候冷漉出去心膜以帛子拭去水然後研如膏用厚紙十數層裹以重物壓去油用

五靈脂 二分黑色者為上　大戟 半兩生用去皮裹面如粉白者為妙

荊三稜 半兩生用　杏人 半兩妙過後研入藥再研

豆豉 二兩須是新軟者為妙不得令燥乾與巴豆膏同研細

右三味為極細末方入巴豆豆豉研細後入杏人更研令細別入飛羅麪半匙以井花水調如糊漸次拌藥搜和得所入臼中搗三二千下圓如菉豆

大熟乾入盞合內頻熟或微火焙亦得如遇傷寒有食積者脉沉結身體不熱即下之量患人藏府虛實加減圓數服用煎薑棗湯吞下取微利為度不可太過溏泄身熱下之則為痞氣結胷若病在上可吐者同生薑乾嚼三五圓

神功圓 六十八　治三焦氣壅心腹痞悶六腑風熱大便不通津液內枯大腸乾澁裏急後重或下鮮血痰唾稠粘風氣下流腰疼脚重臍下脹痛溺赤如金色

大黃 三兩　人參 半兩　麻子人 五兩 另研　訶子皮 淨版 二兩

右爲細末煉蜜爲圓如梧桐子大每服二十圓溫水下日三服以通利爲度產後大便秘米飲下十圓

五柔圓（六十九） 治老人虛人脚氣亡津液虛秘大便結調補三焦

大黄四兩 前胡一兩 半夏湯洗七遍 蓯蓉酒浸 芍藥 茯苓去皮 細辛 當歸 葶藶炒各半兩

右爲細末煉蜜爲圓如梧桐子大溫水下二十圓以通利爲度

大三脘散[七十]治三焦氣逆胷膈虛痞兩脇氣痛手
面浮腫大便秘滿兼治脚氣

獨活一兩 白朮三分 甘草三分微炙 乾木瓜一兩切焙乾秤

紫蘇一兩 沉香一兩 木香三分 大腹皮一兩炙黃

陳橘皮三分 川芎三分 檳榔三分麪裹煨熟

右十一味同一處杵為粗散每劑秤一分水二盞同煎至一盞去滓分二服帶溫服取便利為効如能臨晚嘗進半劑依法煎服即府藏調和風氣人多秘滯數宜服之未通利者依法煎服此藥極不

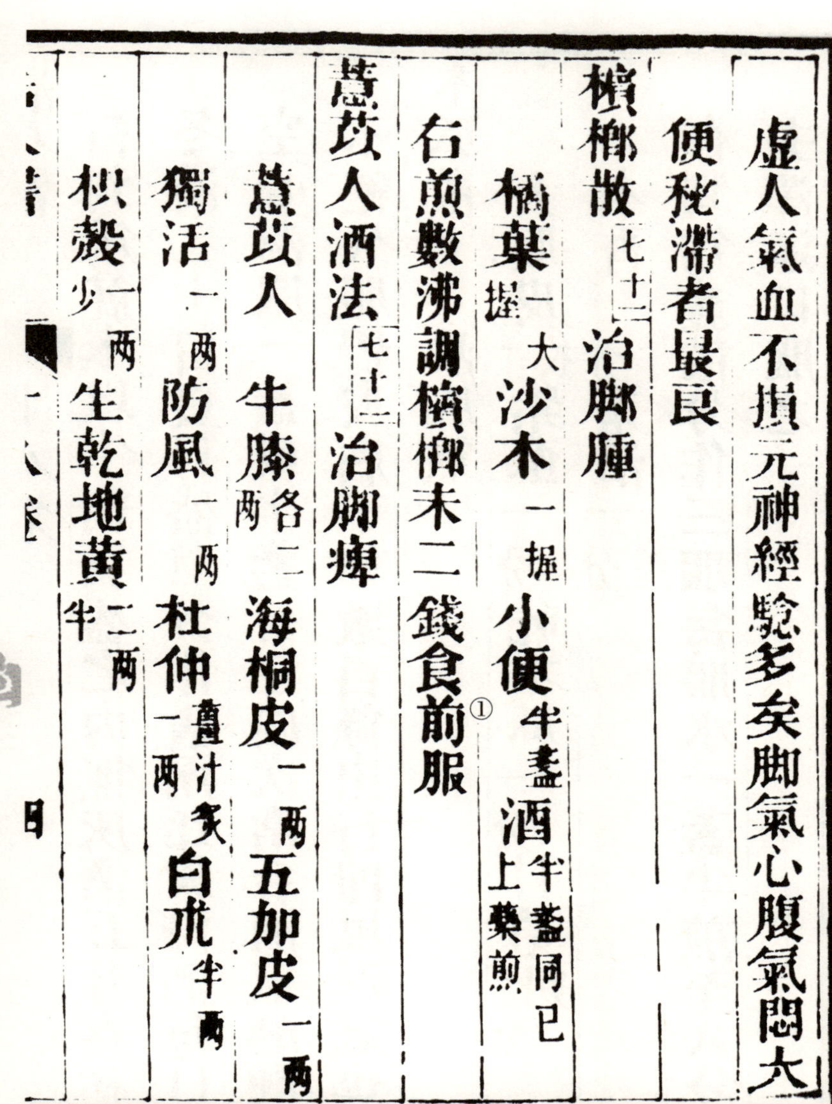

虚人氣血不損元神經驗多矣脚氣心腹氣悶大便秘滯者最良

檳榔散七十一 治脚腫

橘葉一大握 沙木一握 小便①半盞 酒半盞同已上藥煎

右煎數沸調檳榔末二錢食前服

薏苡人酒法七十二 治脚痺

薏苡人 牛膝各二兩 海桐皮一兩 五加皮一兩 獨活一兩 防風一兩 杜仲一兩薑汁炙 白朮半兩 枳殼一兩少 生乾地黃二兩半

右剉爲麄末以生絹袋盛之內無灰酒五升春秋冬浸二七日夏月盛熱分作數劑逐旋浸酒每日空心溫服一盞或半盞日三四次常令酒氣醺醺不絕久服覺皮膚下如數百條虫行卽風濕氣也

木瓜散七十三 治脚氣

大腹皮一枝 紫蘇一分 乾木瓜一分 甘草一分炙

木香一分 羌活一分

右剉爲麄散分作三服每服水一盞半煎至八分去滓通口服之

葱豉湯[七十四]治傷寒一二日頭項腰背痛惡寒脉浮而緊無汗

葱白十五莖　豉二合　大乾葛八分　麻黄四分去節

右剉如麻豆大以水二升先煮麻黄六七沸掠去白沫内乾葛煎數十餘沸下豉次下葱煎取八合去滓分温兩服如人行五六里路久再服服訖良久煮葱豉粥熱喫即以衣覆出汗為度

連鬚葱白湯[七十五]治傷寒已發汗或未發汗頭疼如破

生薑二兩　連鬚葱白寸切半升

右以水二升煮取一升去滓分作二三服服此湯不差者與葛根葱白湯

葛根葱白湯七十六　治頭疼不止

葛根　芍藥　知母各半兩　葱白一把

川芎一兩　生薑一兩

右剉如麻豆大以水三升煎取一升半去滓熱分二服

雄鼠屎湯七十七　治勞復

梔子十四枚擘　枳殼二枚炙　雄鼠屎十四枚兩頭尖者

右爲麄末每服四錢水一盞半入葱白二寸香豉三十粒同煎至一盞去滓分二服勿令病人知鼠屎

黄芩芍藥湯〈七十八〉治鼻衄

黄芩三分　芍藥　甘草炙各兩半

右剉碎每服三錢水一盞煎至六分去滓温服

酒蒸黄連圓〈七十九〉治暑毒伏深累取不差無藥可治伏暑發渴者

黄連 四兩以無灰好酒浸面上約一寸以重湯熬乾

右擣羅為細末麪糊為圓如梧桐子大熟水下三五十圓胷膈涼不渴為驗

茅花湯 八十 治鼻衄不止

茅花 一大把無花以根代之

右以水三盞煎濃汁一盞徐徐服之即差

枳實理中圓 八十二 治傷寒結胷欲絕心膈高起手不得近

茯苓 人參 白朮 乾薑炮

甘草炙各二兩　枳實十六片麸炒

右擣羅爲細末煉蜜爲圓如雞子黄大每服一圓熱湯化下連進二三服胷中豁然渴者加括樓根二兩下利者加牡蠣二兩煅之

小半夏加茯苓湯（八十二）治諸嘔噦心下堅痞膈間有水痰眩悸

半夏五兩湯浸洗七遍　赤茯苓三兩去皮

右剉如麻豆大每服半兩水三盞煎至一盞去滓秤生薑四錢取自然汁投藥中更煎一二沸熱服

不拘時候

桔梗枳殼湯（八十三）治傷寒痞氣胷滿欲絶

桔梗　枳殼麩炒去穣各一兩

右剉如麻豆大以水二盞煎至一盞去滓分二服

赤茯苓湯（八十四）治傷寒嘔噦心下滿胷膈間宿有停水頭眩心悸

芎藭半兩或作二錢半　人參一兩去蘆頭

赤茯苓一兩或作五錢　半夏半兩湯浸洗七遍去滑

白朮半兩　陳橘皮一兩湯浸去白穣焙

右剉如麻豆大每服四錢水二盞生薑五片煎至一盞去滓温服不拘時候

香薷散（八十四）治陰陽不順清濁相干氣射中焦名爲霍亂此皆由飽食豚膾復啖乳酪海陸百品無所不餐多飲寒漿或眠卧冷蓆風冷之氣傷於脾胃諸食結而不消陰陽二氣壅而不反陽氣欲降陰氣欲升陰陽交錯變成吐利不已百脉昏亂榮衛俱虚冷搏於筋則轉筋痛宜服此藥

香薷穗（一兩半） 厚朴（去皮二兩） 黄連（二兩已上二味以生薑四兩同炒令紫色用）

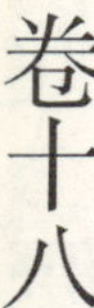

右搗爲麄末每服三錢水一盞酒半盞同煎至七分去滓用新汲水頻頻浸換令極冷頓服之藥冷則効速也仍煎時不得犯鐵器慢火煎之兼治非時吐利霍亂腹中撮痛大渴躁煩四肢逆冷冷汗自出兩脚轉筋疼痛不可忍者須入缾②封口下井中沉令極冷頓服之乃有神効

犀角地黄湯（八十六）　治傷寒及温病應發汗而不發汗內有瘀血鼻衄吐血面黄大便黑色此方主消化瘀血兼治瘡疹出得太勝以此解之

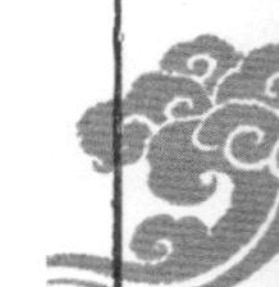

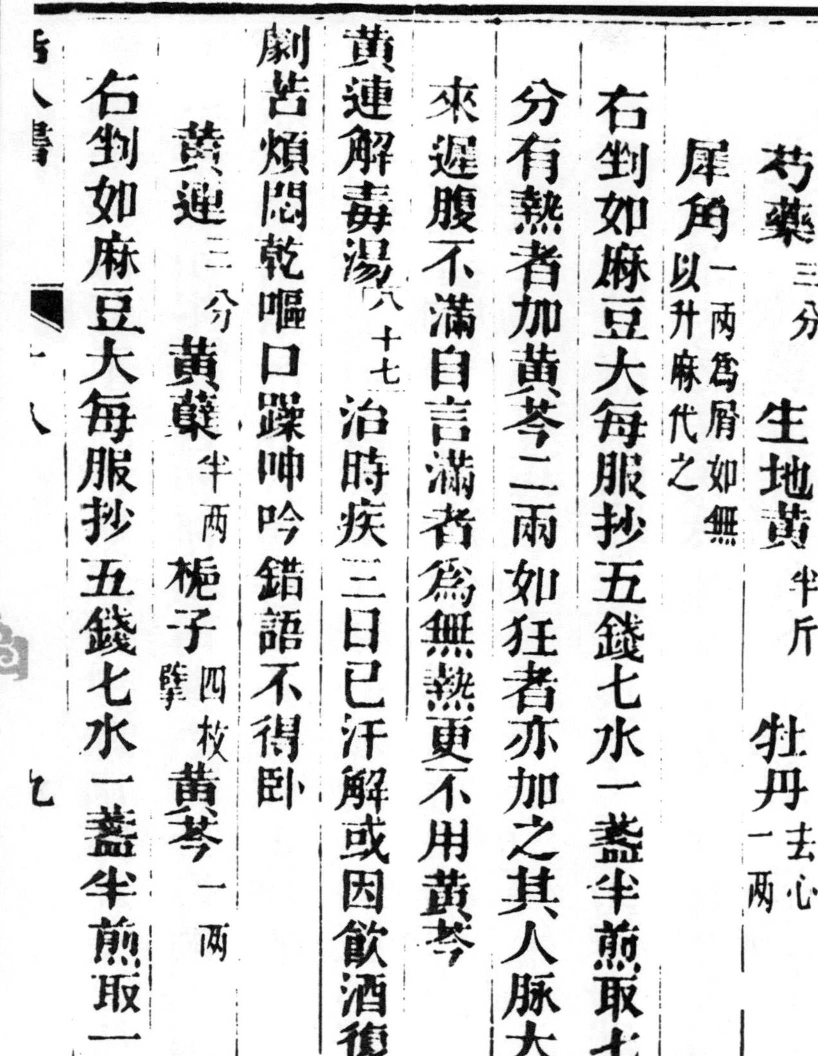

芍藥三分　生地黄半斤　牡丹去心一两

犀角一两爲屑如無以升麻代之

右剉如麻豆大每服抄五錢七水一盞半煎取七分有熱者加黄芩二兩如狂者亦加之其人脉大來遲腹不滿自言滿者爲無熱更不用黄芩

黄連解毒湯八十七　治時疾三日已汗解或因飲酒復劇苦煩悶乾嘔口躁呻吟錯語不得卧

黄連三分　黄蘗半兩　梔子四枚擘　黄芩一兩

右剉如麻豆大每服抄五錢七水一盞半煎取一

盞去滓温服未知再服進粥以此漸差外臺云凡大熱盛煩嘔呻吟錯語不得眠者傳此方諸人用之有効此直解毒熱除酷熱不必飲酒劇者

酸棗人湯八十八　治傷寒吐下後心煩乏氣晝夜不眠

酸棗四升取人炒　甘草一升炙　知母二兩　茯苓三兩

川芎三兩　乾薑三兩　麥門冬一升去心

右爲麄末每服四錢水一盞煎至六分去滓温服

梔子烏梅湯八十九　治傷寒後虛煩不得眠心中懊憹

梔子半兩　黄芩半兩　柴胡一兩　甘草半兩炙令微赤

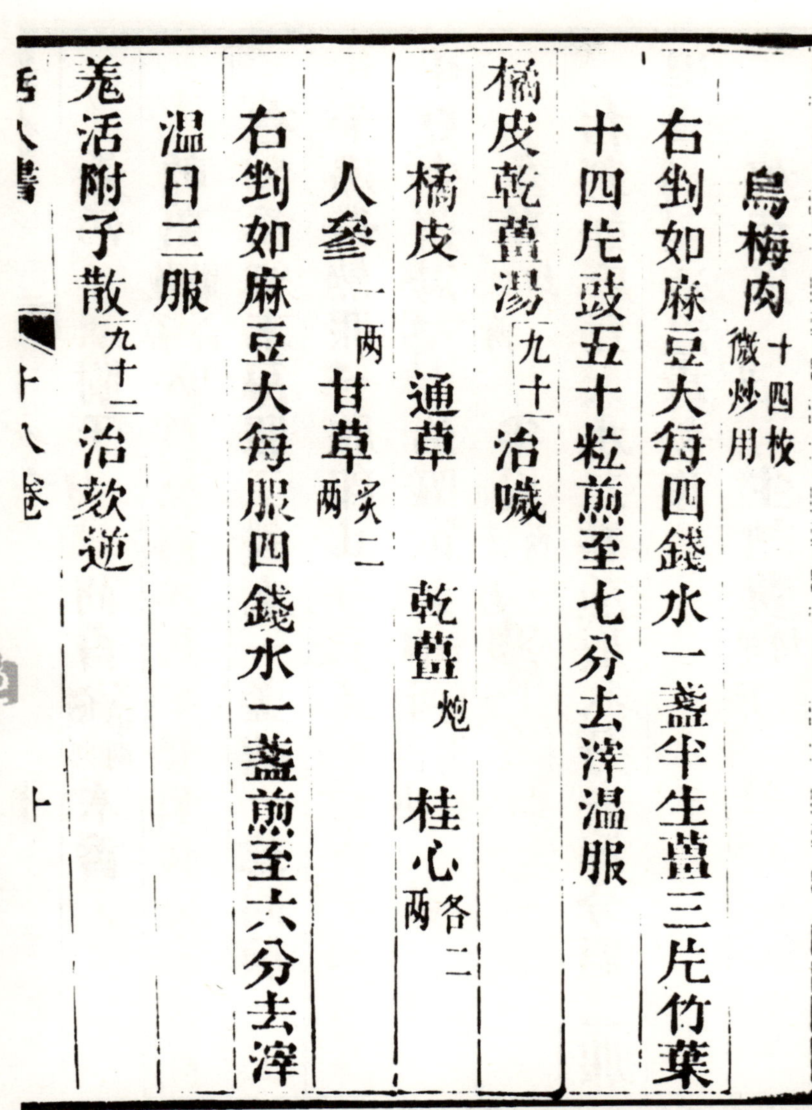

烏梅肉十四枚微炒用

右剉如麻豆大每四錢水一盞半生薑三片竹葉十四片豉五十粒煎至七分去滓温服

橘皮乾薑湯九十治噦

橘皮　通草　乾薑炮　桂心各二兩　人參一兩　甘草炙二兩

右剉如麻豆大每服四錢水一盞煎至六分去滓温日三服

羌活附子散九十二治欬逆

羌活　附子炮　茴香微炒各半兩　木香

乾薑炮各一棗許大

右剉爲細末每服二錢水一盞鹽一捻同煎一二十沸帶熱服一服即止

半夏生薑湯九十二　治噦欲死即金匱小半夏湯

生薑二兩切　半夏洗七次一兩一分

右剉如麻豆大水二盞煎取八分去滓分溫二服

黑膏九十三　治溫毒發斑

好豆豉一升　生地黃半斤切

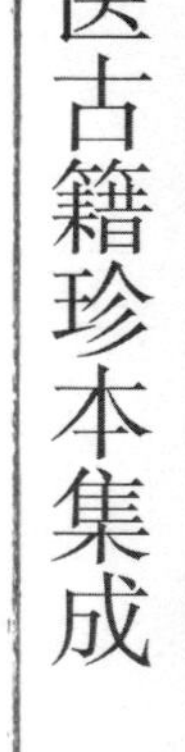

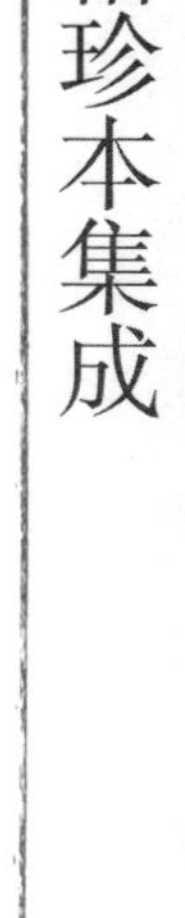

右二味以猪膏二斤合露之煎令三分減一絞去滓用雄黃麝香如大豆內中攪和分三服盡服之毒便從皮中出則愈忌蕪荑

葛根橘皮湯九十四　治冬溫未即病至春被積寒所折不得發至夏得熱其寒解冬溫始發肌中班爛癮疹如錦紋而欬心悶但嘔吐清汁服此湯即靜

葛根　橘皮　杏人去皮尖　知母

黃芩　麻黃去節湯泡　甘草炙各半兩

右剉如麻豆大每服抄五錢匕以水一盞半煎至

八分去滓温服

玄參升麻湯九十五　治傷寒發汗吐下後毒氣不散表虛裏實熱發於外故身斑斑如錦紋甚則煩躁讝語兼治喉閉腫痛

玄參　升麻　甘草炙各半兩

右剉如麻豆大每服抄五錢七水一盞半煎至七分去滓温服

大青四物湯九十六　治傷寒熱病十日已上發汗及吐利後熱不除身上斑出　一名阿膠大青湯

大青四兩　豉八合　阿膠一兩　甘草一兩炙

右剉如麻豆大每服抄五錢七水一盞半煎至一盞去滓旋入膠再煎令烊溫服

知母桂心湯九十七　治傷寒後不差朝夕有熱如瘧狀

麻黃一兩去節　甘草一兩炙　知母二兩炒或作一兩　芍藥一兩

黃芩一兩　桂心

右剉如麻豆大每服抄四錢七水一盞半生薑四片煎取七分去滓溫服日三服溫覆令微汗愈若心煩不眠其③欲飲水當稍稍與之令胃中和則

愈

三黃圓九十八治吐血黃疸

黃連三兩　大黃一兩　黃芩二兩

右搗羅爲細末煉蜜爲圓如梧桐子大每服十五圓白湯吞下

桔梗半夏湯九十九治傷寒冷熱不和心腹痞滿時發疼痛順陰湯消痞滿

桔梗微炒剉　半夏生薑汁製　陳橘皮各一兩

枳實半兩麩炒赤色

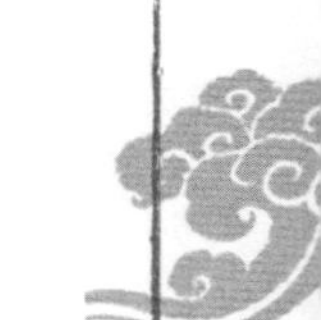

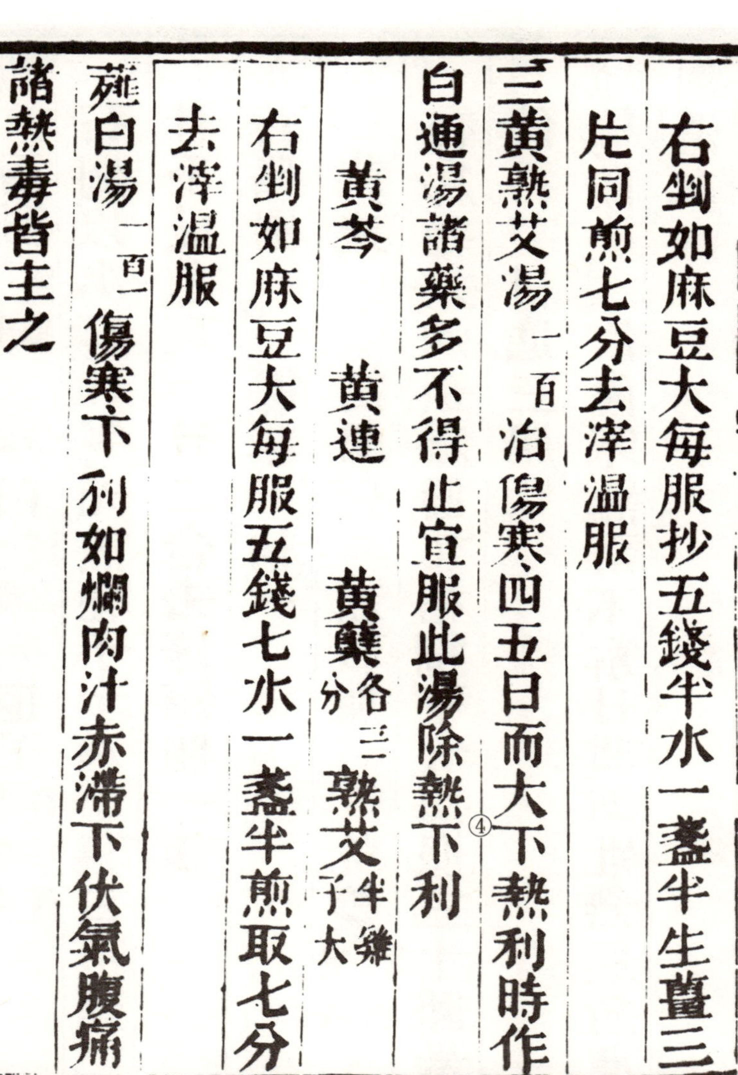

右剉如麻豆大每服抄五錢半水一盞半生薑三片同煎七分去滓温服

三黄熟艾湯 一百 治傷寒四五日而大下熱利時作白通湯諸藥多不得止宜服此湯除熱④下利

黄芩 黄連 黄蘗各三分 熟艾半雞子大

右剉如麻豆大每服五錢七水一盞半煎取七分去滓温服

薤白湯 一百一 傷寒下利如爛肉汁赤滯下伏氣腹痛諸熱毒皆主之

豆豉半升綿裹　薤白一把　梔子七枚大者擘破

右㕮以水二升半先煎梔子十沸下薤白煎至二升下豉煎取一升二合去滓每服一盞

赤石脂圓一百二　傷寒下利

黄連　當歸各二兩　赤石脂　乾薑炮各一兩

右爲細末煉蜜爲圓如梧桐子大每服三十圓米飲吞下日進三服

地榆散一百三　治傷寒熱毒不解日晚即壯熱腹痛便痢濃⑤血

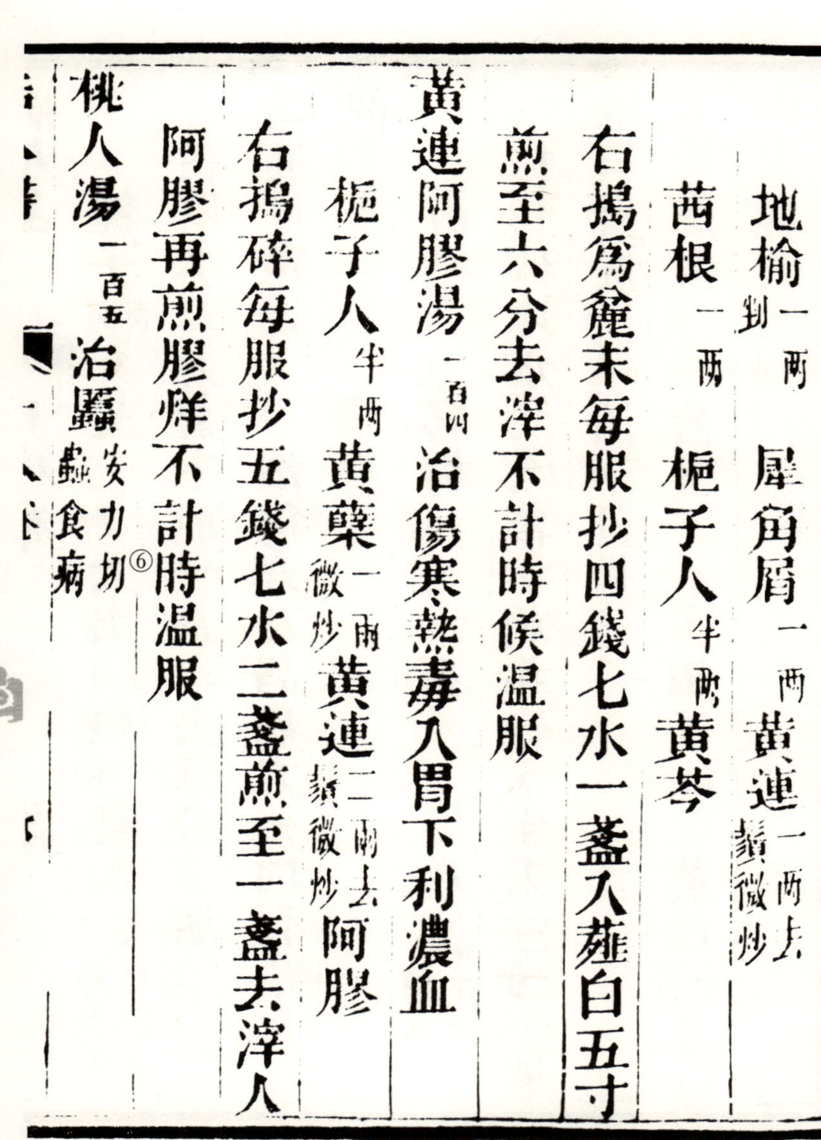

地榆一兩剉　犀角屑一兩　黃連一兩去鬚微炒
茜根一兩　梔子人半兩　黃芩
右擣爲麄末每服抄四錢七水一盞入薤白五寸
煎至六分去滓不計時候溫服

黃連阿膠湯一百四　治傷寒熱毒入胃下利濃血
梔子人半兩　黃蘗一兩微炒　黃連二兩去鬚微炒　阿膠
右擣碎每服抄五錢七水二盞煎至一盞去滓入
阿膠再煎膠烊不計時溫服

桃人湯一百五　治䘌安力切⑥䘌食病

槐子一兩碎　艾一兩　大棗十五枚去核　桃人一兩去皮尖雙仁炒

右以水二大盞半煎一盞半去滓分三服

黄連犀角湯一百六　治傷寒及諸病之後内有𧏙出下部⑦

黄連半兩　烏梅七箇　木香一分　犀角一兩如無以升麻代之

右剉碎以水二大盞半煎至一盞半去滓分三服

雄黄鋭散一百七　治下部𧏙瘡

雄黄研　苦參　青葙子　黄連各二分

桃人去皮尖研一分

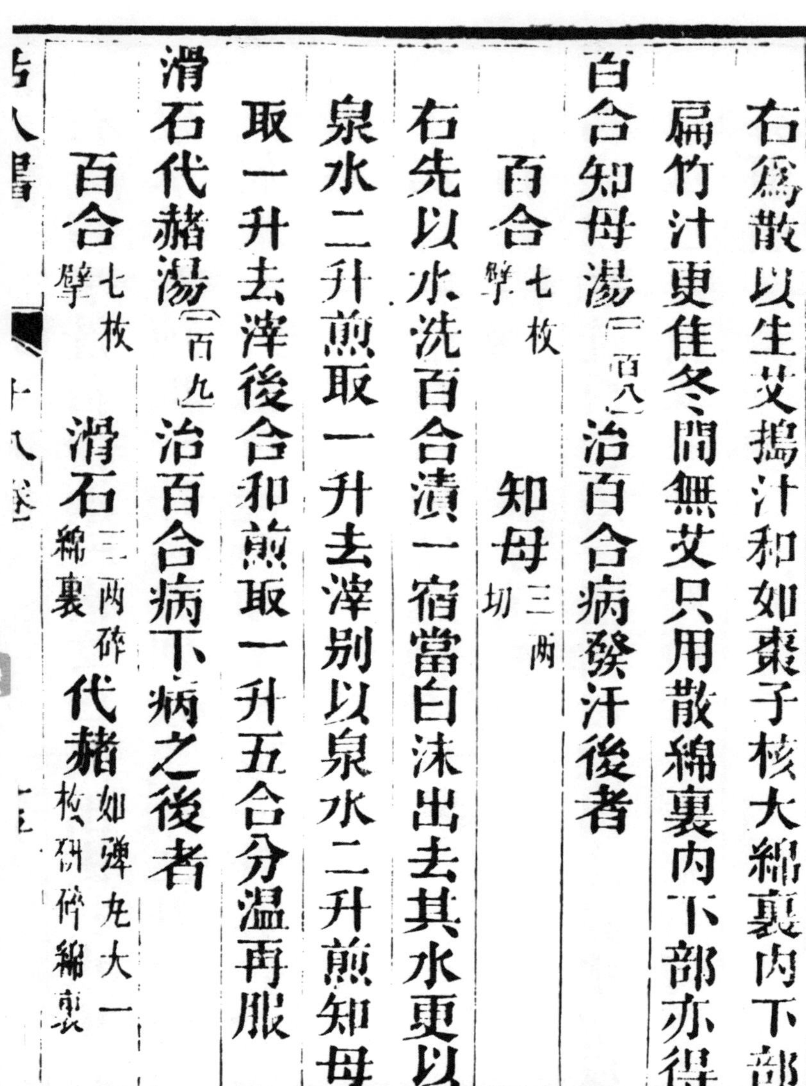

右爲散以生艾搗汁和如棗子核大綿裹內下部扁竹汁更佳冬間無艾只用散綿裹內下部亦得

百合知母湯〔一百八〕治百合病發汗後者

百合七枚擘　知母三兩切

右先以水洗百合漬一宿當白沫出去其水更以泉水二升煎取一升去滓別以泉水二升煎知母取一升去滓後合和煎取一升五合分溫再服

滑石代赭湯〔一百九〕治百合病下病之後者

百合七枚擘　滑石三兩碎綿裹　代赭如彈丸大一枚碎綿裹

右先以水洗百合漬一宿當白沫出去其水更以泉水二升煎取一升去滓別以泉水二升煎滑石代赭取一升去滓後合和重煎取一升五合分溫再服

雞子湯（二百十） 治百合病吐之後者

百合擘七枚　雞子黃一枚

右先以水洗百合漬一宿當白沫出去其水更以泉水二升煎取一升去滓內雞子黃攪令勻煎五分溫服

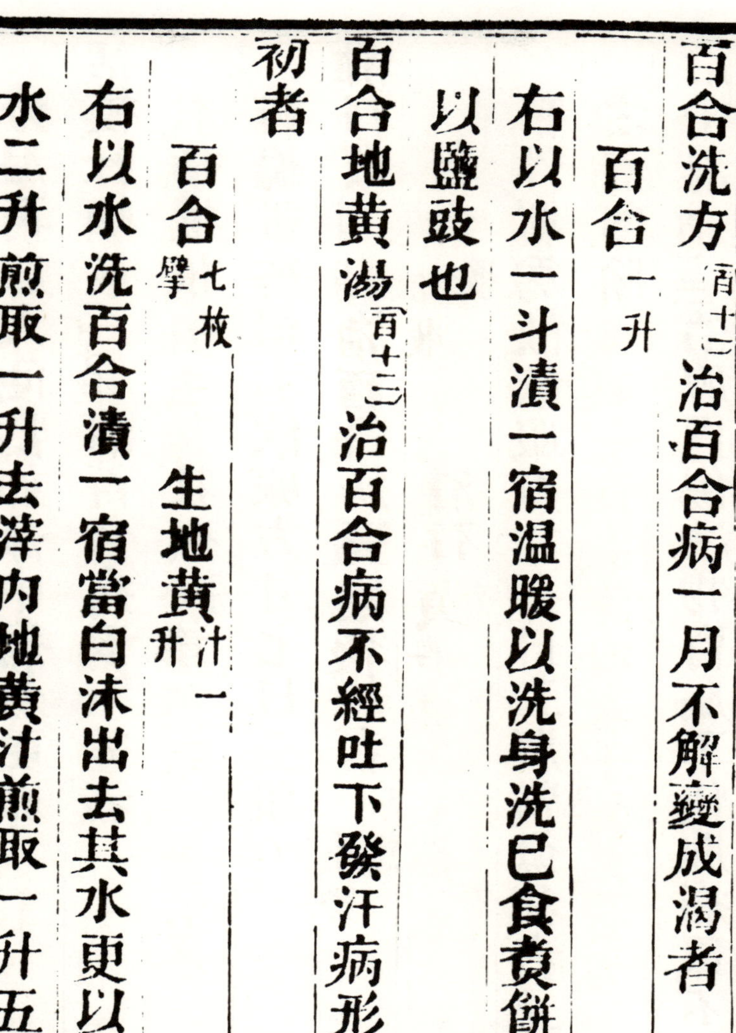

百合洗方（百十一）治百合病一月不解變成渴者

百合 一升

右以水一斗漬一宿溫暖以洗身洗已食煑餅勿以鹽豉也

百合地黃湯（百十二）治百合病不經吐下發汗病形如初者

百合 七枚擘　生地黃汁 一升

右以水洗百合漬一宿當白沫出去其水更以泉水二升煎取一升去滓內地黃汁煎取一升五合

分温再服大便當如漆中病勿更服

栝樓牡蠣散（百十三）治百合病渴不差者

栝樓根　牡礪（熬等分）

右擣羅爲細末飲服方寸匕日三服

滑石散（百十四）治百合病變成寒熱者（一作發寒熱）

百合（炙一兩）　滑石（三兩）

右件⑧羅爲散飲服方寸匕日三服當微利者止服之熱即除

治中湯（百十五）治脾胃傷冷物胷膈不快腹痛氣不和

人參 乾薑炮 陳橘皮湯洗去穰 白朮

甘草炙 青橘皮去穰

右各等分為細末每服三錢水一盞煎數沸熱服尋常入鹽點服

陽旦湯（百十六）治中風傷寒脉浮發熱往來汗出惡風項強鼻鳴乾嘔

桂枝 芍藥已上各三兩 甘草炙 黃芩各二兩

右剉如麻豆大每服抄五錢七水一盞半棗子一枚生薑三片煎至一盞去滓取八分清汁溫服○

自汗者去桂枝加附子一枚炮○渴者去桂枝加括樓根三兩○利者去芍藥桂枝加乾薑三兩○心下悸者去芍藥加茯苓四兩○虛勞裏急者正陽旦湯主之煎時入膠飴爲佳○若脉浮緊發熱無汗者不可與也

白虎加蒼朮湯（百十七）治濕溫多汗

知母六兩　甘草炙二兩　石膏一斤　蒼朮三兩

粳米三兩按白虎湯竹葉石膏湯皆用粳米此方亦合用粳米

右剉如麻豆大每服抄五錢七水一盞半煎八分

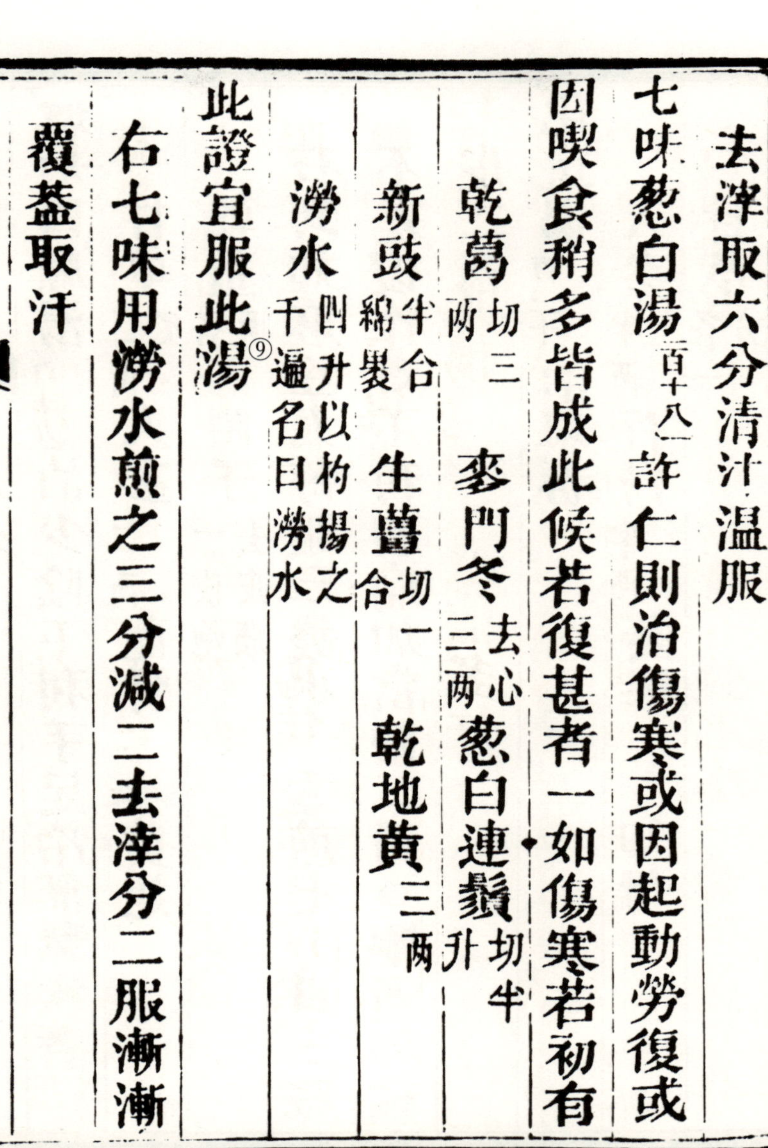

去滓取六分清汁，温服。

七味葱白汤（百十八） 許仁則治傷寒或因起動勞復或因喫食稍多皆成此候若復甚者一如傷寒若初有

乾葛（切三兩）　麥門冬（去心三兩）　葱白連鬚（切半升）

新豉（半合綿裹）　生薑（切一合）　乾地黄（三兩）

𣾰水（四升以杓揚之千遍名曰𣾰水）

此證宜服此湯⑨

右七味用𣾰水煎之三分減二去滓分二服漸漸覆蓋取汗

增損四順湯（百十九）治少陰下利手足冷無熱候者

甘草（炙二兩） 人參（二兩） 龍骨（二兩） 黃連

乾薑（各一兩） 附子（一枚炮去皮臍）

右剉如麻豆大每服三錢水一盞煎七分日三服不差復作○下利腹痛加當歸二兩○嘔者加橘皮二兩

化斑湯（百二十）治斑毒

人參（半兩） 石膏（半兩） 萎蕤 知母

甘草（各一分）

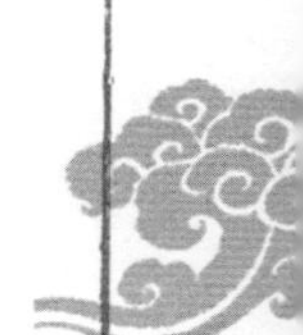

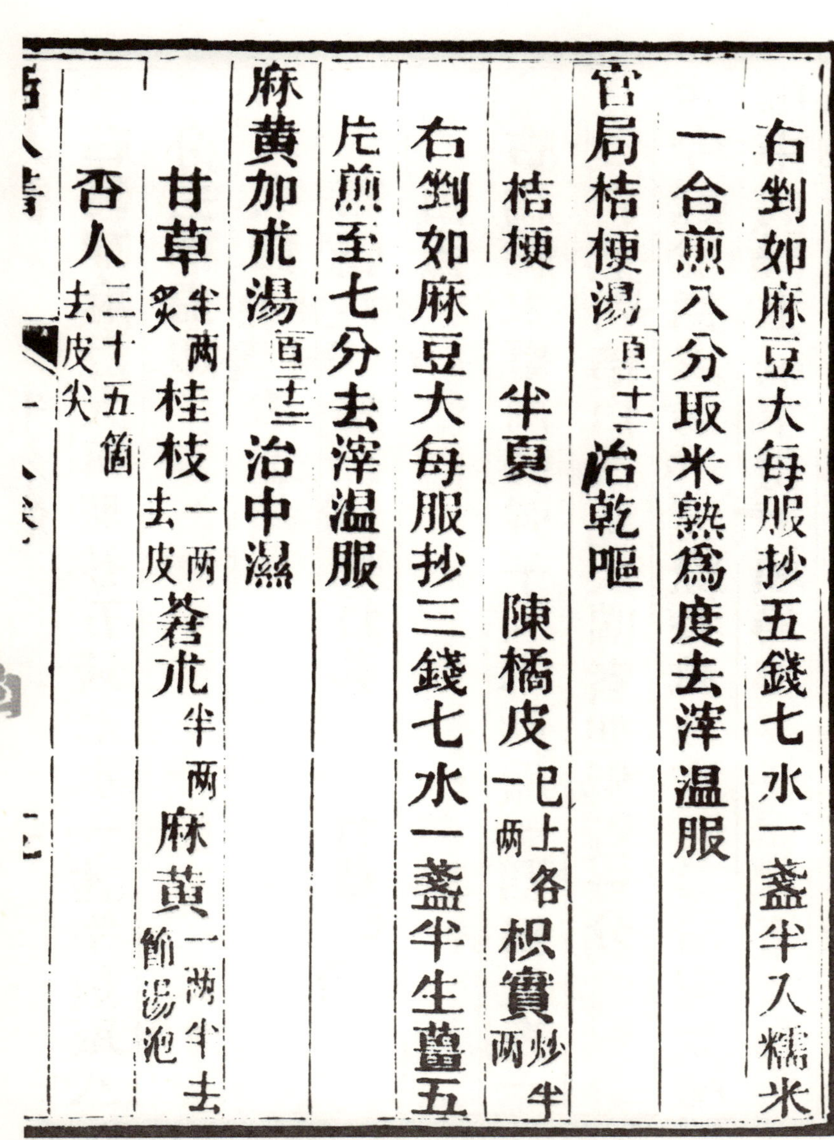

右剉如麻豆大每服抄五錢七水一盞半入糯米一合煎八分取米熟爲度去滓溫服

官局桔梗湯（百十二）治乾嘔

桔梗　半夏　陳橘皮（已上各一兩）　枳實（炒半兩）

右剉如麻豆大每服抄三錢七水一盞半生薑五片煎至七分去滓溫服

麻黄加朮湯（百十三）治中濕

甘草（半兩炙）　桂枝（一兩去皮）　蒼朮（半兩）　麻黄（一兩半去節湯泡）

杏人（三十五箇去皮尖）

右剉如麻豆大每服抄五錢七水一盞半煎取八分去滓溫服

竹皮大圓百二十三　治虛煩

石膏三分研　桂一分　生竹茹二分　甘草三分炙　白薇一分

右爲細末棗肉圓彈子大米飲服一圓日三夜一

○有熱者倍白薇○煩喘者加枳實一分

古今錄驗橘皮湯百二十四　療春秋傷寒秋夏冷濕欬嗽⑩喉中鳴聲上氣不得下頭痛方

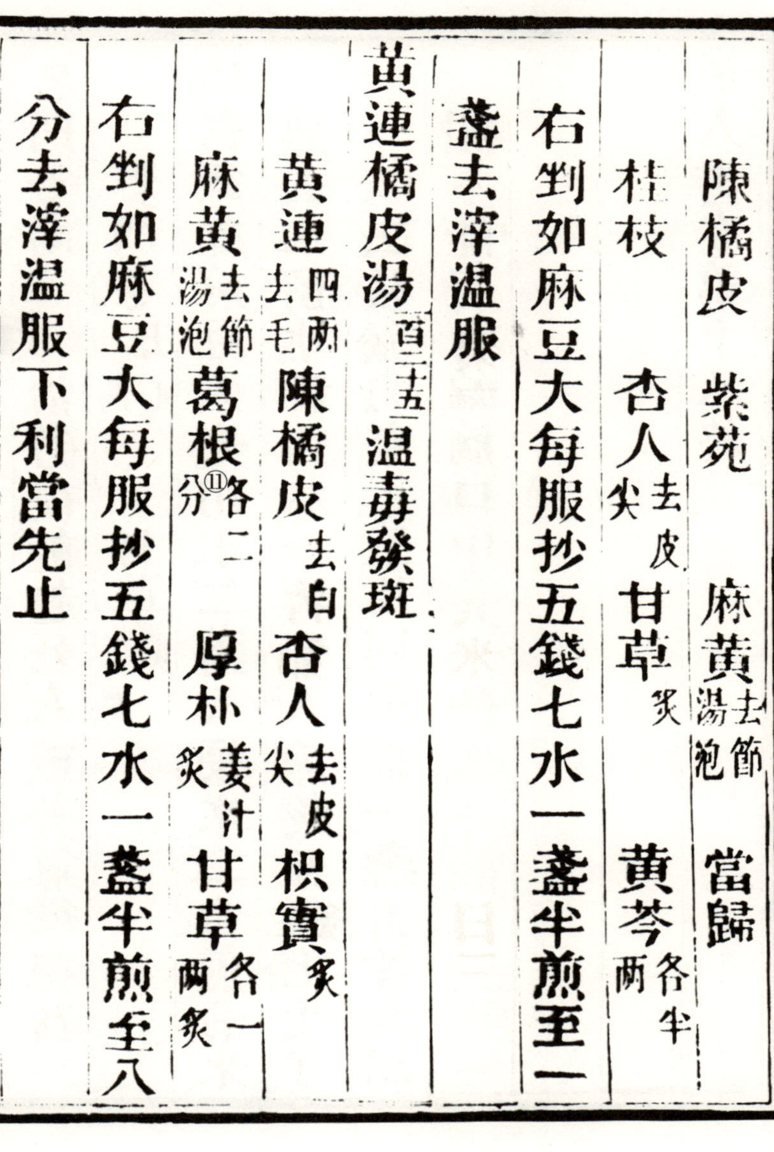

陳橘皮　紫菀　麻黄去節湯泡　當歸

桂枝　杏人去皮尖　甘草炙　黄芩各半兩

右剉如麻豆大每服抄五錢七水一盞半煎至一盞去滓温服

黄連橘皮湯 百二十五 温毒發斑

黄連四兩去毛　陳橘皮去白　杏人去皮尖　枳實炙

麻黄去節湯泡　葛根各二分⑪　厚朴姜汁炙　甘草各一兩炙

右剉如麻豆大每服抄五錢七水一盞半煎至八分去滓温服下利當先止

麥門冬湯（百二十六）治勞復能起死人或勞氣欲絕者

麥門冬一兩去心　甘草二兩炙

右剉如麻豆大先用水二盞入粳米二合煎令米熟去米留水約得水一盞半入煎藥五錢七棗子二枚去核新竹葉十五片同煎取一盞去滓大溫服不能服者綿滴口中⑫

活人書卷第十八終

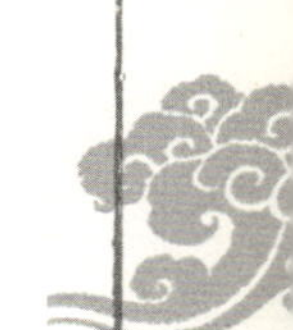

校注

①前：徐本与清本同，吴本作『後』。

②餅：『瓶』的异体字。

③水：徐本作『人』。当从。

④下：据文义疑作『止』。

⑤濃：吴本作『膿』。当从。

⑥安力切：徐本与清本同，吴本作『拿力切』。

⑦部：此下徐本有『者』字。当从。

⑧件：据文义疑作『杵』。

⑨此證宜服此湯：徐本此句在『乾葛、麥門冬、葱白連須、新豉、生薑、乾地黄、澇水』之前，『若初有』之后，当从。

⑩秋：徐本作『冬』，义长可从。

⑪分：徐本与清本同，吴本作『兩』。

⑫二：徐本作『半』。当从。

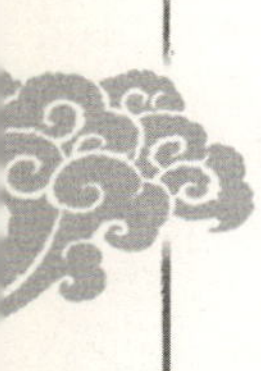

活人書卷第十九

此一卷論婦人傷寒古人治病先論其所主男子調其氣婦人調其血血室不畜則二氣和諧血室凝結水火相刑傷寒氣口緊盛即宜下人迎緊盛即宜汗婦人左關浮緊不可下當發其汗以救其血室榮衛得和津液自通浹然汗出而解仲景云婦人傷寒經水適斷晝日明了暮則讝語如見鬼狀此爲熱入血室無犯胃氣及上二焦無犯胃氣者①主不可下也小柴胡湯主

之若行湯遲則熱入胃令津燥中焦上焦不榮成血結胷狀須當針期門也五行相尅以生相扶以出平居之日水常養於木水木相生則榮養血室血室不畜脾無蘊積脾無蘊積則剛燥不生剛燥旣生若犯胃氣則晝夜譫語喜忘小腹滿小便利屬抵當湯證也（傷寒胃實譫語宜下之婦人熱入血室譫語不可下耳）雖然婦人傷寒與男子治法不同男子先調氣婦人先調血此大略之詞耳要之脉緊無汗名傷寒脉緩有汗爲中風熱病脉洪大

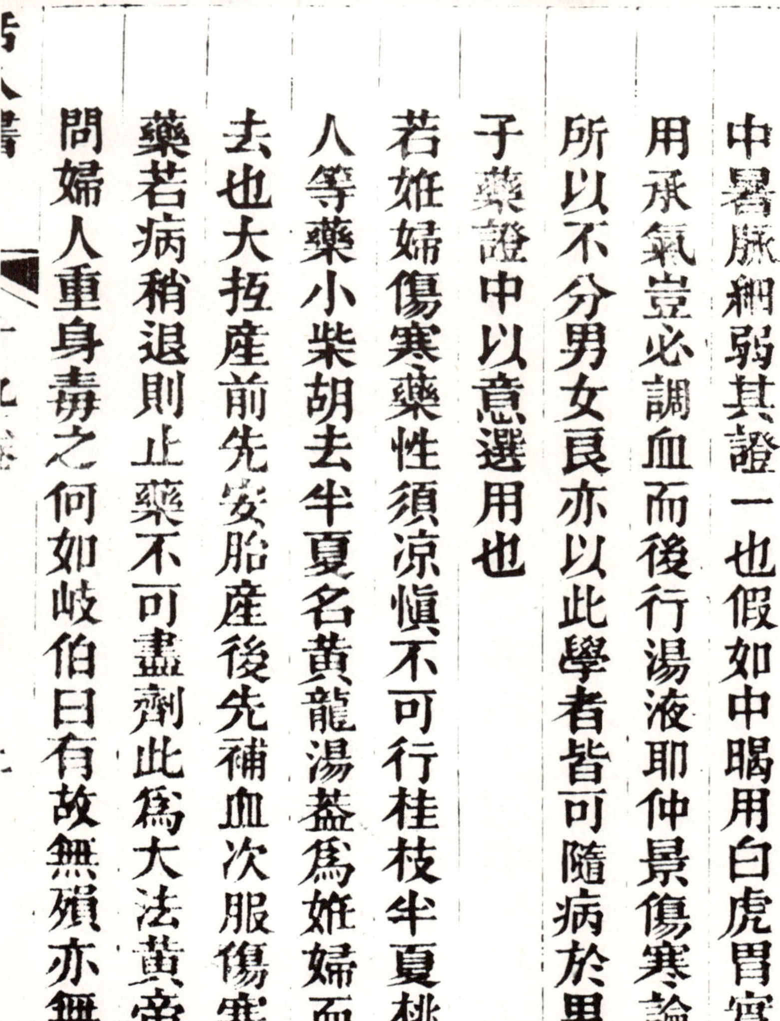

中暑脈細弱其證一也假如中暍用白虎胃實用承氣豈必調血而後行湯液耶仲景傷寒論所以不分男女良亦以此學者皆可隨病於男子藥證中以意選用也

若姙婦傷寒藥性須涼慎不可行桂枝半夏桃人等藥小柴胡去半夏名黃龍湯葢爲姙婦而去也大抵產前先安胎產後先補血次服傷寒藥若病稍退則止藥不可盡劑此爲大法黃帝問婦人重身毒之何如岐伯曰有故無殞亦無

殞也大積大聚其可犯也衰其大半而止過者死

婦人傷寒藥方

男子婦人傷寒仲景治法別無異議比見民間有婦人傷寒方書稱仲景所撰而王叔和爲之序以法考之間有可取疑非古方也特假聖人之名以信其說於天下耳今取金匱玉函治婦人傷寒與俗方中可採者列爲一卷雖不足以盡婦人傷寒之詳並可於百問中參用也

小柴胡湯【三】治婦人傷寒發熱經水適來晝日明了暮則譫語如見鬼狀者此爲熱入血室無犯胃氣及上二焦

又治婦人中風七八日續得寒熱發作有時經水適斷此爲熱入血室其血必結致使如瘧狀者方在十二卷正方二十九

刺期門穴【三】治婦人傷寒發熱惡寒經水適來得之七八日熱除脉遲身涼和胷脇下滿如結胷狀譫語者此爲熱入血室也當刺期門隨其實而取之鍼法在第

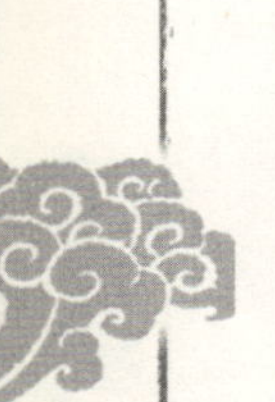

中二卷

瀉心三黄湯 三 婦人傷寒六七日胃中有燥屎大便難煩躁譫語目赤毒氣閉塞不得流通

蜀大黄　鼠尾黄芩　雞爪黄連各等分

右剉如麻豆大每服四錢水一盞半煎至八分去滓温服取微利如目赤睛疼宜加白茯苓嫩竹葉瀉肝氣之餘

桂枝紅花湯 四 婦人傷寒發熱惡寒四肢拘急口燥舌乾經脈凝滯不時往來

桂心　芍藥　甘草炙各三兩　紅花二兩

右剉如麻豆大每服抄五錢七水一盞半生薑四片棗子二枚煎至七分去滓温服良久再服汗出而解

黄芩芍藥湯〔五〕婦人傷寒口燥咽乾腹滿不思飲食

黄芩　白芍藥　白朮　乾地黄各一兩

右剉如麻豆大每服抄五錢七以水一盞半煎至七分去滓温服寒加生薑同煎

柴胡當歸湯〔六〕婦人傷寒喘急煩躁或戰而作寒陰

陽俱虛不可下

柴胡三两　白朮二两　人參　甘草炙

當歸　赤芍藥各一两　五味子　木通各半两

右剉如麻豆大每服抄五錢匕水一盞半生薑四片棗子二枚煎至七分去滓溫服

乾地黃湯〔七〕婦人傷寒差後猶有餘熱不去謂之遺熱

大黃　黃連　黃芩各一两　柴胡去蘆

甘草炙　白芍藥各一两半　乾地黃一两

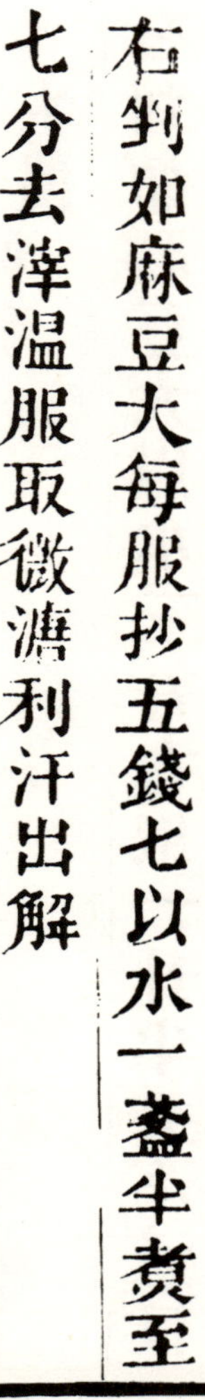

右剉如麻豆大每服抄五錢七以水一盞半煮至七分去滓温服取微濇利汗出解

燒褌散〔八〕婦人傷寒未平復因交合裏急腰胯連腹內痛名曰陰陽易證也

男子褌襠燒灰

右一味以水和服方寸七男子病用婦人褌襠燒灰小便利陰頭腫即愈

青竹茹湯〔九〕婦人病未平復因有所動致熱氣上衝胷手足拘急搐搦如中風狀

括樓根無黄者二兩　青竹茹刮半斤淡竹者佳②

右以水二升半煎取一升二合去滓温分作二三服

當歸白朮湯（十）婦人病未平復因有所動小腹急痛腰胯疼四肢不任舉動無力熱發者

白朮一分　當歸一兩　桂枝去皮　甘草炙

芍藥　附子生去皮破半斤　人參　黄耆各一分

生薑半兩

右剉如麻豆大以水三升煮取一升半去滓通口

服一盞食頃再服一盞温覆微汗便差

○妊婦傷寒藥方

妊婦傷寒仲景無治法用藥宜有避忌不可與尋常人一槩治之也

加減四物湯〔十二〕妊婦產前腹痛及治月事或多或少或前或後胎氣不安產後血塊不散或去血過多或惡露不下

當歸〔切焙〕　川芎　熟乾地黄　白芍藥各一兩

右搗爲麄末每服四錢水一盞半煎至八分取六

分清汁帶熱服日二三服以知爲度若姙婦下血即入艾五七葉阿膠末一錢七同煎服如前法○疾勢甚大散藥不知以四味各半兩細剉以水四盞煎至二盞半去滓分四服熱喫食前服一日之中令盡以知爲度平常產乳服至三蠟止如虛弱血臟不調至一月止○因虛致熱熱與血博口乾渴欲飲水加括樓一兩麥門冬三分○腹中刺痛惡物不下加當歸赤芍藥各一分○血崩加地黃蒲黃各一兩○因熱生風加川芎一分柴胡半兩

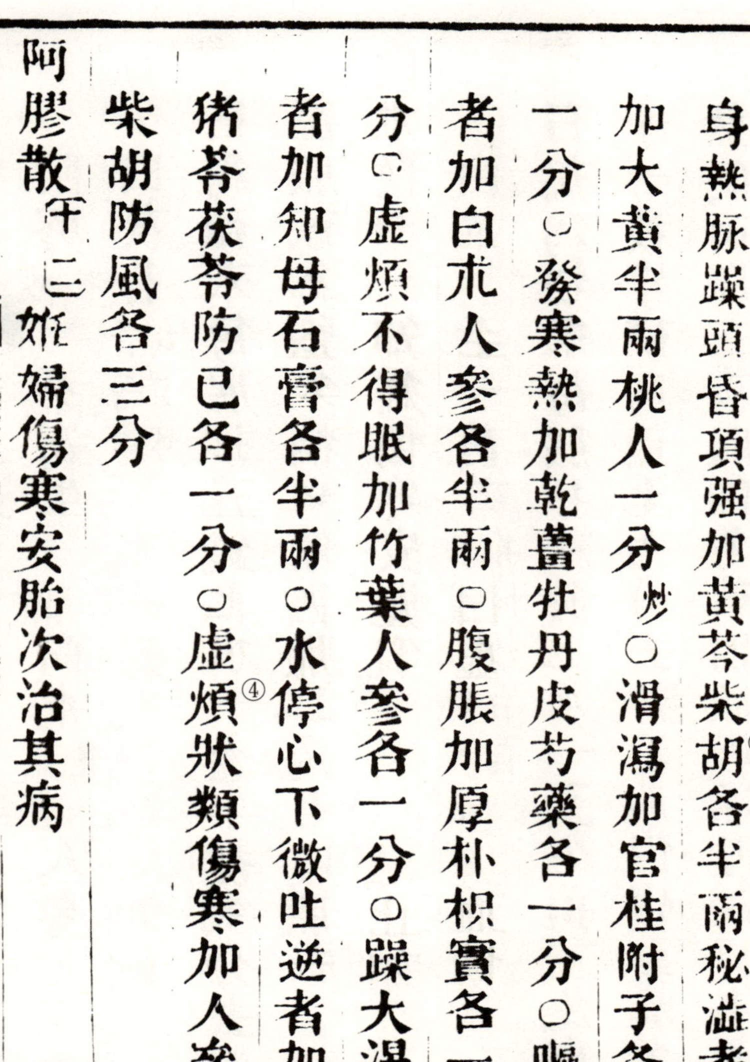
身熱脈躁頭昏項强加黄芩柴胡③各半兩秘澁者加大黄半兩桃人一分炒○滑瀉加官桂附子各一分○發寒熱加乾薑牡丹皮芍藥各一分○嘔者加白朮人參各半兩○腹脹加厚朴枳實各一分○虚煩不得眠加竹葉人參各一分○躁大渴者加知母石膏各半兩○水停心下微吐逆者加猪苓茯苓防已各一分○虚煩④狀類傷寒加人參柴胡防風各三分

阿膠散千二姙婦傷寒安胎次治其病

阿膠炒　桑寄生　白朮吳者佳　人參

白茯苓各等分瓦上炒

右爲粗末每服抄五錢七水一盞半煑八分去滓温服或爲細末糯米飲調服二錢七日二服

白朮散（十三）姙婦傷寒安胎

白朮　黄芩各等分新瓦上并同炒令香

右搗爲粗末每服抄三錢七水一盞生薑三片棗子一枚擘破同煎至七分去滓温服但覺頭痛發熱便可服三兩服即差若四肢厥冷陰證見者未

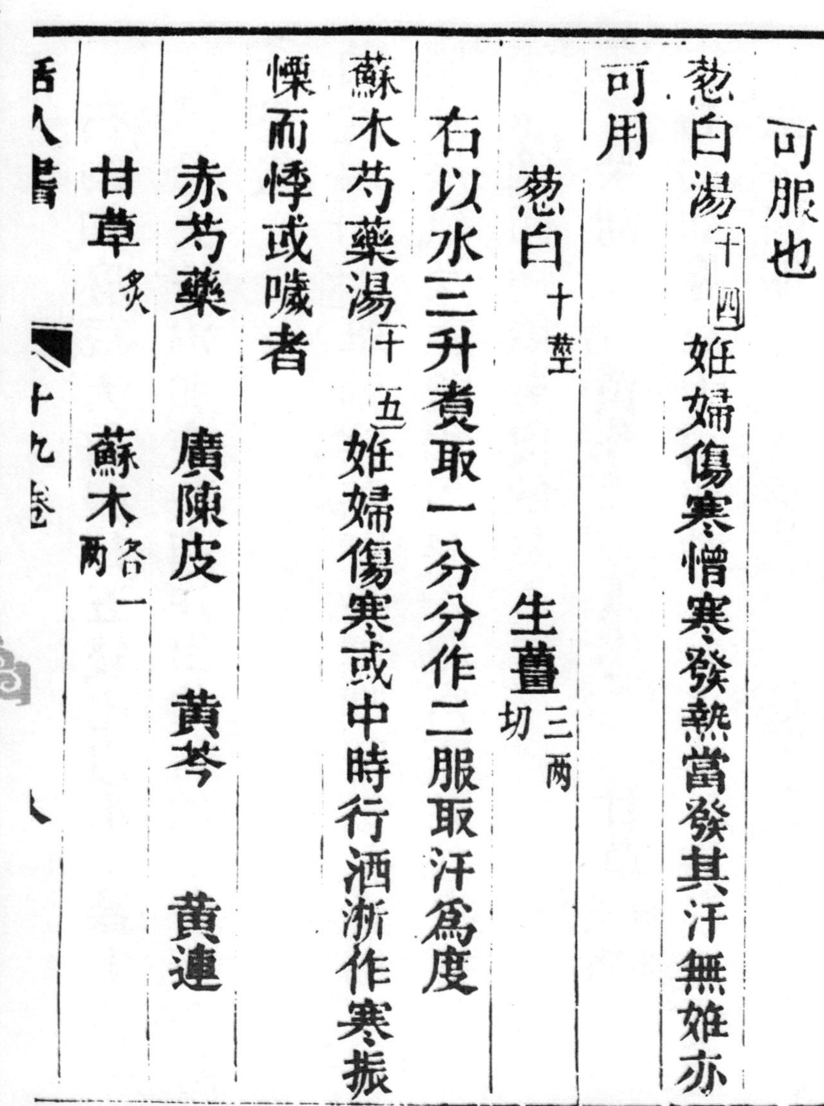

可服也

葱白湯〔十四〕妊婦傷寒憎寒發熱當發其汗無妊亦可用

葱白十莖 生薑三兩切

右以水三升煑取一分分作二服取汗爲度

蘇木芍藥湯〔十五〕妊婦傷寒或中時行洒淅作寒振慄而悸或噦者

赤芍藥 廣陳皮 黃芩 黃連

甘草炙 蘇木各一兩

右剉如麻豆大每服抄五錢七以水一盞半煎至八分去滓温服衣蓋有汗出差若胎不安兼服阿膠散

黄龍湯（十六）妊婦寒熱頭疼嘿嘿不欲飲食脇下痛嘔逆痰氣及差後傷風熱入胞宫寒熱如瘧并經水適來適斷病後勞復餘熱不解

柴胡一兩　黄芩　人參　甘草炙各一分半

右剉如麻豆大每服抄五錢七水二盞煮取一盞去滓温服

柴胡石膏湯十七　妊婦寒⑤暑頭痛惡寒身熱不合⑥四肢疼痛背項拘急唇口乾燥

柴胡四兩　甘草二兩，炙　石膏八分

右剉如麻豆大，每服抄三錢七，以水一盞，生薑五片，煎至六分，去滓溫服，不計時候。若氣虛體冷，加人參四兩。

枳實散十八　妊婦傷寒四日至六日已來，加心疼，腹脹，上氣渴不止，食飲不多，腰疼體重。

枳實一兩，麩炒微黄　麥門冬半兩，去心　陳橘皮三分，湯浸去白穰，炒

右剉如麻豆大每服抄三錢七水一盞入生薑半
分葱白七寸煎至六分去滓温服

旋覆花湯 十九 娠婦傷寒頭目旋痛壯熱心躁

旋覆花半兩 白朮三分 前胡一兩去蘆頭 赤芍藥半兩
黃芩三分 麻黃三分去節根 人參三分 石膏一兩
甘草半兩炙⑦
右剉如麻豆大每服四錢水一盞半生薑半分煎
取六分去滓温服

麥門冬湯 二十 娠婦傷寒壯熱嘔逆頭痛不思飲食

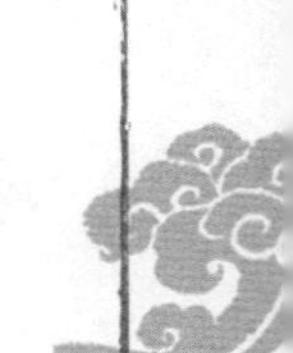

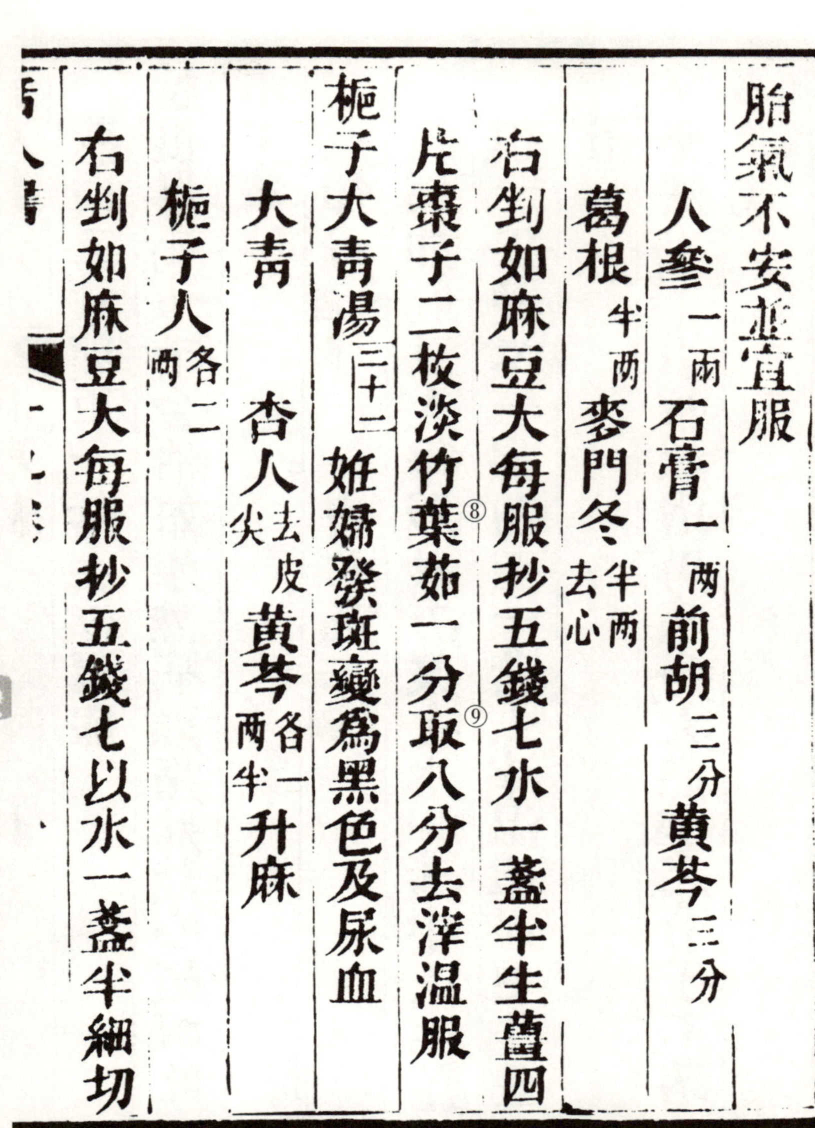
胎氣不安並宜服

人參一兩　石膏一兩　前胡三分　黄芩三分

葛根半兩　麥門冬半兩去心

右剉如麻豆大每服抄五錢七水一盞半生薑四片棗子二枚淡竹葉⑧茹一分⑨取八分去滓溫服

梔子大青湯〔三十二〕姙婦發斑變爲黑色及尿血

大青　杏人去皮尖　黄芩各一兩半　升麻

梔子人各二兩

右剉如麻豆大每服抄五錢七以水一盞半細切

葱白三寸煎取一盞去滓温服

蘆根湯 三十二 千金治姙娠熱病頭痛壯熱心煩嘔吐不下食

知母四兩 青竹茹三兩

右剉如麻豆大每服抄五錢七水一盞半入生蘆根一握粳米一撮煎至一盞去滓温服盡更作差止

塗臍法 三十三 治姙娠遭時疾身大熱塗之令子不落名伏龍肝散

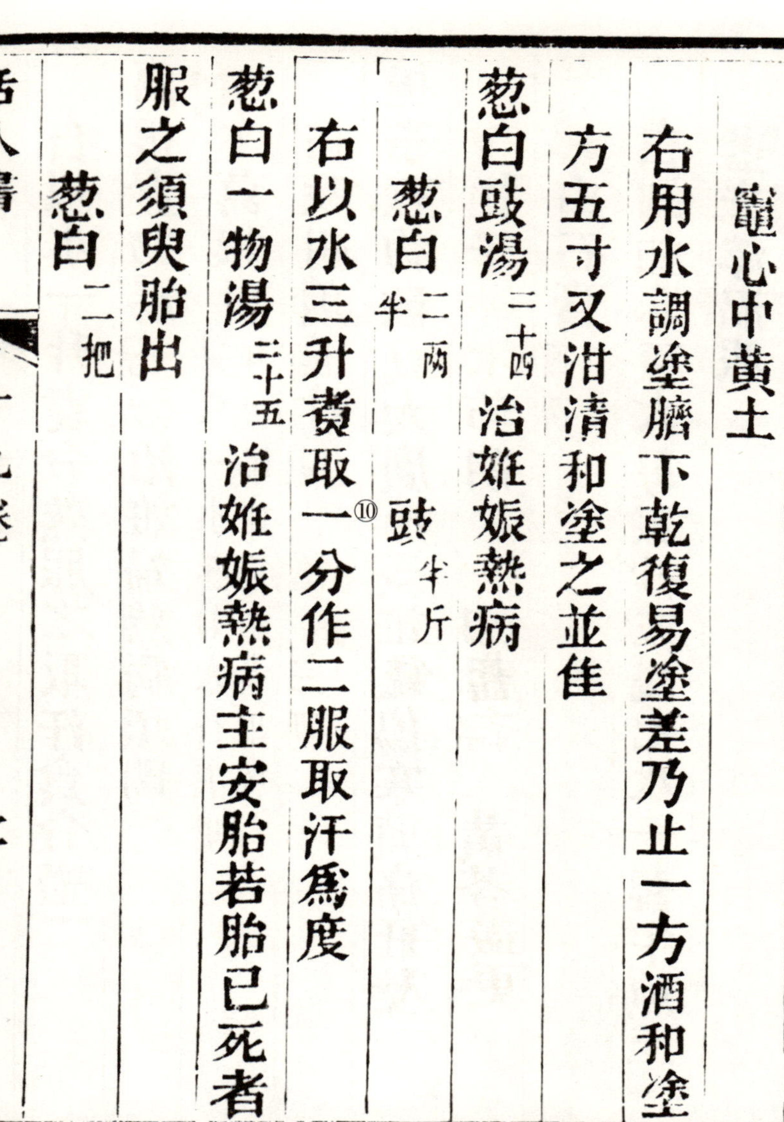

竈心中黄土

右用水調塗臍下乾復易塗差乃止一方酒和塗方五寸又泔清和塗之並隹

葱白豉湯二十四 治姙娠熱病

葱白二兩半 豉半斤

右以水三升煑取一⑩分作二服取汗爲度

葱白一物湯二十五 治姙娠熱病主安胎若胎已死者服之須臾胎出

葱白二把

右以水一升煑令熟服之取汗食令盡

葛根壹物湯⑪二十六 治姙婦熱病煩悶

葛根汁每服一小盞如人行五里再一服如無生者用乾葛

右㕮咀煎濃汁服

梔子五物散二十七 廣濟療姙娠傷寒頭痛壯熱

梔子　前胡　知母各二兩　黃芩一兩

白石膏四兩

右剉如麻豆大每服抄五錢七水一盞半煎至一盞去滓温服

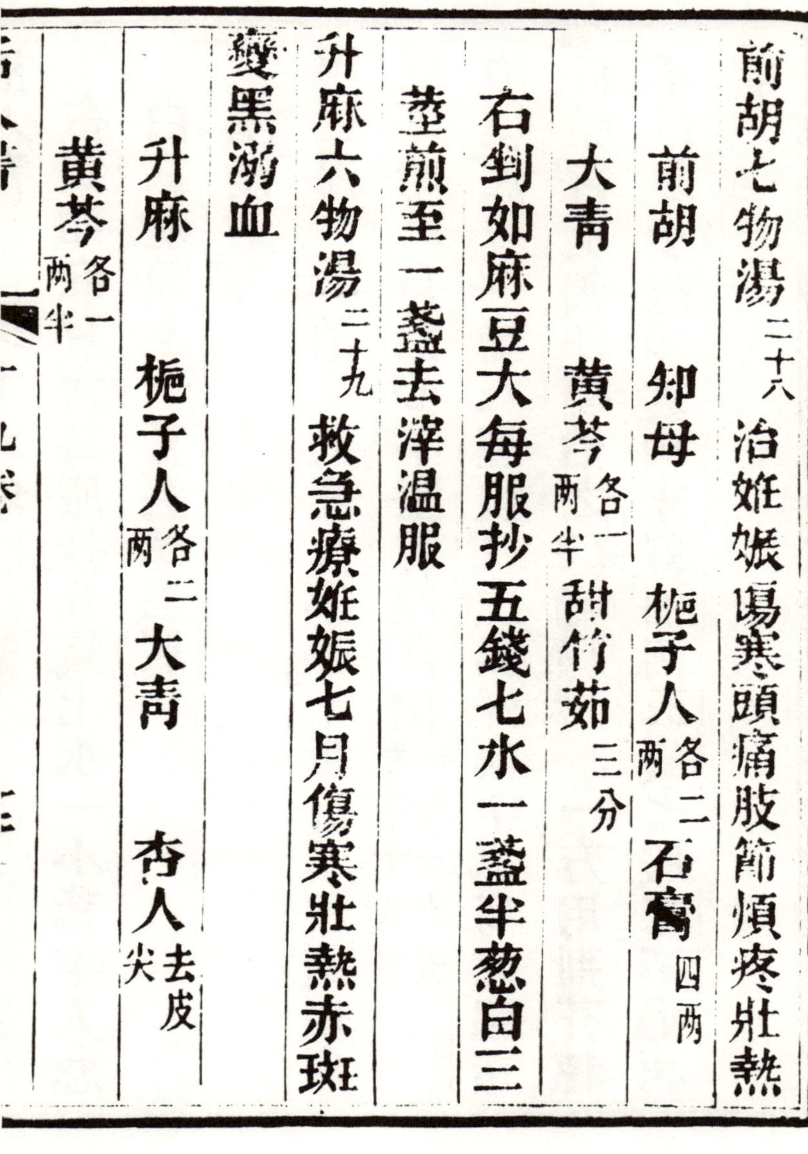

前胡七物湯 二十八 治姙娠傷寒頭痛肢節煩疼壯熱

前胡　知母　梔子人各二兩　石膏四兩

大青　黃芩各一兩半　甜竹茹三分

右剉如麻豆大每服抄五錢七水一盞半葱白三莖煎至一盞去滓溫服

升麻六物湯 二十九 救急療姙娠七月傷寒壯熱赤斑變黑溺血

升麻　梔子人各二兩　大青　杏人去皮尖

黃芩各一兩半

右剉如麻豆大每服抄五錢匕水一小盞半入葱白三莖煎至一盞去滓溫服

○產後藥方

陽旦湯三十　治婦人產後傷風十數日不解頭微痛惡寒時時有熱心下堅乾嘔汗出方在十八卷一百一十六

治痓法三十一　婦人產後血虛多汗喜中風身體強直口噤背反張作痓治之法在第六卷問中　一方用荊芥穗不以多少微炒爲細末好酒調五錢七服之不過再服

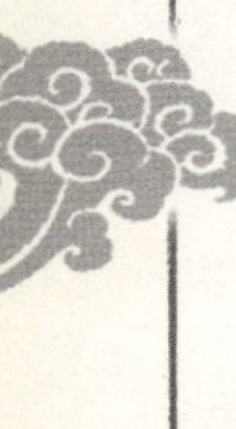

神功圓三十二　治婦人產後亡津液大便多秘或譫語煩躁不可用湯液宜神功圓用青木香湯吞下方在十八卷六十八

桂心牡蠣湯三十三　婦人產後頭疼身體發熱兼治腹內拘急疼痛

桂心三兩　黃芩二兩　白芍藥　乾地黃

牡蠣煅各五兩

右剉如麻豆大每服抄五錢七以水一盞半煎至一盞去滓溫服

蜀漆湯 三十四 婦人產後寒熱往來心胷煩滿骨節疼痛及頭疼壯熱日晡加甚又如瘧狀

黃耆 五兩 生地黃 一斤 蜀漆葉 一兩 桂心

甘草 炙 黃芩 各一兩 知母 芍藥 各二兩

右剉如麻豆大每服抄五錢七水一盞半煎取一盞去滓溫服

增損柴胡湯 三十五 婦人產後虛羸發熱飲食少腹脹或往來寒熱等疾

柴胡 三錢 人參 白芍藥 半夏 湯泡

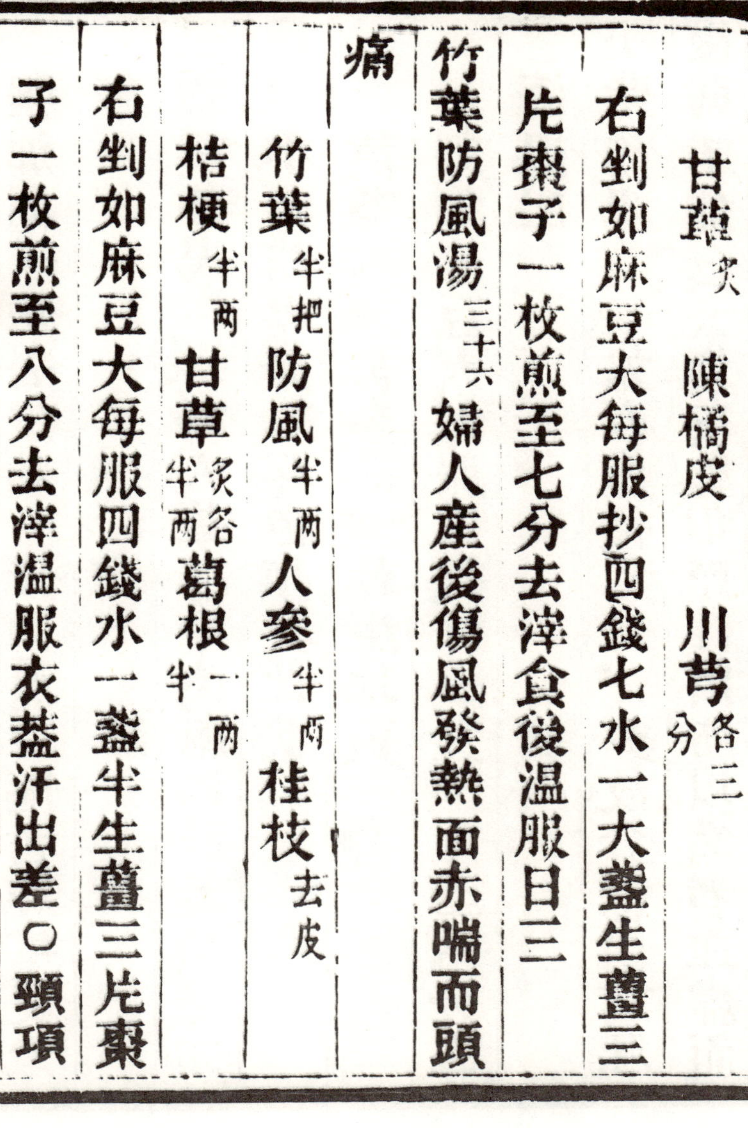

甘草炙 陳橘皮 川芎各三分

右剉如麻豆大每服抄四錢七水一大盞生薑三片棗子一枚煎至七分去滓食後溫服日三

竹葉防風湯三十六 婦人產後傷風發熱面赤喘而頭痛

竹葉半把 防風半兩 人參半兩 桂枝去皮

桔梗半兩 甘草炙各半兩 葛根一兩半

右剉如麻豆大每服四錢水一盞半生薑三片棗子一枚煎至八分去滓溫服衣蓋汗出差〇頸項

强加附子炮去皮臍一錢同煎○嘔者加半夏一錢

三物黄芩湯 三十七 婦人草蓐中傷風四肢苦煩熱頭疼與小柴胡湯頭不疼但煩與此藥

黄芩半兩 苦參一兩 乾生地黄二兩

右剉如麻豆大每服四錢水一盞半煎至八分去滓温服

小柴胡湯 三十八 婦人産後亡血汗多故令鬱冒其脉微弱不能食大便反堅但頭汗出所以然者血虚而

厥厥而必冒冒家欲解必大汗出以血虚下厥孤陽上出故但頭汗出所以産婦喜汗出者亡陰血虚陽氣獨盛故當汗出陰陽乃復所以便堅者嘔不能食也方在第十二卷二十九

乾薑柴胡湯 三十九 婦人傷寒經脉方來初斷寒熱如瘧狂言見鬼

柴胡四兩去蘆　桂枝一兩半　括樓根二兩　牡蠣一兩熬

乾薑一兩炮　甘草一兩炙

右剉如麻豆大每服五錢水一盞半煎至七公去 ⑫

滓温服初服微煩再服汗出而愈

海蛤散【四十】婦人傷寒血結胷膈揉而痛不可撫近法當刺期門仲景無藥方此方疑非仲景然其言頗有理姑存焉

海蛤　滑石　甘草炙各一兩　芒硝半兩

右擣羅爲散每服二錢雞子清調下小腸通利則胷膈血散膻中血聚則小腸壅小腸既壅膻中血不流行宜用此方若小便利血數行更宜桂枝加紅花二兩發其汗則愈終

成都李煊校字

校注

①主：徐本作『言』。当从。
②斤：徐本与清本同，吴本作『升』。
③黄芩柴胡：徐本作『柴胡黄芩』。
④煩：徐本作『寒』。
⑤寒：徐本作『傷』。当从。
⑥不合：徐本作『躁悶』。当从。
⑦甘草半两炙：此句徐本在『石膏』之下。
⑧葉：徐本无此字。当从。
⑨取：此上徐本有『煮』字。当从。
⑩一：此下徐本有『升』字。当从。
⑪葛根壹物湯：此前吴本有『伏龍肝散（二十六）用伏龍肝雞子許，水調服之』。
⑫公：徐本作『分』。当从。

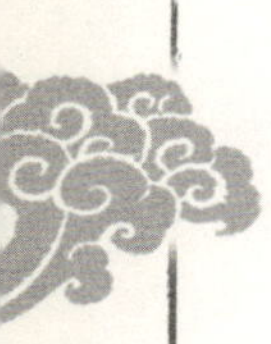

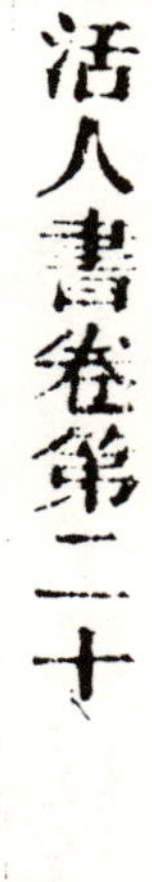

活人書卷第二十

此一卷論小兒傷寒小兒大人治法一般但小分劑藥性差涼①耳尋常風壅發熱鼻涕痰嗽煩渴惺惺散主之咽喉不利痰實咳嗽鼠粘子湯主之頭額身體溫熱大便黃赤腹中有熱四順散連翹飲三黃圓主之頭額身體溫熱大便白而酸臭者胃中有食積雙圓主之小兒無異疾惟飲食過度不能自節心腹脹滿身熱頭痛此雙圓悉治之小兒身體潮熱頭目碎痛心神煩

躁小便赤大便秘此劇熱也洗心散調胃承氣湯主之頭疼發熱而偎人惡寒者此傷寒證也升麻湯主之無汗者麻黃黃芩湯有汗者升麻黃芩湯皆要藥也小兒尋常不可過服涼藥胃冷虫動其證與驚相類醫人不能辨往往服進驚藥如腦麝之類逐痰發吐胃虛而成慢驚者多矣小兒須有熱證方可疎轉仍慎用圓子藥利之當以大黃川芎等㕮咀作湯液以蕩滌蘊熱蓋圓子巴豆乃攻食積耳

洗心散（二）治徧身壯熱頭目碎痛背膊拘急大熱衝上口苦唇焦夜卧舌乾咽喉腫痛涕唾稠粘痰壅喫食不進心神躁熱眼澁睛疼傷寒鼻塞四肢沉重語聲不出百節疼痛大小便不利麩豆瘡時行瘟疫狂語多渴及小兒天吊風夜驚啼並宜服之

當歸四兩 炒　芍藥四兩 生用　甘草四兩 炙

荊芥四兩　白朮一兩 炙　麻黃四兩去節 炙

大黃四兩以米泔水浸一炊間漉出令乾慢炒取熟

右為末每服二錢水一盞半生薑一片薄荷二葉

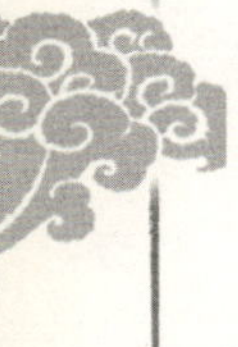

煎至八分放温和滓服了仰卧仍去枕少時如五臟壅實煎四五錢七若要溏轉則熱服

惺惺散三治小兒風熱及傷寒時氣或瘡疹發熱

桔梗　細辛　人參　白朮

甘草炙　瓜樓根　茯苓　川芎各等分

右擣羅爲末每服二錢用水一盞生薑二片薄荷二葉同煎七分服三歲已下作四五服五歲已上分二服凡小兒發熱不問傷風風熱先與此散數服往往輒愈

四順散三 解大人小兒膈熱退壅盛涼心經

大黄煨 甘草炙 當歸酒洗 芍藥各等分

右爲細末每服二錢水一盞薄荷三葉煎七分温服小兒量歲數與之

麻黄黄芩湯四 治小兒傷寒無汗頭痛發熱惡寒

麻黄去節一兩 黄芩半兩 赤芍藥各半兩 甘草炙 桂枝去皮各半兩或作一分

右擣羅爲細末每服一錢或二錢暖水調下日進三服兼治天行熱氣生豌豆瘡不快煩躁昏憒或

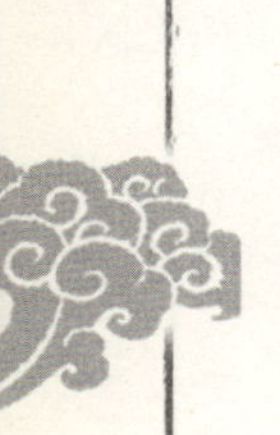

出時身尚疼熱

升麻黄芩湯五　治小兒傷風有汗頭疼發熱惡寒

升麻　葛根　黄芩　芍藥各三錢

甘草一錢半炙

右剉如麻豆大每服三錢水一盞煎至六分去滓温服瀉者不可服若時行瘡豆出不快煩躁不眠者加木香一錢半

甘露飲子六　治傷寒壯熱口渴及胃中客熱口臭不思飲食或饑煩不欲食齒齦腫疼膿血不住口舌咽

中有瘡赤眼目臉②重不欲開瘡疹已發未發並宜服
之

天門冬　麥門冬並去心焙　甘草炙　熟乾地黄

枳殼去穰麩炒　枇杷葉去毛　黄芩　生乾地黄

石斛去苗　山茵蔯

右各等分㕮咀每服三錢水一盞煎至六分去滓
温服食後臨卧去滓温服

雙圓七　治小兒身熱頭痛飲食不消胷腹脹滿或心
腹疼痛大小便不利或下重數起未差可再服小兒

熱候哺食減少氣息不快夜啼不眠是腹內不調並宜服此圓下之

甘遂半兩　硃砂二錢別研　杏核取人四兩半別研

牡蠣二兩熬　甘草一兩一分半炙　麥門冬去心二兩半

巴豆六十枚去皮心膜研新布絞去油日中曝之白如霜

右麥門冬甘草甘遂牡蠣四味為極細末入巴豆硃砂杏人合和一處擣二千杵更入少蜜擣和極熟旋圓半歲小兒服如荏子大一雙一歲小兒服如半麻子大分為一雙二歲小兒服麻子大一枚

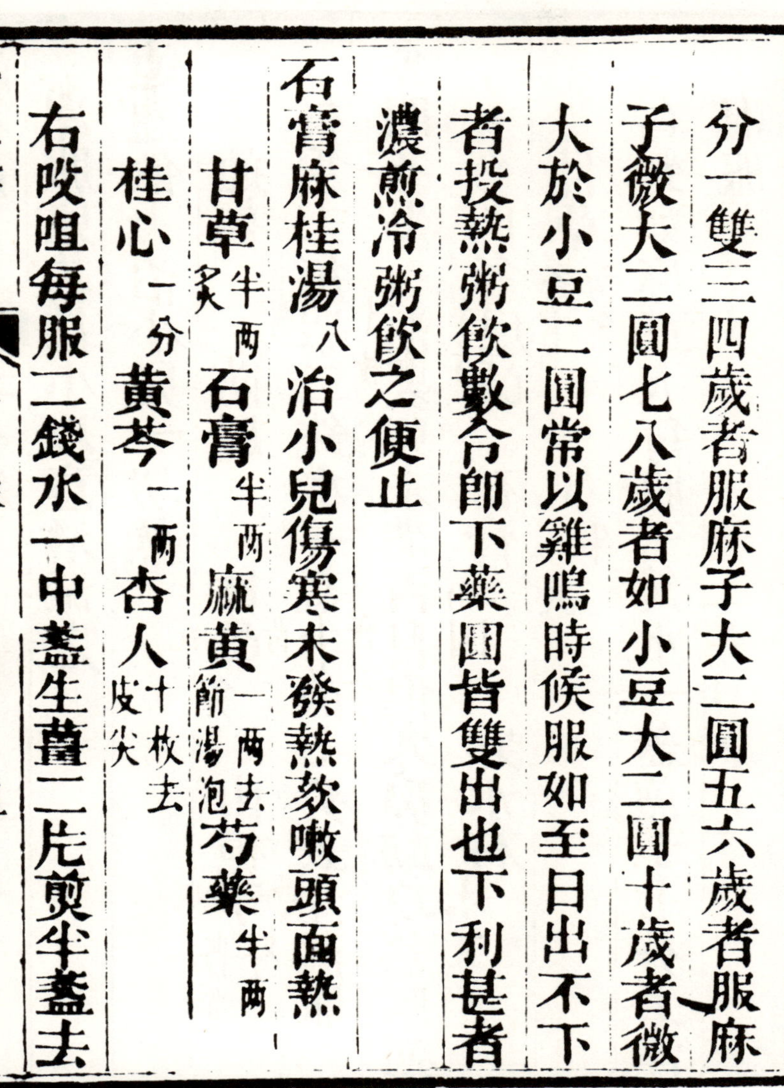

分一雙三四歲者服麻子大二圓五六歲者服麻子微大二圓七八歲者如小豆大二圓十歲者微大於小豆二圓常以雞鳴時候服如至日出不下者投熱粥飲數合即下藥圓皆雙出也下利甚者濃煎冷粥飲之便止

石膏麻桂湯八　治小兒傷寒未發熱欬嗽頭面熱

甘草半兩炙　石膏半兩　麻黃一兩去節湯泡　芍藥半兩

桂心一分　黃芩一兩　杏人十枚去皮尖

右㕮咀每服二錢水一中盞生薑二片煎半盞去

滓服兒若甚小以意增減之

連翹飲九 治小兒一切熱

連翹 防風 甘草炙 山梔子各半分

右為末每服二錢水一盞半煎七分去滓温服

麥門冬湯十 治嬰兒未滿百日傷寒鼻衄身熱嘔逆

麥門冬三分去心 石膏 寒水石

甘草各半兩炙 桂三錢半

右剉如麻豆大每服三錢水一盞煎至七分去滓

温服

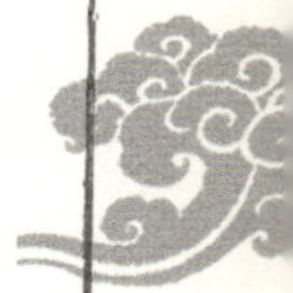

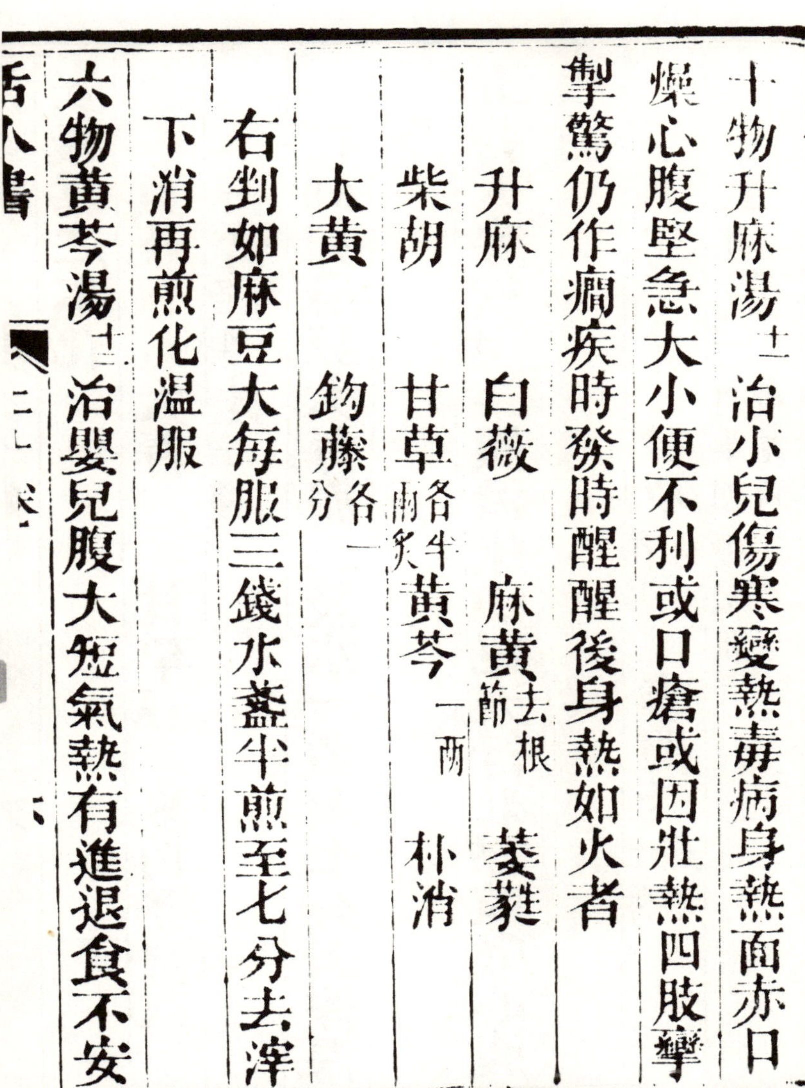

十物升麻湯十一　治小兒傷寒變熱毒病身熱面赤口燥心腹堅急大小便不利或口瘡或因壯熱四肢攣掣驚仍作癇疾時發時醒醒後身熱如火者

升麻　白薇　麻黃去根節　葳蕤

柴胡　甘草炙各半兩　黃芩一兩　朴消

大黃　鉤藤各一分

右剉如麻豆大每服三錢水一盞半煎至七分去滓下消再煎化溫服

六物黃芩湯十二　治嬰兒腹大短氣熱有進退食不安

安穀爲之不化

黄芩　大青　甘草炙　麥門冬去心

石膏各半兩　桂三錢

右剉如麻豆大每服三錢水一盞煎七分去滓溫服

五物人參飲十三　廣濟療小兒天行壯熱咳嗽心腹脹滿

人參　甘草各半兩　麥門冬去心一兩

生地黄一兩半如無只用生乾地黄半兩

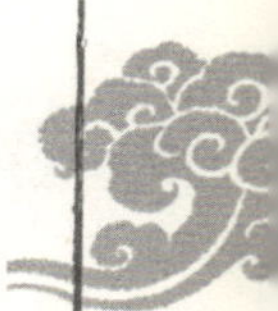

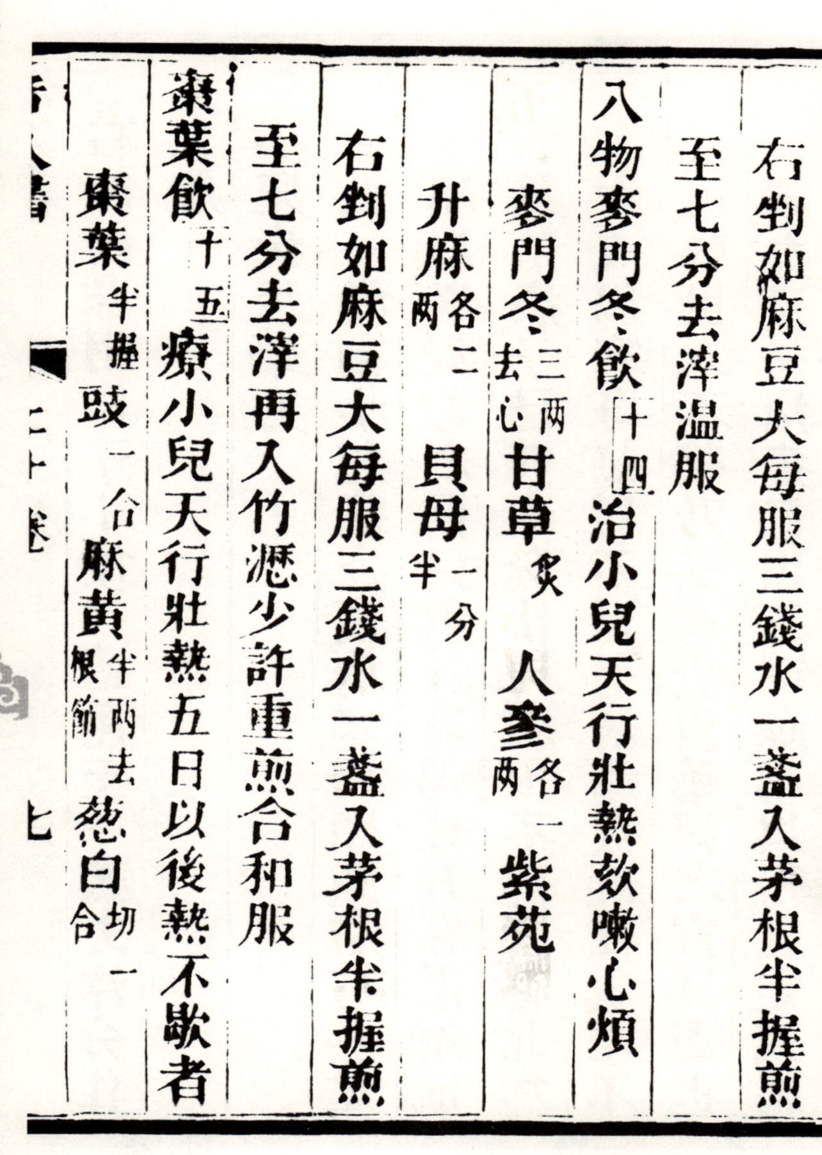

右剉如麻豆大每服三錢水一盞入茅根半握煎至七分去滓温服

八物麥門冬飲【十四】治小兒天行壯熱欬嗽心煩

麥門冬三兩去心　甘草炙　人參各一兩　紫苑　升麻各二兩　貝母一分半

右剉如麻豆大每服三錢水一盞入茅根半握煎至七分去滓再入竹瀝少許重煎合和服

棗葉飲【十五】療小兒天行壯熱五日以後熱不歇者

棗葉半握　豉一合　麻黄半兩去根節　葱白切一合

右件四味用童子小便二盞煎至一盞去滓分作二服

○小兒瘡疹藥方

此一卷論小兒瘡疹與傷寒相類頭痛身熱足冷脉數疑似之間只與升麻湯緣升麻湯解肌兼治瘡子已發未發皆可服但不可疎轉此爲大戒傷寒身熱固不可下瘡疹發熱在表尤不可轉世人不學乃云初覺以藥利之宣其毒也誤矣又云瘡痘已出不可疎轉出得已定或膿

血大盛却用疏利亦非也大抵瘡疹首尾皆不可下小兒身熱耳冷尻冷咳嗽輒用利藥即毒氣入裏殺人也但與化毒湯紫草木通湯解之子湯③出得大盛即用犀角地黃湯解之若瘡痘出不快煩躁不得眠者氷解散麻黃黃芩湯升麻黃芩湯活血散主之瘡黑倒靨猪尾膏無比散龍腦膏子無不驗也若熱毒攻咽喉痛者如聖湯瘡痘入眼決明散撥雲散蜜蒙花散通聖散與蛤粉散主之治瘡疹之法無出此矣

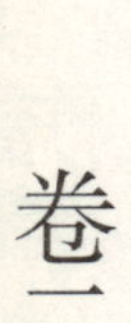

升麻湯十六　治傷寒中風頭痛增寒壯熱肢體疼痛發熱畏寒鼻乾不得卧并治大人小兒瘡疹已發未發皆可服兼治寒暄不時人多疾疫乍暖脱著衣巾及暴熱之次忽變陰寒身體疼痛頭重如石者方在第十六卷第一

犀角地黄湯十七　治傷寒及温病應發汗而不發汗內有瘀血者及鼻衄吐血不盡內有餘瘀血面黄大便黑者此方主消化瘀血兼治瘡疹出得太盛以此方解之方在第十八卷八十六

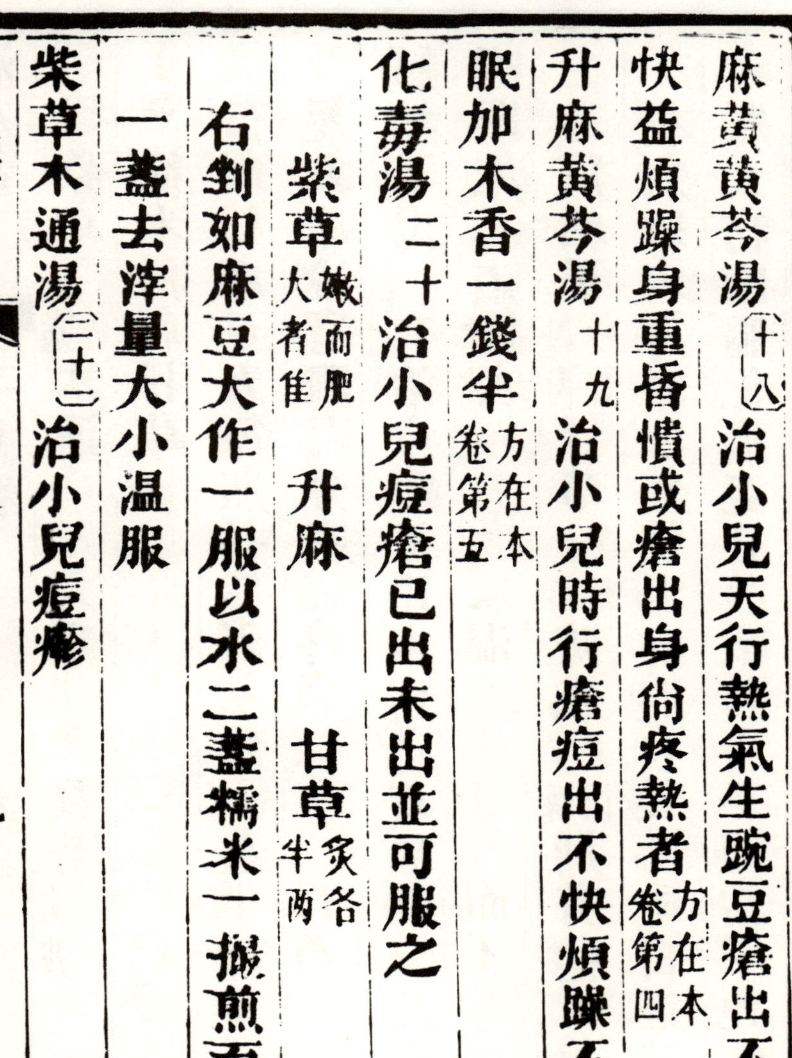

麻黃黃芩湯（十八） 治小兒天行熱氣生豌豆瘡出不快益煩躁身重昏憒或瘡出身尙疼熱者 方在本卷第四

升麻黃芩湯 十九 治小兒時行瘡痘出不快煩躁不眠加木香一錢半 方在本卷第五

化毒湯 二十 治小兒瘡痘已出未出並可服之

紫草 嫩而肥大者隹　升麻　甘草 炙各半兩

右剉如麻豆大作一服以水二盞糯米一撮煎至一盞去滓量大小溫服

紫草木通湯（二十一） 治小兒瘡疹

紫草去蘆　木通　人參　茯苓去皮

糯米各等分　甘草半之

右剉如麻豆大每服抄四錢七水一盞半煎至一盞去滓澄清温温分服

鼠粘子湯二十二　治瘡瘮欲出未得透皮膚熱氣攻咽喉眼赤心煩躁者

鼠粘子四兩炒香　甘草一兩炙炒　防風半兩去節　荆芥穗二兩

右爲細末每服二錢沸湯點服食後臨卧日進三服大利咽膈化痰涎止咳嗽若春冬間常服免生

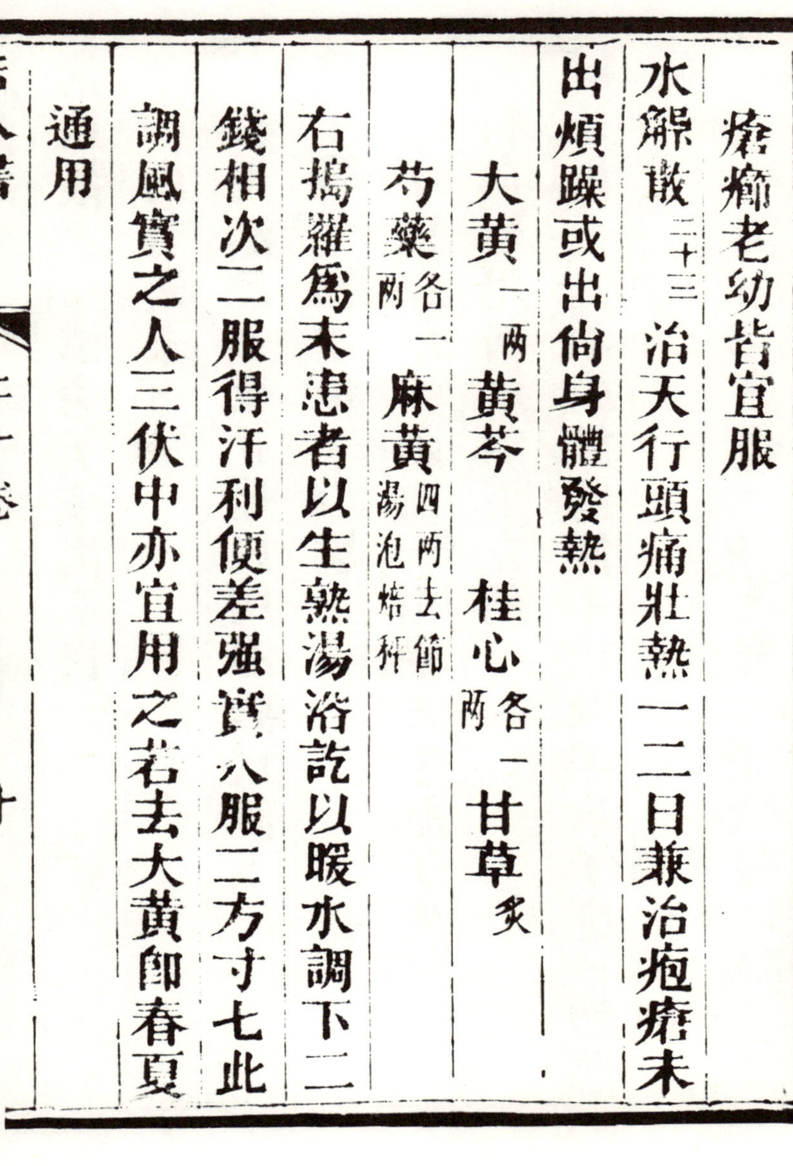

瘡疹老幼皆宜服

水解散 二十三 治天行頭痛壯熱一二日兼治疱瘡未出煩躁或出尚身體發熱

大黃一兩　黃芩　桂心各一兩　甘草炙

芍藥各一兩　麻黃四兩去節湯泡焙秤

右搗羅爲末患者以生熱湯浴訖以暖水調下二錢相次二服得汗利便差強實人服二方寸七此調風實之人三伏中亦宜用之若去大黃即春夏通用

活血散（二十四）治瘡子或出不快

白芍藥末一錢

右用酒調如欲止痛只用溫熟水調下

猪尾膏（二十五）治瘡子倒靨

小猪兒尾尖刺血一兩點入生腦子少許

右同研用新水調下立効

無比散（二十六）治瘡瘢惡候不快及黑瘡子應一切惡候

牛黄一分 麝香一分 龍腦一分 膩粉一分 研細

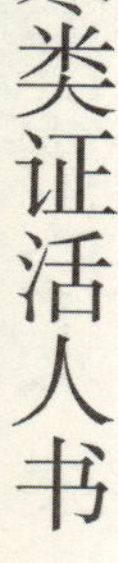

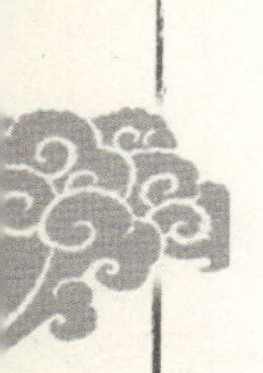

硃砂一兩先研如粉

右同研細小兒一字大人半錢水銀少許同小豬豬尾上血三兩滴新汲水少許同調服先甯穩得睡然後取轉下如爛魚腸蒲桃穗之類涎臭惡物便安小兒用妳④汁滴尤妙

龍腦膏子〔一十七〕治時疾發豌豆瘡及赤瘡子未透心煩狂躁氣喘妄語或見鬼神或已發而陷伏皆宜早治不爾毒入藏必死

梅花龍腦一錢生者

右細研旋滴猪心血和圓如雞頭子大每服一圓心煩狂躁者用紫草湯化下若瘡子陷伏者用溫酒化下少時心神便定得卧瘡疹發透依常將息取安也

如聖湯 二十八 小兒瘡疹毒攻咽喉腫痛

桔梗 一兩　甘草 生一兩　牛旁子 炒一兩　麥門冬 去心半兩

右爲細末每服二錢沸湯點細細呷服入竹葉煎調尤妙

決明散 二十九 治瘮豆瘡入眼

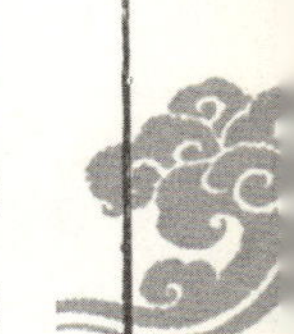

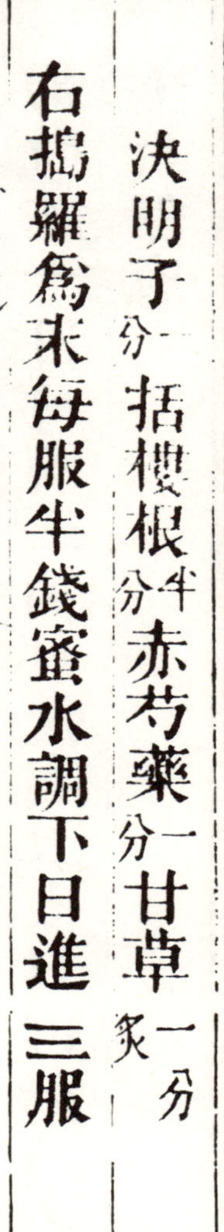

決明子一分　括樓根半分　赤芍藥一分　甘草一分炙

右搗羅爲末每服半錢蜜水調下日進三服

撥雲散〔三十一〕治疹痘瘡入眼及生翳膜

桑螵蛸真者一兩炙令焦細研

右爲極細末入麝香少許令匀每服二錢生米泔水調下臨服卧之⑥

蜜蒙花散〔三十二〕治疹痘瘡並諸毒氣入眼

青葙子　決明子　車前子各半錢　蜜蒙花一錢半淨

右爲細末用羊肝一片破開作三片摻藥令匀却

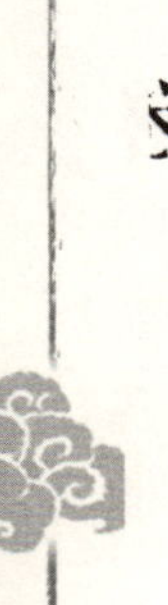

合定作一片以濕紙七重裹煻灰火中煨熟空心食之

通聖散〔三十二〕治瘮痘瘡入眼及生翳

菉豆皮　穀精草去根各一兩

白菊花二兩如無黄甘菊花代之然不如白菊花

右擣羅爲末每服一大錢乾柿一箇生粟米泔水一盞共一處煎候米泔盡只將乾柿去核喫之不拘時候一日可喫三箇日淺者五七日可效遠者半月即愈

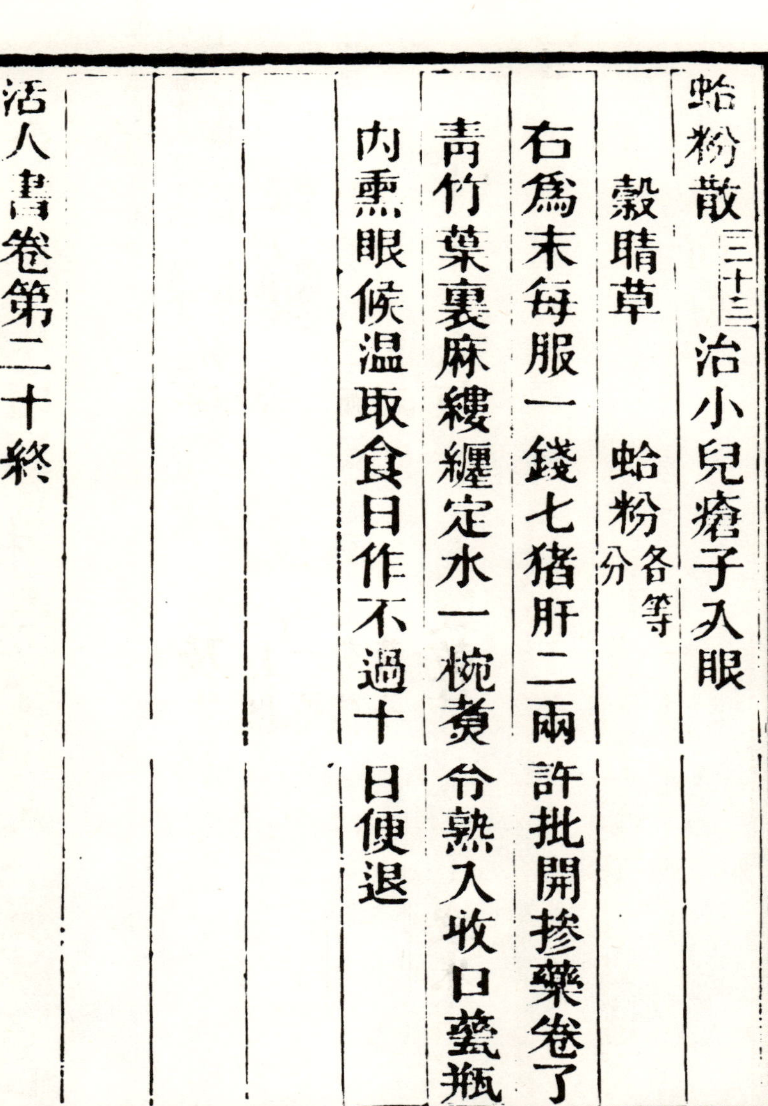

蛤粉散〔三十三〕治小兒瘡子入眼

穀睛草　蛤粉各等分

右爲末每服一錢七猪肝二兩許批開摻藥卷了青竹葉裹麻縷纏定水一椀煑令熟入收口甆瓶内熏眼候温取食日作不過十日便退

活人書卷第二十終

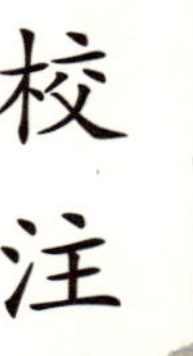
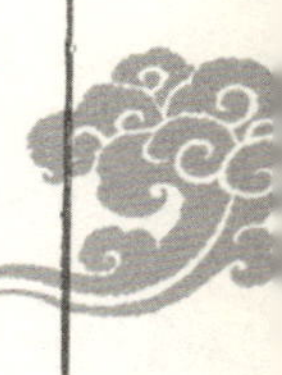

校注

①凉：『凉』的异体字。
②瞼：徐本与清本同，吴本作『瞼』，当从吴本。
③子湯：据徐本疑作『鼠粘子湯』。
④妳（nǎi）：『奶』的异体字。乳也。
⑤雞頭子：中草药名。即芡实。
⑥臨服卧之：徐本与清本同，吴本作『臨卧服之』。

图书在版编目（CIP）数据

中医古籍珍本集成.【伤寒金匮卷】. 伤寒类证活人书 /王国强总策划，周仲瑛，于文明总主编. — 长沙 ：湖南科学技术出版社，2013. 5

ISBN 978-7-5357-7015-8

Ⅰ. ①中… Ⅱ. ①王… ②周… ③于… Ⅲ. ①中国医药学—古籍—汇编②伤寒论—古籍—汇编③金匮要略方论—古籍—汇编 Ⅳ. ①R2-52

中国版本图书馆 CIP 数据核字(2012)第 012457 号

中医古籍珍本集成 【伤寒金匮卷】

伤寒类证活人书

总 策 划：王国强

总 主 编：周仲瑛　于文明

责任编辑：黄一九　周　妍

出版发行：湖南科学技术出版社

社　　址：长沙市湘雅路 276 号

http://www.hnstp.com

邮购联系：本社直销科 0731-84375808

印　　刷：长沙超峰印刷有限公司

（印装质量问题请直接与本厂联系）

厂　　址：宁乡县金洲新区泉洲北路 100 号

邮　　编：410600

出版日期：2013 年 5 月第 1 版第 1 次

开　　本：880mm×1230mm　1/32

印　　张：22.125

书　　号：ISBN 978-7-5357-7015-8

定　　价：92.00 元